新编临床常见疾病护理手册

XINBIAN LINGCHUANG CHANGJIAN JIBING HULI SHOUCE

赵巧芬◎主　编

张文彦　陈喜萍　马　媛　燕　纳◎副主编

甘肃科学技术出版社

图书在版编目(CIP)数据

新编临床常见疾病护理手册 / 赵巧芬主编; 张文彦等副主编. -- 兰州 : 甘肃科学技术出版社, 2022.3 (2023.9重印)
ISBN 978-7-5424-2922-3

Ⅰ. ①新… Ⅱ. ①赵… ②张… Ⅲ. ①常见病－护理－手册 Ⅳ. ①R47－62

中国版本图书馆CIP数据核字(2022)第000510号

新编临床常见疾病护理手册
赵巧芬　主编
张文彦　陈喜萍　马　媛　燕　纳　副主编

责任编辑　李叶维
封面设计　张　羽

出　版　甘肃科学技术出版社
社　址　兰州市城关区曹家巷1号　730030
电　话　0931-2131576(编辑部)　0931-8773237(发行部)

发　行　甘肃科学技术出版社　　印　刷　三河市铭诚印务有限公司
开　本　880毫米×1230毫米　1/16　　印　张　29　插页　2　字　数　560千
版　次　2022年6月第1版
印　次　2023年9月第2次印刷
印　数　801~1850
书　号　ISBN 978-7-5424-2922-3　　定　价　166.00元

前　言

护理工作是卫生健康事业的重要组成部分，对实施健康中国建设、提高全民健康水平具有重要意义。广大护士是医疗卫生战线的重要力量，在保护生命、防病治病、减轻病痛、增进健康方面发挥着不可替代的重要作用。无论是在日常的医疗护理工作中，还是在面对重大传染疾病威胁、抗击重大自然灾害的关键时刻，广大护士都临危不惧、勇往直前，忠诚地履行救死扶伤、服务人民的重要职责。近年来，党和政府高度重视护理工作和护士队伍，通过积极建设护理学科，提高护理服务能力，开展护士岗位练兵，增强护士专业本领，推动护理改革发展，对接群众健康需求等举措，使得护理工作内涵不断丰富，护士专业水平稳步提升。

作者紧紧围绕自身医院护理工作开展的方方面面，结合已取得的成功经验，对临床常见疾病、专科检查及治疗的护理常规进行了系统阐述，体现了临床护理的新理论、新知识、新技术、新方法，涵盖了基本护理技能，内容面广，既注意基础护理技术介绍，又突出临床操作性。全书力求内容科学新颖，重点突出临床实用的掌握等，可供基层医疗机构的护理人员参考。全书共分为三大部分 13 章 81 节：第一部分为总论，涵盖了一般护理常规、症状护理常规、急救护理常规等内容；第二部分介绍了内、外科常见专科检查及治疗的护理常规、健康教育，为护理安全提供技术支持保障；第三部分为专科疾病护理常规，分别针对各系统、各专科常见病种护理关键点、护理问题评估、护理措施的实施进行了详细归纳与总结。全书共 56 万字，其中第一章至第三章、第八章五至十节为赵巧芬编写，字数约 13.8 万；第四章、第五章、第七章一至五节、第九章一至六节为张文彦编写，字数约 13.6 万；第七章第六节、第十章、第十一章为陈喜萍编写，字数约 9.6 万；第九章七至十节、第十二章、第十三章为马媛编写，字数约 9.4 万字；第六章、第八章一至四节为燕纳编写，字数约 9.4 万字。

本书不但是一本临床常见疾病护理工作规范指导用书，而且为护理管理部门提高护理整体质量提供了良好的参考，并为卫生监督部门制定相应规范、条例提供了良好的范例，其社会价值将有益于医疗服务质量的整体提高。

目 录

第一部分

总　　论

第一章　一般护理规范

第一节　一般患者入院护理规范

一、目的

规范护理行为，指导临床护士运用专业技术知识，对患者实施整体的专业照顾，加强护理管理、提高护理质量，进一步保障患者安全。

二、范围

适用范围：临床护理单元。

三、参考文献

吴惠平，付方雪.现代临床护理常规[M].北京：人民卫生出版社，2018.

四、规定

（一）病房护士接到入院通知后，根据病情准备床位及物品。

（二）热情迎接新患者，并主动接待病人，引导新患者到准备好的病床。

（三）办公护士核对患者参保信息，办理入院手续，建立病历、诊断卡、床头卡。

（四）责任护士首先应做好自我介绍，并为病人及家属做入院介绍。

1.介绍护士长、主管医师及相关护理人员。

2.介绍住院规则及有关病室制度。

3.协助病人及家属熟悉病室环境及同室病人。

（五）测T、P、R、BP、体重，做好相应记录。

（六）通知主管医师，并及时执行医嘱。

（七）主动了解病情及病人心理状态、生活习惯等，并在24h内完成入院相关的健康教育，填健康教育执行单。

（八）入院后测量T、P、R、BP、体重并记录于体温单上，以后测T、P、R每日至少1次并记录，如果发生病情变化应随时监测生命体征。每日询问大便次数1次并记录，每周测量体重、血压1次并记录。

（九）入院后，遵医嘱及时留取各种化验标本，协助病人做好各项检查，并告知留取标本的注意事项。

第二节　危重病人护理规范

一、目的

规范护理行为，指导临床护士运用专业技术知识，对患者实施整体的专业照顾，加强护理管理、提高护理质量，进一步保障患者安全。

二、范围

适用范围：临床护理单元。

三、参考文献

吴惠平，付方雪.现代临床护理常规[M].北京：人民卫生出版社，2018.

四、规定

（一）病房护士接到危重病人入院通知后，热情接待病人，将病人安置于抢救室或重症病房；保持室内空气新鲜，温、湿度适宜；做好病人及家属的入院宣教。

（二）及时评估：包括基本情况、主要症状、皮肤情况，阳性辅助检查，各种管道，药物治疗情况等。

（三）急救护理措施：快速建立静脉通道（视病情及药物性质调整滴速），吸氧（视病情调整用氧流量），心电监护，保暖，做好各种标本采集，协助相应检查，必要时及时做好术前准备等。

（四）卧位与安全：绝对卧床，根据病情摆放合适的体位，勿在血压不稳的情况下随意搬动。

1.根据病情采取合适体位。

2.保持呼吸道通畅，对昏迷病人应及时吸出口鼻及气管内分泌物，予以氧气吸入。

3.牙关紧闭、抽搐的病人可用牙垫、开口器，防止舌咬伤、舌后坠。

4.高热、昏迷、谵妄、烦躁不安、年老体弱及婴幼儿应加用护栏，必要时给予约束带，防止坠床，确保病人安全。

5.备齐一切抢救用物、药品和器械，室内各种抢救设置备用状态。

（五）严密观察病情：专人护理，对病人生命体征、神志、瞳孔、出血情况、SpO_2、末梢循环及大小便等情况进行动态观察；配合医生积极进行抢救，做好护理记录。

（六）遵医嘱给药，执行口头医嘱时，须复述无误方可使用。

（七）保持各种管道通畅，妥善固定，安全放置，防止脱落、扭曲、堵塞；严格无菌技术，防止逆行感染。

（八）保持大小便通畅：有尿潴留者采取诱导方法以助排尿；必要时导尿；便秘者视病情予以灌肠。

（九）根据医嘱给予合理的饮食，补充足够营养。

（十）建立护理记录单，密切观察病情变化，根据病情做好各项记录。

第三节 出院患者护理规范

一、目的

规范护理行为，指导临床护士运用专业技术知识，对患者实施整体的专业照顾，加强护理管理、提高护理质量，进一步保障患者安全。

二、范围

适用范围：临床护理单元。

三、参考文献

吴惠平，付方雪.现代临床护理常规[M].北京：人民卫生出版社，2018.

四、规定

（一）护士根据出院医嘱，预先通知病人及家属做好出院准备工作。

（二）出院前对病人进行全面评估。根据病情及具体情况实施具有个体化的出院指导，告之注意事项，征求病人意见，填写意见本等。

（三）办公护士根据医嘱停止病人的治疗，注销各类卡片。

（四）指导家属办理出院结账手续。

（五）护士接到出院结算单后，协助病人整理物品，收回并清点医院物品。告知病人出院所带药物的服药方法等，送病人离开病区。

（六）清理、清洁、消毒床位，按照普通病房医院感染管理制度做好终末消毒处理，准备迎接新病人。

第四节 卧位与安全护理规范

一、目的

规范护理行为，指导临床护士运用专业技术知识，对患者实施整体的专业照顾，加强护理管理、提高护理质量，进一步保障患者安全。

二、范围

适用范围：临床护理单元。

三、参考文献

吴惠平，付方雪.现代临床护理常规[M].北京：人民卫生出版社，2018.

四、规定

（一）根据病情采取合适体位。

（二）保持呼吸道通畅，对昏迷患者应及时吸出口鼻及气管内分泌物，予以氧气吸入。

（三）牙关紧闭、抽搐的患者可用牙垫、开口器，防止舌咬伤、舌后坠。

（四）高热、昏迷、谵妄、烦躁不安、年老体弱及婴幼儿应加用护栏，必要时给予约束带，防止坠床，确保患者安全。

（五）备齐一切抢救用物、药品和器械，室内各种抢救设置备用状态。

（六）严密观察病情：专人护理，对患者生命体征、神志、瞳孔、出血情况、SpO_2、CVP、末梢循环及大小便等情况进行动态观察；配合医师积极进行抢救，做好护理记录。

（七）遵医嘱给药，实行口头医嘱时，须复述无误方可使用。

（八）保持各种管道通畅，妥善固定，安全放置，防止脱落、扭曲、堵塞；严格无菌技术，防止逆行感染。

（九）保持大小便通畅：有尿潴留者采取诱导方法以助排尿，必要时导尿，便秘者视病情予以灌肠。

（十）视病情予以饮食护理：保持水、电解质平衡及满足机体对营养的基本需求；禁食患者可予以外周静脉营养。

（十一）基础护理：

1.做好三短九洁、五到床头(三短：头发、胡须、指甲短；九洁：头发，眼、身、口、鼻、手足、会阴、肛门、皮肤清洁；五到床头：医、护、饭、药、水到患者床头)。

2.晨、晚间护理每日2次；尿道口护理每日2次；气管切开护理每日2次。

3.保持肢体功能，加强肢体被动活动或协助主动活动。

4.做好呼吸咳嗽训练，2h协助患者翻身、拍背、指导作深呼吸，以助分泌物排出。

5.加强皮肤护理，预防压疮形成。

（十二）心理护理：及时巡视、关心患者，根据病情与家属多沟通，建立良好护患关系，以取得患者的信任、家属的配合和理解。

第二章　症状护理规范

第一节　恶心、呕吐护理规范

一、目的

规范护理行为，指导临床护士运用专业技术知识，对患者实施整体的专业照顾，加强护理管理、提高护理质量，进一步保障患者安全。

二、范围

适用范围：临床护理单元。

三、参考文献

吴惠平，付方雪.现代临床护理常规[M].北京：人民卫生出版社，2018.

四、规定

按系统专科一般护理常规护理。

（一）护理关键点

1.体液不足。

2.活动无耐力。

3.有吸入性肺炎、窒息的危险。

4.焦虑。

5.教育需求。

（二）护理评估

1.评估患者呕吐的时间、性质、呕吐的性状和量，以往有无同样发作史，与进食、饮酒、药物或毒物、精神因素等的关系。

2.观察有无腹痛、腹泻或便秘、头痛、眩晕等伴随症状。

3.评估腹痛的体征，如胃肠蠕动波、腹部压痛、反跳痛、肌紧张、腹部包块、肠鸣音、振水音等。

4.对于频繁、剧烈呕吐者，评估血压、尿量、皮肤弹性及有无水及电解质平衡紊乱等症状。

（三）护理措施

1.患者呕吐时，给患者身体支持和心理安抚。对于意识醒者，扶住患者的前额或给予身体支撑，防止因头晕、乏力、虚弱等发生跌倒；对于意识障碍频繁呕吐者，保持呼吸道通畅，防止呕吐物误入呼吸道而造成窒息，并防止呕吐物污染衣、被。

2. 观察呕吐物颜色、性状和量，必要时采集标本送检。

3. 患者呕吐后，及时帮助漱口，保持口腔清洁和舒适。更换因呕吐污染的衣、被，整理周围环境，避免不良刺激。

4. 针对引起呕吐原因实施针对性护理。妊娠呕吐者，鼓励孕妇少食多餐；精神因素或条件反射引起呕吐者，应尽量避免呕吐因素。呕吐较轻者，可进食清淡食物，鼓励口服补液；呕吐剧烈者，暂禁食，并卧床休息。避免食用刺激性大的食物，如咖啡、浓茶、过冷、过热、油炸、辛辣等食物。

第二节　腹泻护理规范

一、目的

规范护理行为，指导临床护士运用专业技术知识，对患者实施整体的专业照顾，加强护理管理、提高护理质量，进一步保障患者安全。

二、范围

适用范围：临床护理单元。

三、参考文献

吴惠平，付方雪. 现代临床护理常规[M]. 北京：人民卫生出版社，2018.

四、规定

按系统专科一般护理规范护理。

（一）护理关键点

1. 评估、报告、隔离。

2. 饮食护理。

3. 肛周皮肤护理。

4. 教育需求。

（二）护理评估

1. 对于急性腹泻者，注意流行病调查评估，鉴别是否为病毒性肠炎、急性细菌性痢疾、细菌性食物中毒、伤寒或副伤寒、霍乱或副霍乱等。对于慢性腹泻者，询问既往史、诊断及治疗经过。

2. 询问腹泻是否与摄入可能致敏食物、长期使用抗生素或糖皮质激素、大手术后及其他疾病有关。

3. 评估每天排便次数、量及性状。

4. 评估患者有无发热、脱水、营养不良、贫血、皮疹、黄疸、关节肿胀、手足搐搦等。

（三）护理措施

1. 确诊为传染病者，按传染病疫情管理办法进行报告及隔离。

2. 鼓励口服补充营养和水分。饮食宜清淡、易消化、无刺激性。严重腹泻者应暂禁食。

3. 测量体温、脉搏、呼吸、血压等生命体征。

4. 便后及时用温水清洗或毛巾擦净肛门周围。腹泻次数过多者，可涂抹植物油保护肛门周围皮肤。

5. 保持床单位清洁、干燥。及时、准确采集大便标本。

第三节　咳嗽、咳痰护理规范

一、目的

规范护理行为，指导临床护士运用专业技术知识，对患者实施整体的专业照顾，加强护理管理、提高护理质量，进一步保障患者安全。

二、范围

适用范围：临床护理单元。

三、参考文献

吴惠平，付方雪. 现代临床护理常规[M]. 北京：人民卫生出版社，2018.

四、规定

按系统专科一般护理规范护理。

（一）护理关键点

1. 体位。

2. 饮食。

3. 并发症护理。

4. 焦虑。

5. 教育需求。

（二）护理评估

1. 评估咳嗽的性质、音色、持续时间、发作程度及频率。观察痰的性状和量。

2. 询问患者既往健康状态，评估有无长期大量吸烟，有无有害粉尘、有害气体吸入史。

3. 评估咳嗽、咳痰是否与体位、气候变化有关。

4. 观察有无发热、胸痛、呼吸困难、发绀、体重减轻等情况。

（三）护理措施

1. 咳嗽剧烈且频繁者，宜取坐位或半坐卧位休息。

2. 无心、肝及肾功能障碍患者，鼓励每日饮水量>1500mL，适当增加蛋白质、维生素的摄入。

3. 对于咳嗽、咳痰无力者，遵医嘱给予相应处理。

4. 及时采集痰标本送检。

第四节　呼吸困难护理规范

一、目的

规范护理行为，指导临床护士运用专业技术知识，对患者实施整体的专业照顾，加强护理管理、提高护理质量，进一步保障患者安全。

二、范围

适用范围：临床护理单元。

三、参考文献

吴惠平，付方雪.现代临床护理常规[M].北京：人民卫生出版社，2018.

四、规定

按系统专科一般护理规范护理。

（一）护理关键点

1. 体位。

2. 保持呼吸道通畅。

3. 焦虑、恐惧。

4. 饮食。

5. 教育需求。

（二）护理评估

1. 仔细观察呼吸困难发作的情况，有无伴随症状，如咳嗽、咯血、胸痛、心悸、发热、喘鸣、下肢水肿等。

2. 评估患者呼吸频率、深度及节律，观察面色、神志等变化。

3. 对重度呼吸困难者，评估有无焦虑和恐惧。

（三）护理措施

1. 患者宜解松衣、被、取舒适的坐位或半坐卧位休息。

2. 遵医嘱给予吸氧。

3. 给予清淡、不易产气、易消化的饮食。

4. 对外源性哮喘患者，去除过敏原如花粉、植物等。

5. 保持呼吸道通畅。呼吸困难伴痰多、必要时做好气管插管或切开的急救准备。

第五节　水肿护理规范

一、目的

规范护理行为，指导临床护士运用专业技术知识，对患者实施整体的专业照顾，加强护理管理、提高护理质量，进一步保障患者安全。

二、范围

适用范围：临床护理单元。

三、参考文献

吴惠平，付方雪.现代临床护理常规[M].北京：人民卫生出版社，2018.

四、规定

按系统专科疾病一般护理规范护理。

（一）护理关键点

1.水肿评估。

2.并发症评估、护理。

3.饮食护理。

4.水肿治疗。

5.教育需求。

（二）护理评估

1.询问水肿发生的时间、最初出现的部位，发展速度及性质。

2.评估有无伴随症状和体征，如高血糖、蛋白尿、血尿、心脏增大、心脏杂音、肝大等。

3.评估水肿与药物、饮食、月经、活动、体位等的关系。

4.测量患者的生命体征、体重、腹围等。

5.观察有无呼吸困难、发绀等。

（三）护理措施

1.给予清淡、易消化，少食多餐，同时避免摄入产气食物。营养不良性水肿患者，摄入高蛋白、丰富维生素的食物。

2.限制钠盐及水分的摄入。轻度水肿者，钠盐摄入量一般限制为＜5g/d；重度水肿者，限制为＜1g/d；水肿消失后，宜维持低盐饮食，即＜2g/d。心源性水肿者，应限制水分的摄入，一般患者摄入量为1500～2000mL/d，夏季可增加至2000～3000mL/d。

3.轻度水肿患者应适当限制活动，重度水肿者应卧床休息。

4.注意更换体位，维持皮肤的完整性。

5.保持患者床位清洁、干燥、平整、松软，宜穿质地柔软、吸汗性强的衣服。

6.保持皮肤、黏膜的清洁，特别是口腔、眼睑、会阴等部位的清洁。

7.水肿与药物有关者，遵医嘱停用药物；有呼吸困难者，给予吸氧。

第六节 压力性损伤护理规范

一、目的

规范护理行为，指导临床护士运用专业技术知识，对患者实施整体的专业照顾，加强护理管理、提高护理质量，进一步保障患者安全。

二、范围

适用范围：临床护理单元。

三、参考文献

吴惠平，付方雪.现代临床护理常规[M].北京：人民卫生出版社，2018.

四、规定

按系统专科一般护理规范护理。

（一）护理关键点

1.压力性损伤高危因素。

2.皮肤完整性受损。

3.饮食。

4.教育需求。

（二）护理评估

1.评估患者有无长期卧床、肥胖、营养不良、水肿、大小便失禁、活动受限、感觉障碍、意识障碍等压力性损伤发生的高危因素。

2.观察患者局部有无红、肿、热、触痛，特别是压力性损伤易发部位，如骶尾部、股骨大转子、髋部、肩胛部、肘部、内外踝部、足跟部、耳廓、枕部；是否有皮肤完整性受损的情况。

3.评估患者压力性损伤预防措施的应用情况，如更换体位、使用气垫床等。

4.根据压力性损伤的分期，科学评估压力性损伤的程度。

（三）护理措施

改善营养状况，纠正低蛋白血症，给予高热量、高蛋白、丰富维生素饮食；对进食困难者可采取胃肠外营养等措施。

1.一期压力性损伤：

（1）至少2h翻身1次，并监测皮肤温度、湿度、颜色变化，发红区域不应持续受压。

（2）加强对大、小便失禁患者的管理，应避免摩擦、潮湿及排泄物对皮肤的刺激，可选择护理垫、尿布等吸收皮肤表面的渗出物，保持皮肤清洁、干燥。

（3）保证足够的营养物质摄入量和摄水量（每天需要的总热量为30～35kcal/kg，蛋白总量为1.25～1.5g/kg）。

（4）皮肤发红区域不得加压按摩。

（5）可使用泡沫敷料或水胶体敷料置于皮肤发红区域或骨隆突处。

（6）可使用液体敷料治疗。

2. 二期压力性损伤：

在继续实施一期压力性损伤规定措施的基础上进行下述处理：

——若出现水疱时，未破的小水疱（直径＜1cm）应减少摩擦，避免破裂感染，使其自行吸收；大水疱（直径＞1cm）应在无菌环境下使用注射器在水疱底部抽出液体，保留疱皮，并使用无菌敷料覆盖。

——对于开放性伤口，应根据渗出液量选择敷料，渗液较多时可选用藻酸盐敷料，渗液较少时可选用水胶体或泡沫敷料。

3. 三期和四期压力性损伤：

（1）应由具备专科资质的伤口专科护士根据患者伤口坏死组织特点选择合适的清创方法，少量多次清除坏死组织，直至干净。

（2）可使用高压灌洗法或脉冲法去除腐肉或坏死组织。

（3）应先选用合适的消毒液消毒伤口，再用0.9%氯化钠溶液清洗干净。

（4）可根据伤口不同愈合时期的渗液特点、患者需求、经济状况以及照顾者特点和材料的可及性选 择适当的局部敷料。

（5）若伤口存在感染或可疑感染时，应取分泌物或（和）组织进行细菌培养与药敏试验，若伤口区域细菌水平＞105cfu/mL时，应局部使用抗菌剂。

（6）若伤口伴有潜行和窦道时，应评估潜行的范围及窦道的深度，并检查是否有瘘管存在。

（7）应根据潜行和窦道的深度及渗出情况选用合适的敷料进行填塞和引流，填充敷料宜接触到潜行或窦道的基底，避免填塞过紧。

（8）对于全身多处压力性损伤患者，宜使用减压装置如低气压床垫、悬浮气垫床等。

（9）可使用物理方法，如可见光照射等进行辅助治疗。

（10）经保守治疗无效者，应报告医生，评估手术治疗需求。

（11）应采取措施消除或缓解患者的疼痛。

4. 不可分期压疮：

（1）应由具备专科资质的伤口专科护士彻底清除坏死组织或焦痂以暴露伤口床。

（2）应根据患者自身情况（疼痛、血管情况及出血风险）、伤口特点、清创者专业水平及安全性选择清创方法。

（3）在对下肢不可分期压力性损伤进行清创前，应进行全面的血管评估，排除动脉供血不足的患者。

（4）足跟部稳定的焦痂（干燥、附着紧密、完整且无红肿或波动感）不用清除。

5. 深部组织损伤

（1）患者局部皮肤不应持续受压，防止产生剪切力和摩擦力，同时密切观察局部皮肤的变化。

（2）患者局部皮肤完整时应加以保护，可给予液体敷料改善局部皮肤血液循环，不得按摩。

（3）若出现高热、头晕、头痛、心率加快、呼吸急促等全身感染症状时，应尽早报告主管医生。

第七节　疼痛护理规范

一、目的

规范护理行为，指导临床护士运用专业技术知识，对患者实施整体的专业照顾，加强护理管理、提高护理质量，进一步保障患者安全。

二、范围

适用范围：临床护理单元。

三、参考文献

吴惠平，付方雪.现代临床护理常规[M].北京：人民卫生出版社，2018.

四、规定

按系统专科一般护理规范护理。

（一）护理关键点

1.疼痛。

2.恶心呕吐。

3.脑疝。

4.使用脱水药物。

5.教育需求。

（二）护理评估

1.评估患者的生命体征，包括体温、脉搏、呼吸、血压、瞳孔、神志及尿量。

2.仔细观察有无头痛、呕吐。

（三）护理措施

1.绝对卧床休息，病情允许时，抬高头部15°～30°，头偏向一侧。

2.吸氧。

3.保持呼吸道通畅，及时吸痰、拍背，避免头部屈曲。遵医嘱给予雾化吸入。必要时做好气管切开的准备。

4.遵医嘱应用脱水、利尿剂，控制液体总摄入量。应用脱水剂时，静脉输注速度应按要求执行，并防止液体外渗。

5.保持大便通畅。

6.高热按高热护理常规。

第八节　颅内高压护理规范

一、目的

规范护理行为，指导临床护士运用专业技术知识，对患者实施整体的专业照顾，加强护理管理、提高护理质量，进一步保障患者安全。

二、范围

适用范围：临床护理单元。

三、参考文献

吴惠平，付方雪.现代临床护理常规[M].北京：人民卫生出版社，2018.

四、规定

按系统专科一般护理规范护理。

（一）护理关键点

1.头痛。

2.恶心呕吐。

3.脑疝。

4.使用脱水药物。

5.教育需求。

（二）护理评估

1.评估患者的生命体征，包括体温、脉搏、呼吸、血压、瞳孔、神志及尿量。

2.仔细观察有无头痛、呕吐。

（三）护理措施

1.绝对卧床休息。病情允许时，抬高头部15°～30°，头偏向一侧。

2.吸氧。

3.保持呼吸道通畅，及时吸痰、拍背，避免头部屈曲。遵医嘱给予雾化吸入。必要时做好气管切开的准备。

4.遵医嘱应用脱水、利尿剂，控制液体总摄入量。应用脱水剂时，静脉输注速度应按要求执行，并防止液体外渗。

5.保持大便通畅。

6.高热按高热护理常规护理。

第九节 发热护理规范

一、目的

规范护理行为，指导临床护士运用专业技术知识，对患者实施整体的专业照顾，加强护理管理、提高护理质量，进一步保障患者安全。

二、范围

适用范围：临床护理单元。

三、参考文献

吴惠平，付方雪.现代临床护理常规[M].北京：人民卫生出版社，2018.

四、规定

按系统专科一般护理规范护理。

（一）护理关键点

1.隔离。

2.饮食与休息。

3.水电解质紊乱。

4.降温。

5.皮肤及口腔护理。

6.教育需求。

（二）护理评估

1.评估体温、脉搏、呼吸、血压。注意发热的特点及伴随症状，观察皮肤有无皮疹、出血点、瘀斑、黄染等。

2.评估患者的意识状态。

3.评估患者皮肤的温度、湿度及弹性。

（三）护理措施

1.疑似传染病时，先行一般隔离，确认后按传染病隔离要求隔离。

2.患者绝对卧床休息。对于烦躁不安、神志不清、谵妄、惊厥者，加床栏，防止坠床，必要时使用约束带。

3.给予高蛋白、高热量、丰富维生素易消化的饮食，少食多餐。鼓励患者多饮水，出汗多时注意补充含盐饮料。

4.对体温在39℃以上者，可实行物理降温。在头部、腋下及腹股沟等大血管处置冰袋，或采用32℃～36℃的温水擦浴（血液病患者除外），或采用冷盐水灌肠。如患者出现颤抖，应停止降温。

5.经物理降温无效者，遵医嘱给予药物降温。但对原因不明的高热，慎用药物降温。对年老、体弱及婴幼儿应注意药物剂量。

6. 高热期间，监测体温、脉搏、呼吸、血压4h/次，必要时随时测量。物理降温后半小时，及时测量体温并记录。

7. 保持衣着及盖被适中。大量出汗时，及时更换衣服。体温骤降时，应给予保暖，避免直接吹风，防止着凉。

8. 保持口腔和皮肤清洁。

9. 及时采集各种标本。

第十节　惊厥护理规范

一、目的

规范护理行为，指导临床护士运用专业技术知识，对患者实施整体的专业照顾，加强护理管理、提高护理质量，进一步保障患者安全。

二、范围

适用范围：临床护理单元。

三、参考文献

吴惠平，付方雪.现代临床护理常规[M].北京：人民卫生出版社，2018.

四、规定

按系统专科一般护理规范护理。

（一）护理关键点

1. 窒息。

2. 发热。

3. 外伤。

4. 恐惧。

5. 教育需求。

（二）护理评估

1. 询问患者过去有无类似的发作史，是否有诱发惊厥的相关脑部疾病或全身性疾病。

2. 评估患者惊厥类型、持续时间和发作频率。

3. 评估体温、脉搏、呼吸、血压及意识状态的变化。

4. 观察患者有无黄疸、皮疹、脱水等。

5. 评估惊厥有无伴随症状，如发热，高血钾、瞳孔扩大、舌咬伤、剧烈头痛等。

（三）护理措施

1. 病室环境宜安静、光线稍暗。集中安排患者的各种检查、治疗和护理，以免诱发惊厥。

2. 惊厥发作时患者宜解开衣领、取平卧位、头偏向一侧，保持呼吸道通畅。

3. 对有惊厥发作史的患者应设床栏，必要时给予约束。惊厥发作时，切勿用力牵拉或按压患者肢体。

4. 抽搐严重及发绀者，给予吸氧。有痰时，及时给予吸痰。随时做好气管插管或切开等急救准备。

5. 遵医嘱及时给予抗惊厥药物，观察生命体征变化和惊厥缓解情况。

第十一节 咯血护理规范

一、目的

规范护理行为，指导临床护士运用专业技术知识，对患者实施整体的专业照顾，加强护理管理、提高护理质量，进一步保障患者安全。

二、范围

适用范围：临床护理单元。

三、参考文献

吴惠平，付方雪. 现代临床护理常规[M]. 北京：人民卫生出版社，2018.

四、规定

按系统专科一般护理规范。

（一）护理关键点

1. 评估、隔离。

2. 窒息。

3. 体位。

4. 并发症观察。

5. 抢救准备。

6. 教育需求。

（二）护理评估

1. 评估患者有无引起咯血的基础疾病，如支气管疾病、肺部疾病、心血管疾病、血液病史等，询问以往有无咯血史、有无不良嗜好，注意咯血的诱因。

2. 仔细观察咯血量、颜色、持续时间及频率。

3. 评估咯血有无伴随症状，如心慌、头晕、气短、发热、胸痛、呛咳、皮肤黏膜出血、黄疸、贫血等。

4. 评估生命体征、意识状态、肺部体征及全身营养状况。

5. 观察再咯血征象及窒息的先兆，如胸闷、气促、呼吸不畅、情绪紧张、面色晦暗、喉部有痰鸣音等，提示有再咯血的可能；如喷射性大咯血突然停止，提示可能为窒息所致。

（三）护理措施

1. 患者咯血未明确诊断之前，暂行呼吸道隔离。

2. 患者咳血量少时，适当休息；大量咯血时，绝对卧床休息，宜去枕平卧，头偏向一侧或取侧卧位；躁动不安者，加床栏。

3. 大咯血时禁食。咯血停止后，可给予温热的流质或半流质食物，避免进食刺激性和粗糙的食物。

4. 及时发现再咯血和窒息的先兆，及时通知医师，做好抢救准备。

5. 大咯血的护理：

（1）护士守护床旁，细心安抚患者，消除焦虑、恐惧心理。

（2）发现患者突然大咯血，如现场无任何抢救设备，应立即将患者上半身移向床边，取俯卧朝下倾斜体位，轻拍背部，或抬起患者下半身呈倒立位，使躯体与床面呈45°，托起头部向背侧稍屈曲，撬开牙关，清除口腔内血块，轻拍背部，以清除咽部积血。

（3）床旁备有抢救设备时，将患者平卧，撬开牙关，迅速行口腔、咽部负压吸引，吸出血液和血凝块。

（4）若吸引无效，立即准备和配合行气管插管或气管切开。

6. 咯血停止且病情稳定后，向患者讲解如何避免咯血的诱因，预防咯血。

第十二节　弥漫性血管内凝血护理规范

一、目的

规范护理行为，指导临床护士运用专业技术知识，对患者实施整体的专业照顾，加强护理管理、提高护理质量，进一步保障患者安全。

二、范围

适用范围：临床护理单元。

三、参考文献

吴惠平，付方雪. 现代临床护理常规[M]. 北京：人民卫生出版社，2018.

四、规定

按系统专科一般护理规范护理。

（一）护理关键点

1. 生命体征及神志。

2. 出血。

3. 休克。

4. 抗凝治疗。

5. 脏器功能衰竭。

6. 皮肤瘀斑及黏膜出血。

7. 教育需求。

（二）护理评估

1.评估是否存在易引起弥散性血管内凝血（DIC）的基础疾病。

2.评估出血倾向，如患者出现自发性、多发性出血，部位遍及全身，皮肤、黏膜、伤口及穿刺部位；或出现内脏出血、颅内出血等。

3.评估休克或微循环衰竭的表现，如血压下降、四肢厥冷、少尿、呼吸困难、发绀及神志改变等。

4.评估微血管栓塞表现，如浅层栓塞，表现为皮肤发绀，进而坏死、脱落；深部器官栓塞，可出现急性肾衰竭、呼吸衰竭、意识障碍、颅内高压综合征等。

5.评估微血管病性溶血表现，如呈进行性贫血。

（三）护理措施

1.患者绝对卧床休息，使用床栏，防止坠床。

2.给予高蛋白、丰富维生素、易消化的流质、半流质饮食。消化道出血时，应禁食；昏迷患者给予鼻饲。

3.做好口腔、皮肤护理。

4.有广泛性出血倾向时，延长穿刺部位压迫时间；鼻出血时，用0.1%盐酸肾上腺素棉球或纱布填塞鼻腔；高热时，禁用酒精物理降温。

5.应用抗凝剂期间，密切观察出血症状，及时采集血标本。同时备好鱼精蛋白，以便对抗肝素使用过量。

6.备好抢救药物和器械，随时准备抢救患者。

第十三节　休克护理规范

一、目的

规范护理行为，指导临床护士运用专业技术知识，对患者实施整体的专业照顾，加强护理管理、提高护理质量，进一步保障患者安全。

二、范围

适用范围：临床护理单元。

三、参考文献

吴惠平，付方雪.现代临床护理常规[M].北京：人民卫生出版社，2018.

四、规定

按系统专科一般护理规范护理。

（一）护理关键点

1.生命体征监测。

2.体位。

3.多脏器功能衰竭。

4. 使用血管活性药物。

5. 教育需求。

（二）护理评估

1. 严密观察患者的生命体征、神志等变化。

2. 评估患者精神状态、皮肤的色泽、温度、湿度、是否有出血点、瘀斑，口唇、甲床有无发绀，四肢是否厥冷，了解微循环灌注情况。

3. 评估水电解质及酸碱失衡，如有无口渴、恶心、呕吐、皮肤弹性改变、呼吸气味和节律改变等。

4. 对于创伤性休克者，评估伤口出血；感染性休克者，重点观察体温；心源性休克者，观察心率和心律变化。

（三）护理措施

1. 患者取中凹卧位，头部抬高10°～20°，下肢适当抬高20°～30°，与平卧位交替，以减轻头部缺血缺氧，改善呼吸，促进末梢循环。对躁动患者使用床栏或约束带，防止坠床。

2. 保暖，防止寒冷加重微循环衰竭。使用热水袋时，水温不应超过50℃，防止烫伤。

3. 吸氧，保持呼吸道通畅。有义齿者，取出义齿；抽搐频繁者，使用牙垫，防止舌咬伤；及时吸痰、拍背，预防吸入性肺炎。

4. 保持静脉输液通路通畅，必要时建立两条通路。

5. 使用升压药期间，密切观察血压变化，防止液体外漏。

第十四节　昏迷的护理规范

一、目的

规范护理行为，指导临床护士运用专业技术知识，对患者实施整体的专业照顾，加强护理管理、提高护理质量，进一步保障患者安全。

二、范围

适用范围：临床护理单元。

三、参考文献

吴惠平，付方雪.现代临床护理常规[M].北京：人民卫生出版社，2018.

四、规定

按系统专科一般护理规范护理。

（一）护理关键点

1. 呼吸道管理。

2. 饮食及营养。

3. 排泄管理。

4. 安全及压疮。

5. 功能锻炼。

6. 预防并发症。

7. 教育需求。

（二）护理评估

1. 询问患者家属或知情人发病前状况，有无急性感染、高血压、冠心病、糖尿病、肝病、肺源性心脏病、肾炎，以及是否使用麻醉性药物等。

2. 评估患者的体温、脉搏、呼吸、血压，注意呼气中有无异味。

3. 检查瞳孔大小、对光反射，以及两侧是否对称，检查眼底有无病变、皮肤色泽、肢体温度等。

4. 检查有无颅脑外伤，有无耳鼻出血、舌咬伤等。

5. 检查有无深浅反射异常，有无瘫痪、脑膜刺激征等。

6. 观察呕吐物、排泄物、引流物的性状。

（三）护理措施

1. 患者取平卧，头偏向一侧，取下活动义齿，保持呼吸道通畅。

2. 病床使用床栏。对于躁动不安、谵妄患者，必要时使用约束带；对于痉挛或抽搐者，可用开口器或牙垫置于两臼齿之间，防止舌被咬伤；对于舌后坠者，应用舌钳将舌拉出，以免舌根后坠，使呼吸不畅。取下发夹、修剪指甲，防止自伤。

3. 保持床单平整、清洁、干燥，2h翻身1次，有条件者睡气垫床。床上擦浴每天1次，保持全身皮肤清洁。病情许可的情况下，给予肢体被动活动，防止肢体萎缩和足下垂。

4. 对于眼睑不能闭合者，涂红霉素眼膏，每日2～3次，并用湿盐水纱布盖眼，防止角膜损伤。

5. 口腔护理2次/d，酌情选用漱口水。对于口唇干裂者，涂润滑油膏；张口呼吸者，以湿盐水纱布覆盖口鼻。

6. 保持大便通畅，大便失禁患者及时清洁肛周皮肤。对于留置导尿管者，用温开水或生理盐水进行清洁2次/d，及时倾倒尿液。

7. 记录24h出入水量，做好床头交接班。

8. 配备抢救药品和器械。

第三章　急救护理规范

第一节　心肺复苏基本生命支持术护理规范

一、目的

规范护理行为，指导临床护士运用专业技术知识，对患者实施整体的专业照顾，加强护理管理、提高护理质量，进一步保障患者安全。

二、范围

适用范围：临床护理单元。

三、参考文献

吴惠平，付方雪.现代临床护理常规[M].北京：人民卫生出版社，2018.

四、规定

（一）护理关键点

1.快速判断。

2.有效的心肺复苏。

3.抢救用药护理。

4.并发症观察。

5.教育需求。

（二）护理评估

1.迅速判断患者意识：确认患者意识丧失，立即呼救，寻求他人帮助。

2.判断呼吸：看：患者胸部有无起伏；感觉：面部贴近患者的口鼻，感觉有无气体呼出；听：耳听患者呼吸道内有无气流逸出的声音，判断有无呼吸。无反应表示呼吸停止，应立即给予人工呼吸。

3.判断患者颈动脉搏动：如无颈动脉搏动，应立即行胸外心脏按压。

（三）护理措施

1.一旦确诊心脏骤停，立即向周围人员呼救并紧急呼叫值班医师，积极就地抢救，立即进行徒手心肺复苏术（CPR）。

2.紧急实施徒手心肺复苏术，开放气道。

（1）将患者置于硬板床或背部坚实的平面，取仰卧位，双腿伸直，解开上衣，放松裤带。

（2）开放气道，清除呼吸道内分泌物：若呼吸道内有分泌物，应当及时清理呼吸道，取下活动义齿，再开放气道。

（3）人工呼吸：人工呼吸采用口对口呼吸法或用简易呼吸器法，频率10～12次/min。送气同时观察人工呼吸的有效指征，即见患者胸廓起伏。

（4）胸外心脏按压：抢救者跪于患者的右侧，快速确定按压部位、按压幅度；使患者胸骨下陷，成人及儿童为5cm、婴幼儿为4cm、按压频率≥100次/min。胸外按压与人工呼吸比例为30∶2，操作5个循环后再次判断颈动。

（5）心肺复苏的过程中密切观察有效指标：

①能摸到大动脉搏动，收缩压8kPa(60mmHg)以上。

②发绀减退，面色、口唇、甲床及皮肤等色泽由灰转红。

③散大的瞳孔缩小。

④呼吸改善或出现自主呼吸。

⑤昏迷变浅或出现反射、挣扎。

⑥心电图波形改善。

以上只要出现2项指标，说明有效，应继续行CPR。胸外心脏按压的同时，可用面罩呼吸囊加压给氧，必要时立即进行气管内插管或人工呼吸机辅助呼吸。

3.迅速建立有效的静脉给药通道，遵医嘱及时准确给予各种抢救药物，纠正水、电解质和酸碱平衡失调，并密切观察药物的效果。

4.进行心电监护。如出现室颤，经药物治疗无效，应尽快进行电除颤术。

（四）健康指导

1.安抚患者，保持患者情绪稳定，使患者配合治疗。

2.与家属沟通，获得理解和支持。

第二节　心肺复苏高级和延续生命支持护理规范

一、目的

规范护理行为，指导临床护士运用专业技术知识，对患者实施整体的专业照顾，加强护理管理、提高护理质量，进一步保障患者安全。

二、范围

适用范围：临床护理单元。

三、参考文献

吴惠平，付方雪.现代临床护理常规[M].北京：人民卫生出版社，2018.

四、规定

（一）护理关键点

1. 维持有效循环。

2. 维持酸碱平衡。

3. 维持呼吸功能。

4. 防止脑水肿、脑损伤。

5. 防止急性肾衰竭。

6. 防止继发感染。

7. 教育需求。

（二）护理评估

1. 严密监测生命体征。意识状态等变化。

2. 评估患者的皮肤是否完好。

3. 准确评估尿量，尤其是每小时的尿量。

4. 评估患者的心理反应，有无恐惧、害怕等。

（三）护理措施

1. 进行连续观察心电监护，根据病情监测生命体征，严密观察意识、瞳孔等变化，出现异常立即通知医师处理。

2. 持续吸氧，密切观察呼吸频率、节律的变化。进行气管插管术和使用呼吸机者，严密监测呼吸频率、深度、皮肤色泽、血气分析、血氧饱和度等。

3. 保持呼吸道通畅。气管插管者定时湿化气道和气管，及时抽吸气道及口腔内分泌物，防止呼吸道阻塞。吸引过程中严格执行无菌操作，气管切开者按气管切开护理常规。

4. 高热者按高热护理常规护理。

5. 保护脑组织，及早使用冰帽。遵医嘱给予脱水剂、激素、促进脑细胞代谢等药物，从而减轻脑缺氧，降低颅内压，防止脑水肿。

6. 记录24h出入量，注意每小时尿量变化。

7. 做好各项基础护理，预防压疮、肺部感染等症状，做好各项记录。

8. 备好各项抢救用物，做好心脏骤停复苏的抢救。

（四）健康指导

1. 安抚和鼓励患者，使其树立战胜疾病的信心。

2. 与家属沟通，取得家属理解与配合。

第三节　急性左心衰抢救护理规范

一、目的

规范护理行为，指导临床护士运用专业技术知识，对患者实施整体的专业照顾，加强护理管理、提高护理质量，进一步保障患者安全。

二、范围

适用范围：临床护理单元。

三、参考文献

吴惠平，付方雪.现代临床护理常规[M].北京：人民卫生出版社，2018.

四、规定

（一）护理关键点

1.心排出量减少。

2.呼吸困难。

3.急性肺水肿。

4.心源性休克。

5.药物使用护理。

6.教育需求及心理护理。

（二）护理评估

1.评估患者的神志、血压，了解脑灌注、脑组织氧合情况。

2.观察患者的呼吸改变，有无端坐呼吸或咳粉红色泡沫痰，预防肺水肿发生。

3.评估患者有无发绀，是否缺氧，评价微循环灌注及水电解质平衡情况。

（三）护理措施

1.协助患者取半坐卧位或端坐位，限制体力活动，绝对卧床休息。

2.高流量面罩吸氧，流量为5～6L/min、浓度为40%～60%，用50%酒精湿化吸氧。必要时间歇或连续面罩下加压给氧或正压呼吸。

3.立即建立静脉输液通路，遵医嘱给予药物对症治疗。

4.持续心电监护，了解患者心率和心律变化，及时发现潜在的致命性心律失常。

5.加强口腔和皮肤护理，维持皮肤黏膜的完整性。

6.准确记录24h出入量，根据水电解质平衡情况遵医嘱调整输液种类及总量。

7.做好患者安全护理，防止坠床。

8.供给低脂、低盐、低热量、富含维生素及易消化的饮食。

（四）健康指导

1.保持乐观、开朗，避免心理压力。

2.鼓励患者锻炼身体，增强抵抗力。

3.防寒保暖，防止过度疲劳。

4.早期预防和控制基础疾病。

第四节　过敏性休克抢救及护理规范

一、目的

规范护理行为，指导临床护士运用专业技术知识，对患者实施整体的专业照顾，

加强护理管理、提高护理质量，进一步保障患者安全。

二、范围

适用范围：临床护理单元。

三、参考文献

吴惠平，付方雪.现代临床护理常规[M].北京：人民卫生出版社，2018.

四、规定

（一）护理关键点

1.就地抢救。

2.用药及病情观察。

3.血管活性药。

4.准备抢救设施。

5.教育需求及心理护理。

（二）护理评估

1.仔细评估患者的生命体征、神志、尿量。

2.评估患者精神状况，皮肤的色泽、温度和湿度，了解微循环灌注的情况。

3.观察有无支气管痉挛、脑水肿、肺水肿等。

（三）护理措施

1.一旦确认患者发生过敏性休克，立即停用或消除引起过敏反应的物质。

2.就地抢救，将患者平卧。

3.立即皮下或肌内注射0.1%肾上腺素0.5～1mg，小儿酌减。症状不缓解，遵医嘱隔30min在皮下或静脉注射0.5mg。

4.建立静脉输液通道。保暖，防止寒冷加重循环衰竭。

5.吸氧，改善缺氧状况。呼吸抑制时，遵医嘱使用呼吸兴奋剂；如呼吸停止，行人工呼吸；喉头水肿或明显呼吸困难者可行气管切开。

6.遵医嘱给予地塞米松5～10mg静脉注射或氢化可的松100～200mg加入500mL葡萄糖溶液中静脉滴注，抗组胺类药物如异丙嗪，苯海拉明；血管活性药物，如多巴胺、间羟胺等。

7.心脏骤停者，应立即给予心肺复苏术。

8.评估患者生命体征、尿量，并记录。

9.皮肤护理、安全护理。

（四）健康指导

1.避免接触过敏原。

2.给予心理疏导，减轻紧张压力。

第五节　失血性休克抢救及护理规范

一、目的

规范护理行为，指导临床护士运用专业技术知识，对患者实施整体的专业照顾，加强护理管理、提高护理质量，进一步保障患者安全。

二、范围

适用范围：临床护理单元。

三、参考文献

吴惠平，付方雪.现代临床护理常规[M].北京：人民卫生出版社，2018.

四、规定

（一）护理关键点

1.快速评估。

2.体位。

3.血压与中心静脉压。

4.用药及病情观察。

5.输血护理。

6.教育需求及心理辅导。

（二）护理评估

1.快速评估病因，评估出血部位及止血方法。

2.询问主诉，监测生命体征、中心静脉压、出入量，评估呼吸道、神志、瞳孔、皮肤黏膜情况。

3.评估心电图、凝血功能、实验室检查结果。

4.评估止血效果。

5.评估用药效果和输液速度及维持情况。

6.评估保暖措施落实情况。

7.心理社会状况。

（三）护理措施

1.将床头抬高约10°～20°，床尾抬高约20°～30°，采取仰卧中凹位。

2.保持呼吸道通畅、控制活动性大出血。

3.迅速建立2～3条静脉通道，配合医生进行深静脉置管，保留一条静脉通道做输血准备。

4.持续心电监护、桡动脉置管监测血压的变化，维持收缩压在90～100mmHg。

5.及时快速输血，补充血容量；积极进行液体复苏，依据中心静脉压和血压合理安排输液速度及液体输入量。

6. 遵医嘱使用血管活性药，应选择深静脉内给药，确保用药效果，防止药物外渗。了解药物的药理作用、剂量、用法及不良反应。用药过程中密切观察患者反应和生命体征。

7. 注意保暖，大量液体和血制品的输入会进一步加深微循环障碍。禁用热水袋等局部保暖措施，防止烫伤。

8. 积极处理原发病，迅速止血。

9. 准确观察排尿情况，监测并记录出入量。

10. 注意皮肤护理，保持床单元整洁，及时更换衣裤及床单元。两侧床栏拉起，防止坠床。

（四）健康指导

1. 心理治疗，安慰患者和家属使其安静。做各项检查及治疗前，向患者说明检查治疗的目的和方法，以减轻患者和家属的焦虑、恐惧心理。

2. 指导家属及患者及时治疗原发病。

3. 需要手术治疗的患者需对患者及家属进行术前宣教。

第六节　急性中毒抢救护理规范

一、目的

规范护理行为，指导临床护士运用专业技术知识，对患者实施整体的专业照顾，加强护理管理、提高护理质量，进一步保障患者安全。

二、范围

适用范围：临床护理单元。

三、参考文献

吴惠平，付方雪.现代临床护理常规[M].北京：人民卫生出版社，2018.

四、规定

（一）护理关键点

1. 气体交换受损。

2. 脑水肿、昏迷。

3. 水电解质平衡失调。

4. 呼吸衰竭。

5. 肝肾功能损害。

6. 药物效果。

7. 教育需求。

（二）护理评估

1. 及时了解中毒物的种类，名称、剂量、途径和接触时间。

2. 评估患者生命体征的变化，注意皮肤黏膜颜色、温度、湿度及有无腐蚀征象。

3. 观察呼吸的频率、深浅，评估呼出的气体是否有特殊异味。

4. 观察患者意识状态及神经反射，评估有无神经反射及神经系统改变。

5. 观察患者洗胃、用药后生命体征变化，监测尿量，了解肾功能。

（三）护理措施

1. 立即终止接触毒物。

2. 迅速清除体内尚未被吸收的毒物。

（1）毒物由呼吸道吸入者，立即脱离中毒现场，移至通风良好的环境中，给予氧气吸入、休息、保暖。

（2）毒物经皮肤吸收和黏膜吸收者，立即去除污染衣服，用清水彻清洗体表皮肤、头发及指缝。

（3）毒物由消化道吸收者，立即进行催吐、洗胃、导泻。但对服强酸、强碱等腐蚀性毒物者禁止洗胃，可用蛋清、牛奶等沉淀物保护胃黏膜。

3. 保持呼吸道通畅，维持有效的呼吸功能。一氧化碳中毒时，给予高流量氧气吸入或高压氧治疗，加速一氧化碳的排除。

4. 建立静脉通道，给予对症补液以促进已吸收毒物的排除。

5. 鼓励患者大量饮水，同时遵医嘱应用利尿剂，加速毒物排出。

6. 做好心电监护及抢救配合。如神志不清或惊厥者，设专人护理。

7. 观察生命体征及神志、意识、瞳孔、循环等变化。准确观察出入量，并做好记录。如出现昏迷，肺、脑水肿及呼吸、循环、肾衰竭时，积极配合医师抢救。

8. 及时留取大小便、呕吐物、分泌物送检，正确采集血标本进行毒物分析检测。

9. 重度中毒需作透析治疗时，应做好透析前准备工作。

（四）健康指导

1. 做好患者思想工作，解除顾虑。

2. 告知患者恢复期注意事项。

3. 向患者宣教预防中毒及自救防护知识

第七节　急性食物中毒抢救护理规范

一、目的

规范护理行为，指导临床护士运用专业技术知识，对患者实施整体的专业照顾，加强护理管理、提高护理质量，进一步保障患者安全。

二、范围

适用范围：临床护理单元。

三、参考文献

吴惠平，付方雪.现代临床护理常规[M].北京：人民卫生出版社，2018.

四、规定

（一）护理关键点

1.评估中毒的时间、性质和量。

2.洗胃护理。

3.饮食护理。

4.水电解质酸碱失衡。

5.教育需求。

（二）护理评估

1.了解食物中毒时间、中毒食物的性质和量。

2.观察患者腹痛、腹泻、呕吐等情况。

3.各项病情及生命体征的变化，详细记录呕吐次数、性质和量。呕吐频繁者须防脱水，同时注意腹痛的性质和部位。

4.观察水电解质平衡状况，观察有无并发症。

（三）护理措施

1.对食物仍在胃肠道尚未吸收者，予以大量饮水、催吐、洗胃、导泻。

2.快速建立静脉通道，促进吸收毒物的排泄。遵医嘱给予利尿、补液对症治疗。

3.遵医嘱及时采集标本送检，防止发生水电解质紊乱。

4.加强饮食管理。病情轻者，给予清淡流质饮食，鼓励口服补液。呕吐剧烈者，应暂禁食。

5.重症患者给予吸氧并绝对卧床休息，按急诊抢救患者护理常规。

（四）健康指导

1.嘱咐患者注意饮食卫生。

2.勿食腐败变质食物。

第八节　急性有机磷农药中毒抢救护理规范

一、目的

规范护理行为，指导临床护士运用专业技术知识，对患者实施整体的专业照顾，加强护理管理、提高护理质量，进一步保障患者安全。

二、范围

适用范围：临床护理单元。

三、参考文献

吴惠平，付方雪.现代临床护理常规[M].北京：人民卫生出版社，2018.

四、规定

（一）护理关键点

1. 洗胃护理。
2. 脑水肿、昏迷。
3. 水电解质平衡失调。
4. 气体交换受损。
5. 肝肾功能损害。
6. 组织灌流量异常。
7. 药物效果。
8. 教育需求。

（二）护理评估

1. 了解患者发生中毒的时间、经过，毒物吸收的途径、种类。
2. 观察患者中毒后的生命体征、瞳孔及流涎等症状。
3. 评估患者用药后的皮肤湿度、心率、瞳孔大小，有无阿托品中毒。
4. 观察有无休克、呼吸衰竭，脑水肿、肺水肿等并发症。
5. 评估患者的心理社会状况，有无焦虑、抑郁等。

（三）护理措施

1. 迅速排除毒物。立即撤离有毒环境，脱去有毒衣物，用肥皂水或1%～5%的碳酸氢钠溶液冲洗皮肤、黏膜和头发。

2. 对口服中毒者，及时反复彻底有效洗胃，尽早排除未吸收的毒物。用清水、2%的碳酸氢钠溶液或1∶5000高锰酸钾溶液洗胃（美曲磷脂中毒是不能用碳酸氢钠洗胃；对硫磷、内吸磷等中毒时，禁用高锰酸钾溶液洗胃），直至清洗至无药味为止。

3. 迅速建立静脉通道，遵医嘱使用解毒剂。

4. 保持呼吸道通畅，及时有效吸痰。呼吸微弱或停止者，进行人工呼吸，必要时行气管插管。

5. 给予吸氧。

6. 持续心电监护，详细记录病情变化。发现异常及时通知医生进行处理。

7. 保持床单位干燥、平整，防止压疮及继发感染。

8. 口服有机磷农药未经洗胃催吐者，根据医嘱给予饮食。

9. 做好患者口腔护理。昏迷患者按昏迷护理。

（四）健康指导

1. 给予适当的心理疏导。
2. 对自杀者的家属，提供情感支持。
3. 宣传预防有机磷农药中毒的有关知识。

第九节　一氧化碳中毒抢救护理规范

一、目的

规范护理行为，指导临床护士运用专业技术知识，对患者实施整体的专业照顾，加强护理管理、提高护理质量，进一步保障患者安全。

二、范围

适用范围：临床护理单元。

三、参考文献

吴惠平，付方雪.现代临床护理常规[M].北京：人民卫生出版社，2018.

四、规定

（一）护理关键点

1.气体交换受损。

2.脑水肿、昏迷。

3.水电解质平衡失调。

4.教育需求。

（二）护理评估

1.评估发生一氧化碳中毒的环境和时间。

2.监测患者的生命体征、神志、瞳孔等变化。

3.评估有无水电解质失衡，防止脑水肿等并发症。

（三）护理措施

1.将中毒者迅速脱离中毒现场，移至空气流通处。

2.将患者平卧，解松衣服。

3.保持呼吸道通畅，消除口、鼻、咽部分泌物。必要时给予鼻导管吸痰。呼吸抑制或呼吸停止者，立即进行气管插管，人工呼吸或呼吸机辅助呼吸。

4.给予吸氧。严重中毒者，立即给予高浓度吸氧，氧气流量为6～8/min，有条件者进行高压氧治疗。

5.建立静脉通道，遵医嘱给药，如高渗糖、甘露醇、地塞米松、呋塞米等，防止脑水肿，改善脑组织代谢，促进脑细胞功能恢复。

6.做好口腔、皮肤等基础护理。

7.高热患者按高热护理常规护理的要求处理。

8.昏迷患者按昏迷护理常规护理的要求处理。

（四）健康指导

1.做好定时对煤气管道的安全检查。

2. 洗澡或使用炉火取暖时，注意保持室内通风良好。

3. 进行一氧化碳中毒自我预防和自救知识指导。

第十节　急性酒精中毒抢救护理规范

一、目的

规范护理行为，指导临床护士运用专业技术知识，对患者实施整体的专业照顾，加强护理管理、提高护理质量，进一步保障患者安全。

二、范围

适用范围：临床护理单元。

三、参考文献

吴惠平，付方雪.现代临床护理常规[M].北京：人民卫生出版社，2018.

四、规定

（一）护理关键点

1. 窒息。

2. 气体交换受损。

3. 水电解质平衡失调。

4. 脑水肿。

5. 教育需求。

（二）护理评估

1. 了解中毒者饮入酒精的时间、量及浓度。

2. 评估患者的呼吸及意识状态。

3. 评估患者呕吐的次数，观察呕吐物的性状，有无胃出血。

（三）护理措施

1. 对于中毒症状轻的患者，嘱其卧床休息，多饮水，注意保暖。

2. 对于中毒较重者，建立静脉通路，遵医嘱静脉补液，使用解毒剂和利尿剂，如纳洛酮、呋塞米等，加速乙醇的排除。

3. 保护胃黏膜。遵医嘱给予法莫替丁等保护胃黏膜的药物，同时可使用抗生素预防感染。

4. 保持呼吸道通畅，防止呕吐物误吸。

5. 做好安全护理，躁动者防坠床或颅脑损伤。

6. 对于呼吸抑制者，立即通知医师进行气管插管，做好辅助呼吸准备。

7. 纠正休克，防止脑水肿、低血糖发生。

（四）健康指导

1. 给予心理疏导。

2. 交代患者切勿空腹饮酒和饮酒过量。

第十一节　急性巴比妥类药物中毒抢救护理规范

一、目的

规范护理行为，指导临床护士运用专业技术知识，对患者实施整体的专业照顾，加强护理管理、提高护理质量，进一步保障患者安全。

二、范围

适用范围：临床护理单元。

三、参考文献

吴惠平，付方雪. 现代临床护理常规[M]. 北京：人民卫生出版社，2018.

四、规定

（一）护理关键点

1. 意识障碍。

2. 呼吸功能受损。

3. 水电解质平衡失调。

4. 教育需求。

（二）护理评估

1. 询问患者服药时间、剂量和种类，了解服药前后是否有饮酒史。

2. 评估患者的生命体征、瞳孔大小、对光反射和角膜反射，了解呼吸的节律，判断中毒的程度。

3. 了解患者的心理状况，有无各种应激事件，有无焦虑、抑郁等症状。

（三）护理措施

1. 立即用温开水或1∶5000高锰酸钾溶液洗胃。

2. 保持呼吸道通畅，清除口、鼻、咽部分泌物。

3. 给予氧气吸入。呼吸困难者，可遵医嘱使用呼吸兴奋剂；呼吸停止者，立即行气管插管、人工呼吸或呼吸机辅助呼吸。

4. 建立静脉通道，遵医嘱静脉补液，增加尿量，加速药物的排出。

5. 密切观察病情变化，记录生命体征及出入量。尿潴留患者留置导尿。

6. 昏迷患者按昏迷护理常规。

（四）健康指导

1. 向患者讲解影响睡眠的因素，并指导如何促进睡眠。

2. 告知患者服用催眠药物的精神依赖性及副作用。

3. 指导患者家属加强镇静安眠药管理，避免发生意外。

第十二节 急性亚硝酸盐中毒抢救护理规范

一、目的

规范护理行为，指导临床护士运用专业技术知识，对患者实施整体的专业照顾，加强护理管理、提高护理质量，进一步保障患者安全。

二、范围

适用范围：临床护理单元。

三、参考文献

吴惠平，付方雪.现代临床护理常规[M].北京：人民卫生出版社，2018.

四、规定

（一）护理关键点

1.体液不足。

2.气体交换受损。

3.意识障碍。

4.水电解质平衡失调。

5.教育需求。

（二）护理评估

1.评估患者的生命体征、意识状态，观察患者口唇、指甲及皮肤黏膜的颜色，判断中毒程度。

2.观察患者有无头晕、头痛、腹痛、烦躁不安、呼吸困难，有无昏迷，抽搐及休克症状。

3.评估患者的心理社会状况，有无焦虑、恐惧等。

（三）护理措施

1.迅速排除体内毒物，如洗胃、导泻、灌肠等。

2.绝对卧床休息，给予保暖。

3.保持呼吸道通畅，清洁口、鼻、咽部分泌物。

4.对缺氧者，给予吸氧。呼吸衰竭者，遵医嘱给予呼吸兴奋剂。

5.建立静脉通道，遵医嘱给予特效解毒剂，如1%亚甲蓝1～2mg/kg，并加入25%～50%的葡萄糖溶液40～60mL中缓慢静脉注射，同时大剂量使用维生素C。

6.对严重中毒者，做好交叉配血及输血准备，改善缺氧，增加循环血量，纠正循环衰竭。有休克者，遵医嘱使用升压药。

7.密切观察生命体征及病情变化，做好记录。

（四）健康指导

1. 注意饮食卫生，不饮用苦井水。

2. 勿食存放过久或变质的蔬菜，禁食新鲜腌制的咸菜。

3. 勿将亚硝酸盐当作食盐食用。

第十三节　中暑抢救护理规范

一、目的

规范护理行为，指导临床护士运用专业技术知识，对患者实施整体的专业照顾，加强护理管理、提高护理质量，进一步保障患者安全。

二、范围

适用范围：临床护理单元。

三、参考文献

吴惠平，付方雪.现代临床护理常规[M].北京：人民卫生出版社，2018.

四、规定

（一）护理关键点

1. 高热。

2. 热痉挛。

3. 热衰竭。

4. 热射病。

5. 水电解质紊乱。

6. 急性肾衰竭。

7. 脑水肿。

8. 播散性血管内血凝固。

9. 教育需求。

（二）护理评估

1. 询问患者发病时所处环境，有无遮阳、通风、降温设施，是否高温作业等。

2. 评估患者的生命体征、神志，有无晕厥、高热、抽搐、昏迷，评估中暑类型。

3. 评估有无水、电解质失衡，有无脱水。

（三）护理措施

1. 立即置患者于通风、阴凉或有空调的环境（温度20℃～25℃），取平卧位休息。

2. 对先兆中暑或轻度中暑患者，供给淡盐开水口服或清凉饮料等；对于重度中暑者，立即建立静脉通道，遵医嘱对症处理。

3. 给予物理降温，头部置冰帽或冰枕，腋窝、腹股沟等大动脉处放置冰袋；全身用冰水擦拭。遵医嘱药物降温。

4. 严密观察生命体征、神志等变化。采取降温等措施后，至少30min测量肛温1次并记录。如果肛温降至38℃，暂停降温，并维持体温不回升；如降温过程中，患者出现昏迷、呼吸抑制、血压明显下降，应停止降温。

5. 对于病情危重者，给予心电监护，记录24h出入量。

6. 做好口腔及皮肤护理。

7. 供给高蛋白、高热量、丰富维生素的饮食。

8. 高热、惊厥、昏迷者，按高热护理常规、惊厥护理常规、昏迷护理常规护理。

（四）健康指导

1. 向患者及家属讲解预防中暑的常识。

2. 交代高温工作者，避免劳累，戒除烟酒，衣着宽松。

3. 告知患者先兆中暑的自救知识。

第十四节　电击伤抢救护理规范

一、目的

规范护理行为，指导临床护士运用专业技术知识，对患者实施整体的专业照顾，加强护理管理、提高护理质量，进一步保障患者安全。

二、范围

适用范围：临床护理单元。

三、参考文献

吴惠平，付方雪.现代临床护理常规[M].北京：人民卫生出版社，2018.

四、规定

（一）护理关键点

1. 心肺脑复苏。

2. 心肌损害和心律失常。

3. 皮肤电烧伤。

4. 急性肾衰竭。

5. 预防感染。

6. 教育需求。

（二）护理评估

1. 护理询问患者发生触电的时间、地点、电源电压的高低。

2. 检查患者电击损伤部位，监测有无心律不齐、心动过速。

3. 评估患者生命体征、神志等变化，观察有无呼吸频率改变、肌肉抽搐、血压下降、神志的改变。

（三）护理措施

1. 迅速切断电源，使患者脱离电源。

2. 轻症患者，卧床休息，观察病情变化，遵医嘱给予对症支持治疗。

（1）心搏呼吸骤停者，分别给予胸外心脏按压或人工呼吸。

（2）昏迷患者按昏迷护理常规护理。

3. 迅速建立静脉通道，遵医嘱给药。

4. 吸氧，并进行心电监护。

5. 密切观察生命体征、神志等变化，控制体温在32℃，准确记录出入量。

6. 有创伤者，对创面进行严格消毒，用过氧化氢溶液冲洗伤口并彻底清创，暴露创面。早期使用抗生素预防和控制感染。注射破伤风抗毒素。

（四）健康指导

1. 宣传安全用电知识。

2. 交代患者及家属遵守用电操作规程，讲解电击伤的自我防范措施。

第十五节　溺水抢救护理规范

一、目的

规范护理行为，指导临床护士运用专业技术知识，对患者实施整体的专业照顾，加强护理管理、提高护理质量，进一步保障患者安全。

二、范围

适用范围：临床护理单元。

三、参考文献

吴惠平，付方雪.现代临床护理常规[M].北京：人民卫生出版社，2018.

四、规定

（一）护理关键点

1. 窒息。

2. 意识障碍。

3. 心肺复苏。

4. 恐惧。

5. 保温。

6. 教育需求。

（二）护理评估

1. 询问溺水时间、地点、水源性质，检查有无合并外伤。

2. 评估患者的生命体征、神志等，评估呼吸频率和深度，了解窒息的程度及有无其他系统功能改变。

3. 检查评估口、鼻、眼、耳内有无泥沙或异物阻塞。

（三）护理措施

1. 对于心跳、呼吸停止者，立即进行心肺复苏术，按心跳呼吸骤停的急救及复苏后护理常规。

2. 对于有心跳、呼吸者，将患者取俯卧或头低足高位，去除呼吸道及胃内积水，保持呼吸道通畅，给患者保暖。

3. 迅速建立静脉通路，遵医嘱纠正水、电解质和酸碱平衡失调。

4. 持续心电监测，给予高流量氧气吸入，加强基础护理，并做好记录。

5. 准确记录24h出入量，警惕急性肾衰竭的发生。

6. 遵医嘱给予保护脑组织，高压氧等治疗。

7. 意识障碍者，两侧床栏拉起，防止坠床。

（四）健康指导

1. 指导有溺水危险的患者及其家属，加强安全。

2. 对有自杀念头者，做好家属思想工作，取得社会支持。

第四章 麻醉后护理规范

第一节 全身麻醉后护理规范

一、目的

规范护理行为，指导临床护士运用专业技术知识，对患者实施整体的专业照顾，加强护理管理、提高护理质量，进一步保障患者安全。

二、范围

适用范围：临床护理单元。

三、参考文献

吴惠平，付方雪.现代临床护理常规[M].北京：人民卫生出版社，2018.

四、规定

按外科手术后一般护理规范护理。

（一）护理关键点

1.窒息。

2.呼吸道梗阻。

3.通气不足。

4.低氧血症。

5.血压下降。

6.水电解质失衡。

7.教育需求。

（二）护理评估

1.评估患者的生命体征是否平稳、意识是否清醒、有无躁动，检查呼吸道是否通畅、有无分泌物。

2.观察患者有无呕吐。

3.检查各种管道固定是否妥当、通畅。

4.查看患者皮肤是否完整。

（三）护理措施

1.对于麻醉未清醒的患者，取枕仰卧位，头偏向一侧或侧卧位。

2. 对于麻醉未完全清醒或躁动的患者，加床栏。必要时应用约束带，以免坠床。

3. 保持呼吸道通畅，及时清除呼吸道内分泌物，防止舌后坠或呕吐物堵塞呼吸道。

4. 妥善固定好各类插管及引流管，防止扭曲、折叠和非正常拔管。

5. 密切观察病情变化，根据病情监测血压、脉搏、呼吸，直到患者清醒和血压平稳，并做好记录。

6. 患者清醒后遵医嘱变更体位，预防压疮发生，鼓励患者深呼吸、有效咳嗽和排痰，预防并发症。

7. 一般术后禁食6h，清醒后按医嘱给予饮食。

第二节　椎管内麻醉后护理规范

蛛网膜下腔阻滞麻醉后护理规范

一、目的

规范护理行为，指导临床护士运用专业技术知识，对患者实施整体的专业照顾，加强护理管理、提高护理质量，进一步保障患者安全。

二、范围

适用范围：临床护理单元。

三、参考文献

吴惠平，付方雪.现代临床护理常规[M].北京：人民卫生出版社，2018.

四、规定

按外科手术后一般护理规范护理。

（一）护理关键点

1. 血压下降。

2. 呼吸抑制。

3. 头痛。

4. 尿潴留。

5. 水电解质失衡。

6. 教育需求。

（二）护理评估

1. 评估患者的生命体征是否平稳、意识是否清醒、有无躁动，检查呼吸道是否通畅、有无分泌物。

2. 观察患者有无恶心、呕吐、头痛、尿潴留及神经系统症状。

3. 检查各种管道是否通畅。

4. 评估患者下肢活动情况。

（三）护理措施

1. 术后去枕平卧或头低位6～8h。麻醉后头痛者平卧24h，必要时取头低足高位。

2. 保持呼吸道通畅，及时清除呼吸道分泌物。术后有呼吸抑制或呼吸困难者，给予吸氧或使用人工呼吸器辅助呼吸。

3. 严密观察病情变化，根据病情变化监测呼吸、血压、脉搏至血压平稳，并做好记录。

4. 观察患者有无恶心、呕吐、头痛、尿潴留及神经系统症状，以便对症处理。避免突然改变体位，引起血压下降。

5. 评估患者下肢活动情况，注意有无局部麻木、刺痛、麻痹、瘫痪等，并及时报告医师处理。

6. 术后6h遵医嘱给予饮食。

硬脊膜外腔阻滞麻醉后护理规范

一、目的

规范护理行为，指导临床护士运用专业技术知识，对患者实施整体的专业照顾，加强护理管理、提高护理质量，进一步保障患者安全。

二、范围

适用范围：临床护理单元。

三、参考文献

吴惠平，付方雪. 现代临床护理常规[M]. 北京：人民卫生出版社，2018.

四、规定

按外科手术后一般护理常规及腰麻后护理规范护理。

（一）护理关键点

1. 血压下降。

2. 呼吸抑制。

3. 尿潴留。

4. 水电解质失衡。

5. 教育需求。

（二）护理评估

1. 评估患者的生命体征、意识状态。

2. 检查各种管道是否通畅。

3. 评估患者有无恶心、呕吐，穿刺处疼痛及尿潴留等。

（三）护理措施

1. 术后取平卧6h，血压平稳后酌情取适当卧位。避免突然改变体位，引起血压下降。

2. 监测患者生命体征等病情变化，并做好记录。

3. 麻醉后如出现恶心、呕吐、穿刺处疼痛及尿潴留等现象，及时报告医师，查明原因，对症处理。

4. 术后禁食4～6h后，遵医嘱给予饮食。

第五章 重症监护护理规范

第一节 呼吸系统

气管插管护理规范

一、目的

规范护理行为，指导临床护士运用专业技术知识，对患者实施整体的专业照顾，加强护理管理、提高护理质量，进一步保障患者安全。

二、范围

适用范围：临床护理单元。

三、参考文献

吴惠平，付方雪.现代临床护理常规[M].北京：人民卫生出版社，2018.

四、规定

（一）护理关键点

1.体位摆放。

2.管路固定。

3.气道护理。

4.防治感染。

5.教育需求。

（二）护理评估

1.评估患者目前病情、生命体征、意识与精神状态，特别注意听诊双肺呼吸，有无痰鸣音。评估患者对自身疾病及气管插管的认识；有无紧张、焦虑、恐惧等。

2.查看患者是否有活动性义齿，如有插管前应取下。

3.评估导管的型号大小是否合适、急救车、负压吸引装置是否完备，镇静剂、肌松剂、局部麻醉剂等抢救用物是否齐全。

4.评估环境是否宽敞、清洁、明亮。

（三）护理措施

1.向患者说明气管插管的必要性及配合事项，向家属说明气管插管的必要性及危险性，征得家属同意并签字。

2. 保持室内空气流通，适宜的温度和湿度。

3. 患者取仰卧位，肩部垫高，头后仰，充分暴露咽喉部。协助气管插管，并及时观察患者耐受情况和病情变化。

4. 妥善固定气管插管，保持固定胶布清洁，及时更换污染胶布。一般情况下，每日更换胶布3～5次。

5. 插管完毕，听诊双肺呼吸音，记录插管的长度，防止插管过深或脱出。

6. 保持呼吸道通畅，及时吸出口腔和气管内分泌物，防止分泌物结痂而造成气道阻塞。

7. 保持口鼻腔清洁。选用合适的口腔护理液进行口腔护理3～5次/d，并更换或清洁牙垫；鼻腔应用温水棉签擦洗，清洁鼻腔黏膜；口唇用唇膏或石蜡油湿润。

8. 一般情况下，气囊放气1～2次/d，每次20～30min（或者2～4h放气1次，每次3～5min）。如病情不允许，可减少放气次数不放气。每次放气前应充分吸净口腔和鼻咽部的分泌物。气囊充盈时，囊内压应维持在18～20mmHg。

（四）健康指导

1. 向患者说明翻身、拍背和吸痰的重要性，是为了减轻感染的发生和防止痰液结痂堵管。

2. 告诉患者插管后有任何不适时，及时向医护人员反映，切勿吐管或自行拔管，否则危及生命。

3. 向患者说明插管后不能由口进食，营养将由静脉输液或鼻饲管保证。

4. 向患者解释插管后不能语言交流，指导应用手势、书写等表达自己的不适和需要。

气管切开护理规范

一、目的

规范护理行为，指导临床护士运用专业技术知识，对患者实施整体的专业照顾，加强护理管理、提高护理质量，进一步保障患者安全。

二、范围

适用范围：临床护理单元。

三、参考文献

吴惠平，付方雪. 现代临床护理常规[M]. 北京：人民卫生出版社，2018.

四、规定

（一）护理关键点

1. 体位摆放。

2. 套管固定。

3. 气道护理。

4. 保持管道通畅。

5. 防治感染。

6. 教育需求。

（二）护理评估

1. 评估患者目前的病情、生命体征、意识及精神状态，特别是双肺呼吸音是否清晰、有无痰鸣音；对自身疾病及气管切开的认识；有无紧张、焦虑、恐惧等。

2. 评估气管切开用物是否齐全，包括气管切开包、型号大小合适的导管、急救车、负压吸引装置、镇静剂、肌松剂、局部麻醉剂等抢救药物。

3. 床旁备气管切开护理盘，包括无菌缸内置生理盐水、无菌持物钳、气管内滴药注射器、一次性吸痰管。

4. 评估环境是否清洁、明亮。

（三）护理措施

1. 讲解气管切开是一项有创伤性的紧急抢救措施，患者意识清醒时必须征得患者知情书面同意后进行。

2. 帮助患者取仰卧位，两肩部间垫一沙袋或被服等，以便于气管切开。

3. 配合医师进行气管切开，并了解患者耐受情况，及时吸痰，保持气道通畅。

4. 气管切开后，检查系带是否合适，套管周围敷料应保持清洁、干燥，及时更换潮湿、污染敷料，消毒伤口及周围组织，将无菌纱布剪成“Y”字形，垫于气管套管下，每日进行2次口腔护理。

5. 对于呼吸机辅助呼吸者，应整理好呼吸机的管道，观察患者呼吸情况，核对参数；未使用呼吸机者用生理盐水纱布盖于气管套管上。

6. 外套管固定带应打死结，松紧度以通过一指为宜。患儿宜约束双手，严防自行拔出套管。内套管应3～4h清洗、消毒1次。

7. 鼓励和指导患者有效咳嗽、排痰。痰液黏稠时，及时往气管内滴药或雾化吸入，防止痰液结痂堵塞气道。

8. 注意伤口出血及切口周围有无皮下气肿、纵隔气肿、气胸等并发症。一旦发现脱管，应及时配合医师处理。禁用吗啡、可卡因、哌替啶等抑制呼吸的药物。

9. 密切巡视患者，一旦发现脱管，应立即用气管撑开钳撑开切口。迅速插入套管。

10. 做好拔管前后病情观察。拔管前，应先试行堵管。当痰液减少、呼吸及咳嗽功能明显恢复、病情稳定，试行堵塞内套管1～2d；如无呼吸困难和缺氧等征象，再进行完全堵塞套管2～4d；如患者发音良好，呼吸、排痰功能正常，自觉呼吸通畅，即可考虑拔管。拔管后，继续观察呼吸情况，一旦出现呼吸困难，应及时报告和处理。

11. 凡为传染病、绿脓杆菌感染者，用物及操作均按隔离措施处理。

（四）健康指导

1. 向家属说明，气管切开后因咳嗽、吞咽动作和进行机械通气时，套管前端极易擦伤气管前壁黏膜而致气管渗血，甚至可磨破气管前壁及其附近的无名动脉，引起大出血危及患者生命。

2. 对意识不清且躁动患者，先给家属说明，医护人员会采取适当的保护性约束，以防患者自行将套管拔出的危险。

3. 向患者交代拔管前后注意事项。

无创机械通气护理规范

一、目的

规范护理行为，指导临床护士运用专业技术知识，对患者实施整体的专业照顾，加强护理管理、提高护理质量，进一步保障患者安全。

二、范围

适用范围：临床护理单元。

三、参考文献

吴惠平，付方雪.现代临床护理常规[M].北京：人民卫生出版社，2018.

四、规定

（一）护理关键点

1. 维持足够的供氧及通气。
2. 监测血气。
3. 气道护理。
4. 防治感染。
5. 教育需求。

（二）护理评估

1. 评估患者的全身情况，包括目前病情、生命体征、意识与精神状态、缺氧的表现程度与原因；评估患者局部情况，包括口唇、鼻尖耳廓、甲床等皮肤黏膜的颜色、发绀程度；评估呼吸时有无张口、抬肩、鼻翼翕动、“三凹征”；评估呼吸的频率、节律和深浅度变化。
2. 评估呼吸机性能是否完好，鼻面罩大小是否合适，供氧及负压装置是否完好。
3. 评估病房环境是否清洁，有无烟火、易燃品等。

（三）护理措施

1. 向患者及家属说明使用呼吸机的目的，讲解无创通气的原理，以取得合作。
2. 协助患者取舒适卧位，保持头、颈、肩在同一平面上。
3. 选择合适的鼻面罩型号。固定头套时，位置应放正，保持两侧压力对称，松紧度适当，以患者舒适和不漏气为宜。
4. 根据病情调节呼吸机的参数及模式，锁定操作按钮，并做好记录。
5. 设置好各种报警参数，发现问题及时查找原因并处理。
6. 检查呼吸机的运转情况，压力调节是否符合要求，观察面部接触处是否漏气。
7. 观察患者胸廓的起伏幅度，听诊双肺呼吸音是否对称、清晰、有无干湿啰音等，保证气道通畅，加强气道湿化。
8. 观察呼吸机监测的各项指标以及患者的缺氧改善情况，定时采血做血气分析，以调节呼吸机参数。
9. 掌握患者脱机指征：

（1）支持压力＜10cmH_2O。

（2）询问患者的感觉，无气短、憋气和呼吸困难，口唇无发绀。

（3）心率、心律、血压及呼吸频率、经皮动脉血氧饱和度正常而平稳。

10.注意观察患者脱机后病情变化。一旦发现患者气促、呼吸困难、口唇发绀等，立即通知医师及时处理。

11.呼吸机的管理：

（1）螺纹管和鼻面罩一人一用一消毒。长期使用者，螺纹管应每周更换。

（2）湿化器内液体每天更换1次。

（3）终末消毒：拆卸呼吸机管道、湿化装置、呼吸机接口、出入气阀门和连接部，按规范的消毒灭菌程序处理。

（四）健康指导

1.向患者及家属说明呼吸机工作时会有规则的送气声和为安全设置的报警声，不必惊慌，医护人员会守护在患者床旁及时处理。

2.应用面罩呼吸机进行辅助呼吸时，会影响语言的交流，对有交流能力的患者，指导使用非语言方式表达需要。

3.如果患者感觉鼻面罩过紧或过松时，应向护士反映，避免因鼻面罩过紧造成面部不适或皮肤损伤，过松影响疗效。

第二节 循环系统

持续心电监护护理规范

一、目的

规范护理行为，指导临床护士运用专业技术知识，对患者实施整体的专业照顾，加强护理管理、提高护理质量，进一步保障患者安全。

二、范围

适用范围：临床护理单元。

三、参考文献

吴惠平，付方雪.现代临床护理常规[M].北京：人民卫生出版社，2018.

四、规定

（一）护理关键点

1.准确定位电极片安放部位。

2.合理设置报警值。

3.观察心电监护变化。

4.教育需求。

（二）护理评估

1.评估患者心率、心律，有无胸闷、胸痛；了解水电解质平衡情况；对心电监护的认识，有无紧张、焦虑。

2. 了解患者的心电图情况。

3. 评估心电监护仪是否完好。

（三）护理措施

1. 向患者解释持续心电监护的目的、方法和配合要求。

2. 确定电极片安放部位及清洁相应部位的皮肤。

3. 安放电极片，连接心电监护仪。

4. 根据心电监护所采集的参数，合理设置报警值。

5. 观察心电监护的动态变化，包括心率、心律等，定时或按需要记录。对威胁生命的心律失常应及时报告医师和处理。

6. 结合心电示波评估患者的临床表现，如胸闷、心绞痛等，了解病情变化特点。

7. 监护过程中，注意检查电极片是否松动、移位、脱落等，以免影响监护参数。

（四）健康指导

向患者说明在监护过程中，仪器报警等可能产生噪声及需要卧床造成患者生活不便，以消除患者的心理紧张。

电复率护理规范

一、目的

规范护理行为，指导临床护士运用专业技术知识，对患者实施整体的专业照顾，加强护理管理、提高护理质量，进一步保障患者安全。

二、范围

适用范围：临床护理单元。

三、参考文献

吴惠平，付方雪.现代临床护理常规[M].北京：人民卫生出版社，2018.

四、规定

（一）护理关键点

1. 体位摆放。

2. 电极片安放部位。

3. 心理护理。

4. 心电示波及并发症观察。

5. 教育需求。

（二）护理评估

1. 评估患者心律、心律失常的类型，如心房扑动、心房颤动、阵发性室上性心动过速、室性心动过速或预激综合征等，或是否为洋地黄中毒引起的心动过缓。

2. 评估患者对疾病的认识，是否有恐惧、 焦虑等。

3. 评估除颤心电监护仪等抢救设备及药物是否齐全，并置患者床旁。

4. 评估患者心前区皮肤是否清洁、干燥；有无心脏起搏器或金属饰物。电复律前应摘除患者身体上所有金属饰物。

5. 评估病室内氧气是否关闭，无易燃、易爆物品。

（三）护理措施

1. 向患者或家属说明病情、电复律的目的和交代注意事项，解除思想顾虑，并需家属签字。

2. 治疗前遵医嘱应用镇静剂，观察药物对呼吸是否有抑制作用。

3. 提醒除患者以外的所有人员离开病床。

4. 协助患者取平卧位。安放电极，分别于胸骨右缘第二肋间、心尖部，贴紧胸壁皮肤。

5. 配合医师施行电复律。在除颤放电前，电极板上均匀涂抹导电糊，选定合适的能量，按放电按钮。放电完毕，患者如果装有起搏器，电极板应距脉冲发生器10cm以上，电复律后应进行起搏器测试。

6. 电复律施行后，观察心电示波的变化，如未复律可增加电量再次转复。

7. 复律后，观察患者是否发生低血压、高血钾、肺水肿、周围动脉栓塞、皮肤灼伤等并发症，以便及时处理。

8. 持续性的监护，按持续心电监护常规护理。

（四）健康指导

1. 向患者说明施行电复律后，如出现头昏、胸闷、胸痛、呼吸困难等，及时报告医护人员。

2. 注意电复律4h后，无不适可下床活动。

第二部分
专科检查及治疗护理规范

第六章 内科检查及治疗护理规范

第一节 呼 吸 系 统

体位引流护理规范

一、目的

规范护理行为，指导临床护士运用专业技术知识，对患者实施整体的专业照顾，加强护理管理、提高护理质量，进一步保障患者安全。

二、范围

适用范围：临床护理单元。

三、参考文献

吴惠平，付方雪.现代临床护理常规[M].北京：人民卫生出版社，2018.

四、规定

（一）护理关键点

1.卧位指导。

2.呼吸训练。

3.引流液的观察。

4.病情观察。

5.教育需求。

（二）护理评估

1.评估患者生命体征，了解有无呼吸困难。

2.评估患者咳痰的性质、量、是否痰中带血等。

3.评估痰液或脓液在肺的积聚部位。确定引流体位。

4.评估患者对体位引流的了解程度和心理状态。

（三）护理措施

1.操作前向患者讲解体位引流的目的程度和注意事项，以取得患者的配合。重点交待患者一旦摆定体位，需维持该姿势5min以上。如维持该姿势困难或出现发绀，呼吸困难等，应立即停止治疗。

2. 根据病变部位，帮助患者取适当的卧位，以利引流。

（1）若患者病变部位在肺下叶或中叶者，取头低足高且面向健侧卧位。

（2）病变位于上叶，则取半坐卧位。

3. 体位引流宜在饭前1h进行，每次15～20min。年老体弱者应慎用。

4. 在体位引流过程中，鼓励患者做深呼吸运动，指导患者有效咳嗽、排痰。

5. 痰液黏稠时可给予雾化吸入，以便稀释痰液易于咳出。

6. 体位引流时，观察患者神志、呼吸的变化。如患者感觉不适，应立即停止。

7. 体位引流后，观察患者咳嗽、咳痰、咯血等症状。观察痰的颜色、性质、气味、量和静置后分层情况，如遇痰中带血应及时报告医师；如大咯血时，应立即紧急处理，以免引起窒息。

（四）健康指导

1. 体位引流前，交代患者戒烟、酒。

2. 指导患者进行肺功能训练，如深呼吸等。

胸腔穿刺护理规范

一、目的

规范护理行为，指导临床护士运用专业技术知识，对患者实施整体的专业照顾，加强护理管理、提高护理质量，进一步保障患者安全。

二、范围

适用范围：临床护理单元。

三、参考文献

吴惠平，付方雪.现代临床护理常规[M].北京：人民卫生出版社，2018.

四、规定

（一）护理关键点

1. 管路护理。

2. 引流液观察。

3. 生命体征监测。

4. 教育需求。

（二）护理评估

1. 评估患者生命体征，了解患者有无气胸等。

2. 评估患者是否有疼痛以及疼痛的原因、部位、性质、程度等。

3. 评估患者对该穿刺的了解程度，是否紧张。

4. 评估患者对穿刺的耐受力，避免空腹穿刺。

（三）护理措施

1. 操作前向患者解释胸腔穿刺术的目的、穿刺程序及注意事项，重点交代在穿刺过程中患者不得变换体位，同时应避免深呼吸及咳嗽，防止针头移位而刺破肺泡，取得患者的配合。

2. 术前半小时，遵医嘱给予安定10mg或可待因0.03g以镇静止痛。

3. 协助患者取坐位，面向椅背，两前臂置于椅背上，前额伏于前臂上。不能起床者取半卧位或卧位，前臂上举高于枕部。

4. 协助医生行穿刺术。

5. 穿刺过程中观察病情变化，如有头晕、面色苍白、出汗、心悸、胸部压迫感或剧痛、昏厥等胸膜过敏反应，或出现连续性咳嗽、气短、咯泡沫痰等现象时，立即停止操作，让患者休息并皮下注射0.1%肾上腺素0.3～0.5mL，或给予其他对症处理。

6. 操作完毕，嘱患者卧床休息。

（四）健康指导

1. 保持足够的休息与睡眠。

2. 指导患者进行肺功能训练，如深呼吸。

3. 交代患者在穿刺过程中如有任何不适，及时报告医护人员。

使用呼吸机患者护理规范

一、目的

规范护理行为，指导临床护士运用专业技术知识，对患者实施整体的专业照顾，加强护理管理、提高护理质量，进一步保障患者安全。

二、范围

适用范围：临床护理单元。

三、参考文献

吴惠平，付方雪.现代临床护理常规[M].北京：人民卫生出版社，2018.

四、规定

（一）护理关键点

1. 气道护理。

2. 呼吸配合指导。

3. 管路护理。

4. 生命体征及血氧监测。

5. 教育需求。

（二）护理评估

1. 观察神志、瞳孔、心率、血压、SpO_2变化。

2. 评估患者的面色，肢体活动，自主呼吸的力量；注意呼吸频率、节律、深浅度及自主呼吸与呼吸机辅助呼吸的配合情况。

3. 观察呼吸机工作是否正常，了解呼吸机报警原因，及时通知医师处理。

4. 每日行动脉血气分析，了解pH、PaO_2、$PaCO_2$的变化，根据变化调整呼吸机参数。发现酸、碱中毒时，及时对症处理。

5. 观察痰量及性状，了解有无肺部感染或肺水肿等。

（三）护理措施

1. 保持管道连接紧密，各种导线，传感线无松脱。预设潮气量(VT)6～8mL/kg，频率(RR)16～20次/min，吸/呼比(I：E)1：1.5～2，吸入氧浓度(FiO_2)：40%～60%。

2. 向清醒患者及家属解释使用呼吸机的目的，取得合作，消除恐惧心理。

3. 保持气道通畅，及时吸痰。吸痰前后要予以3min纯氧吸入，以防止吸痰造成的低氧血症；并妥善固定气管内插管或气管套管；严格无菌操作。

4. 呼吸机通气过度可导致血压下降，未经医师同意护士不可任意调节呼吸机参数。

5. 保持湿化罐内无菌蒸馏水或注射用水于正常刻度范围内。保持吸入气体温度在32℃～34℃。

6. 保持呼吸机管路中的集水杯方向向下，且处于最低点，以免集水阻塞管路或流入患者气道内或返流入湿化罐，勤到集水杯内集水。

7. 呼吸机管道一人一换，长期带机患者应每周更换。

8. 呼吸机管道和人工气道加接螺纹管，以免牵拉刺激引起气道损伤和人工气道脱出。

9. 注意患者体位的舒适度，避免人工气道与患者气管成角、人工气道扭曲、折叠、滑出或接头松脱。

10. 有心血管功能不良、血容量不足、高龄、原有低血压，易导致低血压，应采取相应措施，维持循环稳定。

11. 胸部物理治疗每4h/次。

12. 遵医嘱使用镇静剂，并在护理记录上准确记录用法用量及患者用药后状况。

13. 呼吸机旁备简易人工呼吸器。如遇呼吸机功能丧失或停电，先将氧气管与简易人工呼吸器相连，按操作程序先用气囊通气，直至问题解决。

14. 重视患者的心理问题，理解与疏导，让患者熟悉病房环境，了解呼吸机治疗的目的及配合方法，建立护患之间有效的沟通交流方式，可备纸笔或写字板等非语音交流形式，鼓励患者主动加强自主呼吸，争取早日脱机。

（四）健康指导

上呼吸机前后和患者有效沟通，指导患者有效配合，减少顾虑，消除紧张和焦虑。

第二节　循环系统

心包穿刺护理规范

一、目的

规范护理行为，指导临床护士运用专业技术知识，对患者实施整体的专业照顾，加强护理管理、提高护理质量，进一步保障患者安全。

二、范围

适用范围：临床护理单元。

三、参考文献

吴惠平，付方雪. 现代临床护理常规[M]. 北京：人民卫生出版社，2018.

四、规定

（一）护理关键点

1. 心理护理。

2. 生命体征及血氧监测。

3. 体位与活动。

4. 教育需求。

（二）护理评估

1. 术前评估患者的心率、心律和血压，了解患者的耐受力。

2. 检查操作用物及抢救器械完好（如留取标本的试管，心脏除颤器等）。

3. 评估环境是否符合无菌操作要求。

4. 评估患者对穿刺的了解程度及其心理状态。

5. 术后评估患者的生命体征是否平衡，引流液的性状有何特点。

（三）护理措施

1. 简要向患者及家属说明心包穿刺的目的、过程及配合要点，安慰患者，消除恐惧、焦虑情绪。

2. 帮助患者取合适体位，准备穿刺部位。

3. 配合穿刺者进行无菌操作，采集标本，并及时送检。

4. 密切观察病情变化，如出现心律失常、呼吸困难等，及时处理，并做好抢救准备。

5. 准确记录穿刺液量，必要时连接装置，按引流护理常规。

6. 患者术后卧床休息4～6h，心电监测不少于6h，严密观察患者生命体征的变化。

（四）健康指导

1. 交待患者术后卧床休息。如有不适，及时通知医护人员。

2. 保持穿刺部位清洁、干燥，避免因潮湿而引起感染。

人工心脏起搏器置入术护理规范

一、目的

规范护理行为，指导临床护士运用专业技术知识，对患者实施整体的专业照顾，加强护理管理、提高护理质量，进一步保障患者安全。

二、范围

适用范围：临床护理单元。

三、参考文献

吴惠平，付方雪.现代临床护理常规[M].北京：人民卫生出版社，2018.

四、规定

（一）护理关键点

1. 心理护理。

2. 充分的术前准备和术中配合。

3. 术后体位的摆放及病情观察。

4. 伤口的护理。

5. 休息与活动。

6. 饮食与排泄。

7. 预防感染。

8. 教育需求。

（二）护理评估

1. 评估患者有无晕厥史、心脏传导阻滞等，了解各脏器功能检查情况，评估人工心脏起搏器置入的适应证，禁忌证。

2. 评估患者是否做好术前准备；手术部位的常规备皮；术前禁食6～8h，以防术中呕吐或窒息；术前遵医嘱用药、皮试；术前休息要消除紧张、恐惧等心理因素。

3. 检查术前有关用物，包括人工心脏起搏器、抢救车、监护仪、除颤仪、临时心脏起搏器等。

（三）护理措施

1. 术前简要向患者及家属说明心脏起搏器植入的目的、过程及配合要点，给予心理支持。

2. 术后，患者取平卧位或略向左侧卧位8～12h。如患者极度不适，可抬高床头30°～60°。术侧肢体不易过度活动，勿用力咳嗽，防止电极脱位。协助患者每2h翻身1次，避免右侧卧位。术后5～7d可下床活动，逐步活动术侧肩关节，避免提重物。

3. 术后2～3d内持续心电监护，观察心率、心律变化，以了解起搏器的工作情况。

4. 术后用沙袋压迫伤口6～8h，观察伤口有无出血；保持伤口敷料干燥，伤口敷料隔日换药1次，潮湿时及时更换；起搏器囊袋处避免外力压迫、冲击。

5. 密切观察起搏器异常的症状和体征，如头痛、眩晕、胸痛、气短、打嗝、肌肉痛等，及时发现并处理。

6. 遵医嘱应用抗生素预防感染，测体温至少每4h/次。

7. 保持大便通畅，进食易消化的食物。必要时应用缓泻剂。

（四）健康指导

1. 嘱咐患者起搏器置入术后，按要求卧床休息。

2. 指导患者自我照顾和监测起搏器功能。

（1）随身携带起搏器急救卡，注明起搏器类型、品牌、型号、数字、设置频率等，以备发生紧急事件时参考。

（2）测脉搏。每日早、中、晚自测脉搏1次，每次1min。如发现脉搏低于起搏频率5次以上或节律异常，应及时就诊。如起搏器工作慢，注意电源是否耗竭。

（3）尽量避免与强电磁场、某些家电、理疗电气设备等接触。

（4）定期复查心电图。出院后分别于第1、3、6月复诊；稳定后则每3个月或半年复诊1次；接近起搏器寿命阶段每月复诊1次或更短一些。

急性心肌梗死溶栓治疗护理规范

一、目的

规范护理行为，指导临床护士运用专业技术知识，对患者实施整体的专业照顾，

加强护理管理、提高护理质量，进一步保障患者安全。

二、范围

适用范围：临床护理单元。

三、参考文献

吴惠平，付方雪.现代临床护理常规[M].北京：人民卫生出版社，2018.

四、规定

（一）护理关键点

1.心理护理。

2.休息与活动。

3.严密观察生命体征及心电示波变化。

4.用药指导。

5.抢救仪器设备的准备。

6.教育需求。

（二）护理评估

1.评估患者溶栓时机是否合适，如胸痛时间＜6h，心电图持续至少相邻2个导联的ST段升高；无溶栓禁忌证，如脑血管病史、严重高血压、活动性出血、近2个月内无大手术史或外伤史。

2.评估患者对目前治疗方案的了解程度及是否有紧张、恐惧情绪。

3.检查急救用物是否备好，如心电监护仪、除颤器、抗心律失常及升压药物等。

（三）护理措施

1.向患者简要说明治疗的目的和配合要点，安抚患者，稳定患者情绪，取得配合。

2.嘱患者绝对卧床休息，并予高流量吸氧。胸痛时，遵医嘱给予吗啡或哌替啶止痛。

3.遵医嘱执行溶栓治疗，有条件用输液泵控制速度。

4.严密观察生命体征的变化，询问患者有无胸痛、呼吸困难等，及时检查心肌酶谱、心电图，以了解溶栓的效果。

5.观察患者有无出血倾向，如皮肤黏膜、牙龈轻微出血，如有及时通知医师。注射或穿刺后，适当延长压迫时间，以免出血不止。

6.其他按心肌梗死护理常规。

（四）健康指导

1.嘱咐患者卧床休息，减少活动量。

2.交代患者治疗期间发现任何异常，如胸痛、皮肤青紫、牙龈出血等，及时报告医护人员。

冠心病PCI围手术期的护理规范

一、目的

规范护理行为，指导临床护士运用专业技术知识，对患者实施整体的专业照顾，加强护理管理、提高护理质量，进一步保障患者安全。

二、范围

适用范围：临床护理单元。

三、参考文献

吴惠平，付方雪.现代临床护理常规[M].北京：人民卫生出版社，2018.

四、规定

（一）护理关键点

1.评估患者的心理状况。

2.术前准备（备皮、留置针）。

3.术中配合。

4.饮食与排泄。

5.穿刺部位的观察及护理。

6.用药指导及并发症观察。

7.教育需求。

（二）护理评估

1.评估患者是否具备手术适应证，完善术前常规检查，了解患者术区皮肤情况。

2.评估患者对治疗方案的了解程度，有无紧张、恐惧情绪。

3.评估急救用品是否备好，如心电监护仪、除颤仪、抗心律失常及升压药物等。

（三）护理措施

1.术前护理：

（1）向患者及家属介绍手术的方法和意义，手术的必要性和安全性，以消除患者的紧张情绪，增加患者战胜疾病的信心，告知患者术中如何配合医生，如做深呼吸和屏气等。

（2）指导患者完善各种常规检查，如血凝四项、血常规、血型、心肌酶谱及肌钙蛋白等。

（3）术区备皮，根据需要进行双侧腹股沟及会阴部或者上肢静脉穿刺处的皮肤清洁。

（4）按医嘱用药，术前口服抗血小板聚集药物。

（5）手术当日可进食，但不宜进食太饱，训练床上大小便，术前排空膀胱。

（6）碘过敏试验。

2.术中配合：

（1）严密监测生命体征、心律和心率的变化。

（2）重点监测导管定位时、造影时、球囊扩张时有可能出现再灌注心律失常时心电和血压的变化，发现异常及时通知医生并配合处理。

（3）维持静脉通路，遵医嘱准确及时给药。

（4）备齐抢救药品、物品和器械，以供急用。

3.术后护理：

（1）病人回到病房，护士应了解术中情况，如穿刺是否顺利、有无并发症等。

（2）遵医嘱心电监护24h，对血压不稳定者应15～20min测量1次直至血压稳定。

（3）注意穿刺部位及肢体血液循环情况，观察有无渗血、出血、血肿形成及感染等并发症；带鞘管回病房者，应协助医生拔管，并注意迷走神经反射等情况的发生；经股动脉穿刺者应注意足背动脉搏动情况，术后平卧24h，术侧肢体制动12h，绷带加压包扎穿刺点4～6h，可嘱患者自动屈伸足部关节，以避免制动的术肢出现静脉血栓甚至急性肺动脉栓塞。

（4）鼓励患者多饮水，以加速造影剂的排泄，一般指导病人分次饮水1000～2000mL；指导患者合理进食，坚持低盐、低脂、低胆固醇、易消化饮食，多吃蔬菜水果，以少食多餐为原则，避免过饱；保持大便通畅，卧床期间加强生活护理，满足病人生活需要。

（5）术后抗凝治疗的护理：常规给予低分子肝素皮下注射，观察患者有无出血倾向，如伤口渗血、牙龈出血、鼻出血、血尿、血便、呕血等。

（6）观察术后并发症：如腰酸、腹胀、穿刺部位损伤、血管迷走反射、造影剂的反应、心肌梗死等、并注意观察心肌缺血的心电图表现。

（四）健康指导

1. 指导患者调整和纠正不良生活方式，合理饮食，保持情绪乐观，戒烟酒。

2. 指导患者适当运动，避免重体力劳动和剧烈活动。

3. 术后按医嘱给予药物治疗，口服波利维、阿司匹林等抗凝药，注意观察有无出血倾向，定期复查。

第三节 消化系统

胃镜检查护理规范

一、目的

规范护理行为，指导临床护士运用专业技术知识，对患者实施整体的专业照顾，加强护理管理、提高护理质量，进一步保障患者安全。

二、范围

适用范围：临床护理单元。

三、参考文献

吴惠平，付方雪. 现代临床护理常规[M]. 北京：人民卫生出版社，2018.

四、规定

（一）护理关键点

1. 饮食指导。

2. 体位。

3. 心理护理。

4. 术中病情观察。

5. 教育需求。

（二）护理评估

1. 检查前，询问患者是否做好检查前准备，包括禁食12h、禁饮6h；有幽门梗阻者检查前2d、1d晚上分别洗胃；曾做胃肠X线钡餐造影者，3d内不宜作胃镜检查；有活动性义齿者应将其取下，以免检查中误吸；了解药物过敏史。

2. 评估患者心理状况，有无恐惧、害怕。

3. 检查仪器的工作性能是否完好。

（三）护理措施

1. 检查前，向患者简要解释检查目的、过程及配合要点。说明检查过程中，可能会出现恶心、腹胀等不适。

2. 安抚患者，消除患者心理紧张和恐惧。

3. 在明确患者无药物过敏的前提下，检查前10min给患者含服咽部麻醉剂和祛泡剂。

4. 扶助患者躺于诊查床，取左侧卧位，枕头与肩同高，头微曲、下肢屈曲，解开衣领，放松裤带。

5. 指导患者配合检查。检查开始，教患者张口咬好口圈，镜前端涂上润滑剂后从口腔插入咽喉，嘱患者做吞咽动作，使胃镜顺势送入食管。如果患者出现恶心、呕吐、嘱咐其深呼吸。

6. 检查中观察患者口圈有无脱落，避免咬坏镜子。同时，如遇胃内黏液、血量多而影响视野清晰度时，用20mL注射器吸水经钳道管注水冲洗。

7. 必要时配合医师进行活检术。

8. 检查过程中注意患者病情变化，以防意外。

（四）健康指导

1. 检查完后，嘱患者不要吞咽唾液，以免呛咳。告知患者不要反复咳嗽，以免损伤咽喉部黏膜。

2. 检查后2h能饮水、进流食，4h后可正常进食。如果患者活检后咽喉部擦伤，疼痛明显时，当天进食清淡半流质或软食，温度不宜过热。

3. 交代患者检查后短时间内可能会有咽部不适或疼痛，或声音嘶哑，不必紧张。

4. 叮嘱患者检查后，注意大便颜色，如出现呕吐、腹痛、发热等不适，应及时就医。

肠镜检查护理规范

一、目的

规范护理行为，指导临床护士运用专业技术知识，对患者实施整体的专业照顾，加强护理管理、提高护理质量，进一步保障患者安全。

二、范围

适用范围：临床护理单元。

三、参考文献

吴惠平，付方雪. 现代临床护理常规[M]. 北京：人民卫生出版社，2018.

四、规定

（一）护理关键点

1.肠道准备。

2.心理护理。

3.体位。

4.饮食指导。

5.术中病情观察。

6.教育需求。

（二）护理评估

1.检查前，询问患者肠道是否按要求进行准备，临检前是否禁食。钡餐或钡灌肠检查后3天内不宜行肠镜检查。

2.评估患者对肠镜检查的了解程度，有无恐惧、害怕等心理。

3.检查仪器功能是否良好。

（三）护理措施

1.检查前，向患者简要说明检查目的、过程及注意事项，以便取得患者配合。

2.安抚患者，消除患者紧张和恐惧情绪。

3.协助患者躺于诊断床上，取左侧卧位，放松裤带，暴露臀部。

4.协助检查医师插镜，指导患者放松腹部，密切观察患者病情变化。

5.配合医师完成活检、息肉摘除，止血等。

6.检查后询问患者是否有腹胀、腹痛及排便异常情况。

（四）健康指导

1.一般患者检查后即可进食，进行内镜下治疗者，以无渣食物为宜。

2.告知患者检查后，注意大便颜色，如出现腹痛、发热等不适，应及时就医。

第四节　血液系统

骨髓穿刺术护理规范

一、目的

规范护理行为，指导临床护士运用专业技术知识，对患者实施整体的专业照顾，加强护理管理、提高护理质量，进一步保障患者安全。

二、范围

适用范围：临床护理单元。

三、参考文献

吴惠平，付方雪.现代临床护理常规[M].北京：人民卫生出版社，2018.

四、规定

（一）护理关键点

1.体位。

2. 心理护理。

3. 穿刺点观察。

4. 教育需求。

（二）护理评估

1. 评估患者对骨髓穿刺术了解程度，有无害怕、紧张情绪。

2. 评估患者骨穿部位的皮肤状况，有无破损及瘢痕等。

3. 评估穿刺所需用物是否齐全。

（三）护理措施

1. 穿刺前，向患者简要说明穿刺目的、方法和配合要点，安抚患者，消除患者害怕、紧张情绪，取得患者的配合。

2. 协助患者取合适体位，充分暴露穿刺部位。

3. 确定穿刺部位，消毒皮肤，应用无菌技术进行操作。

4. 穿刺过程中及穿刺后注意观察患者有无面色苍白、出冷汗、虚脱等症状。如有不适及时处理。

5. 按需要采集骨髓标本并送检。

6. 用无菌纱布按压针眼处，拔出穿刺针，用胶布固定。

7. 穿刺后查看穿刺局部有无出血。

8. 清理用物，分类处理医疗垃圾。

（四）健康指导

1. 术后指导患者卧床休息30min。

2. 交代患者保持骨髓穿刺部位清洁和干燥，3d内不可洗澡，预防感染。

成分输血护理规范

一、目的

规范护理行为，指导临床护士运用专业技术知识，对患者实施整体的专业照顾，加强护理管理、提高护理质量，进一步保障患者安全。

二、范围

适用范围：临床护理单元。

三、参考文献

吴惠平，付方雪.现代临床护理常规[M].北京：人民卫生出版社，2018.

四、规定

（一）护理关键点

1. 输血查对。

2. 监测生命体征。

3. 输血前、中、后病情观察。

4. 心理护理。

5. 教育需求。

（二）护理评估

1. 评估患者的生命体征、神志面色等，了解贫血的程度。

3. 评估患者有无发热，如体温＞39℃，应进行降温处理后方可输血。

4. 评估患者对成分输血的认识，了解心理状态。

5. 评估患者血管充盈情况，选择合适的静脉穿刺。

（三）护理措施

1. 输血前，向患者简要说明成分输血的目的和注意事项，安慰患者，取得患者配合。

2. 选择合适的静脉，建立静脉通道。

3. 按输血常规操作，严格查对和遵守无菌技术操作。

4. 使用带过滤装置的输血器输成分血时，输入过程须连续，以免污染。

5. 输入2人或2人以上成分血时，在每袋血之间用足量生理盐水冲洗管道；如需要同时输入多种血液成分时，应先输血小板。输浓缩红细胞或洗涤红细胞时，在血袋中加入适量生理盐水稀释后输入。

6. 输血过程中，严密观察患者有无瘙痒、寒战、发热、荨麻疹等不良反应。一旦发生，及时处理。

（四）健康指导

指导患者输成分血后观察有无迟发性过敏反应等。

第五节　肿瘤疾病

肿瘤化疗护理规范

一、目的

规范护理行为，指导临床护士运用专业技术知识，对患者实施整体的专业照顾，加强护理管理、提高护理质量，进一步保障患者安全。

二、范围

适用范围：临床护理单元。

三、参考文献

吴惠平，付方雪.现代临床护理常规[M].北京：人民卫生出版社，2018.

四、规定

按专科疾病一般护理规范护理。

（一）护理关键点

1. 评估患者全身情况及营养状况。

2. 观察用药反应。

3. 饮食指导。

4. 导管护理。

5.教育需求。

（二）护理评估

1.了解患者肿瘤原发部位、手术方式、有无转移、各脏器功能、血象等。

2.评估患者对化疗的认识和心理反应。了解正在接受化疗的患者有无化疗毒性反应。

3.准确核实医嘱，包括化疗药物的名称、剂量、给予方法。

4.评估患者化疗给药局部血管或肌肉情况，选择穿刺或注射部位。

5.非静脉输液配置中心是统一准备化疗药物的专科，是否准备好必要的化疗药物防护器具，如防护眼罩、橡皮手套等。

（三）护理措施

1.治疗前向患者讲解化疗的目的、给药途径和注意事项，消除紧张、恐惧情绪，以便取得患者的配合。对于接受化疗的孕妇应该预先告知抗肿瘤化疗药物具有致基因突变、致畸胎和致癌的潜在危险。

（1）全身给药

①口服给药：宜于餐后或睡前给药，降低消化道反应。

②静脉给药：

a.根据抗肿瘤药物的作用机理选择脉冲或滴注，一般不宜从头皮针直接注射。

b.化疗药物须现配现用，一般用生理盐水或葡萄糖溶液溶解。注入一种化疗药物后，必须迅速冲入生理盐水或葡萄糖溶液。

c.某些化疗药物遇光分解，保存和使用时须避光。

③皮下或肌肉注射给药；必须深部组织交替注射有利于吸收，避免臀部形成硬结。

（2）局部给药

①动脉给药：注意保持管道通畅，防止动脉血回流，预防空气栓塞、血栓、缺血性坏死和感染。

②脑室内给药、鞘膜内给药。

③腔内注射：确保注入腔内，注药后协助患者更换体位。

2.化疗前遵医嘱给药，如应用抗过敏、止吐药等药物。

3.严格按照化疗常规及静脉穿刺操作流程给药。给药过程中认真观察患者有无过敏、局部外漏及外溢等，一旦发现及时处理。

4.认真评估患者在接受化疗过程中有无化疗药物的毒性反应。如有应及时处理。

（1）局部组织坏死和栓塞性静脉炎；①局部组织坏死；化疗过程中如果出现药物外漏，立即停止给药，抽出回血后拔针。在外渗区域用生理盐水10mL+地塞米松5mg+2%利多卡因5mL做环形封闭，然后局部冷敷12～24h，切忌热敷；②栓塞性静脉炎：见预防静脉炎护理常规。

（2）消化道反应：①化疗前给予镇静、止吐剂；②对严重胃肠道反应患者，注意保持水、电解质及酸碱平衡；③化疗期间鼓励患者摄取足够的营养；④口腔黏膜反应：见防止化疗患者口腔炎的护理常规。

（3）骨髓抑制：应用化疗药物后，每周复查血象1次。如出现乏力、WBC＜3×10^9个/L、PLT＜50×10^9个/L应报告医师暂停化疗，对症处理。详见白细胞减少患者的护理常规。

（4）过敏反应：用药前遵医嘱给予预防过敏的药物；用药时密切观察生命体征变化，静脉滴注前15～30min速度宜慢，及时发现和处理过敏反应，避免发生严重后果。

（5）神经系统毒性；应用对神经有毒性的药物时，必须严密观察患者用药后反应，如发现中毒症状，立即通知医师停药并采取有效的处理措施。

（6）重要器官损害；根据护理药物的性能监测各脏器的功能，观察用药后的各种反应，及时发现中毒症状并报告医师，停药并采取有效措施，如阿霉素、环磷酰胺、5-氟尿嘧啶可致心脏损害；甲氨蝶呤、丝裂霉素C等可致肺损害；顺铂、环磷酰胺、丝裂霉素、甲氨蝶呤等可导致肾、膀胱损害；顺铂、长春新碱、甲氨蝶呤等可损害神经系统；甲氨蝶呤可致肝脏损害等。

（7）皮肤反应：向患者做好解释工作，皮肤瘙痒者可外涂地塞米松软膏，防止抓破皮肤，遵医嘱给予适当镇静剂。

（8）应用激素类抗癌药后，患者可出现骨质疏松、内分泌失调，应做好健康指导，防止跌倒而骨折。

（四）健康指导

1.交代患者注意休息，加强营养，增强机体抵抗力。避免受凉、感冒。

2.指导患者化疗期间多饮水，出现任何化疗药物的毒副反应，应及时报告医护人员。

第六节　儿　　科

温箱使用护理规范

一、目的

规范护理行为，指导临床护士运用专业技术知识，对患者实施整体的专业照顾，加强护理管理、提高护理质量，进一步保障患者安全。

二、范围

适用范围：临床护理单元。

三、参考文献

吴惠平，付方雪.现代临床护理常规[M].北京：人民卫生出版社，2018.

四、规定

（一）护理关键点

1.诱因。

2.病室温湿度。

3.预热箱温，保持箱温恒定。

4.出温箱的条件。

5.温箱的清洁。

（二）护理评估

1. 了解患儿的孕周、出生体重、日龄、一般情况及生命体征，判断有无并发症等。

2. 检查温箱性能是否完好，是否已清洁或已消毒，是否处于备用状态。

3. 病室温湿度适宜，避免阳光直射、对流风及近距离的取暖设施。

（三）护理措施

1. 准备湿化。将灭菌注射用水加入温水槽中至水位指示线。

2. 预热温箱。接通电源，打开电源开关，将预热温度调至28℃～32℃，湿度维持在55%～65%.

3. 根据患儿体重、出生日龄调节温度，给患儿穿单衣或裹尿布后放置温箱内。

4. 定时测量体温，根据体温调节箱温，并做好记录。每小时监测体温1次，升至正常后可2～4h测量1次。注意保持体温在36℃～37℃之间，并保持相对温度。严禁骤然提高温箱温度，以免患儿体温突然上升，造成不良后果。一般每次调节温箱温度宜在0.5℃～1℃之间。

5. 保持箱内温度恒定。一切护理操作尽量在箱内进行。如喂奶、换尿片、清洁皮肤、观察病情及检查等。尽量少打开箱门，以免箱内温度波动。如确因工作需要暂出温箱检查，应注意在保暖措施下进行，避免患儿受凉。

6. 防止交叉感染，工作人员入箱操作、检查、接触患儿前后必须洗手。

7. 使用期间随时观察温箱功能是否正常。如温箱发出报警信号，应及时查找原因，妥善处理。

8. 评估患儿是否具备出温箱的条件。

（1）体重≥2000g，体温正常。

（2）患儿温箱治疗一个月以上，体重＜2000g，但一般情况良好。

（3）在不加热的温箱内，室温维持在24℃～26℃，患儿能维持正常体温。

9. 保持温箱的清洁。

（1）湿化器水箱用水每天更换1次，以免细菌滋生。机箱下面的空气净化垫每月清洁1次，如已破损应更换；

（2）温箱使用期间每天先用消毒液擦拭温箱内外，然后用清水再擦拭一遍；

（3）长期睡温箱患儿每周更换温箱1次。患儿出温箱后，将温箱进行彻底消毒，包括去除托盘用消毒液浸泡，清水清洗，温箱内外用消毒液擦拭后，清水清洗晾干备用；

（4）定期进行细菌培养，以评价清洁消毒的效果。如培养出致病菌应将温箱搬出病房彻底消毒，防止交叉感染。

光照疗法护理规范

一、目的

规范护理行为，指导临床护士运用专业技术知识，对患者实施整体的专业照顾，加强护理管理、提高护理质量，进一步保障患者安全。

二、范围

适用范围：临床护理单元。

三、参考文献

吴惠平，付方雪.现代临床护理常规[M].北京：人民卫生出版社，2018.

四、规定

（一）护理关键点

1.预热光疗箱。

2.出入箱患儿准备。

3.入箱后患儿病情观察及护理。

4.光疗箱清洁与消毒。

5.教育需求。

（二）护理评估

1.了解患儿的诊断、体重、日龄、黄疸的范围和程度，胆红素检查结果，评估患儿的生命体征、精神反应等。

2.检查光疗箱性能是否完好，是否已清洁和消毒，处于备用状态。

3.环境适宜。宜在空调环境，周围适当遮挡，避免光疗箱发出的光线影响其他患儿。

（三）护理措施

1.治疗前清洁光疗箱，特别注意消除灯管及反射板的灰尘；湿化箱内加灭菌用水2/3。

2.预热光疗箱。接通电源，检查线路及灯管亮度，并使箱温升至患儿适宜温度，相对湿度55%～65%。

3.将患儿全身裸露，用尿布遮着会阴部，佩戴护眼罩，戴好手套并适当约束双手，避免抓脱输液管道；穿好袜子，防足部皮肤反复摩擦玻璃板而出现破损。患儿放入已预热好的光疗箱中，光疗箱灯管与患儿皮肤的距离为33～50cm，记录入箱时间。

4.光疗过程中，应使患儿皮肤均匀受光，并尽量使身体广泛照射。若使用单面光疗箱一般更换体位2h/次，仰卧、俯卧、侧卧交替。俯卧照射要有专人巡视，以免口鼻受压影响呼吸。

5.光疗照射过程中，遵医嘱静脉输液，按需喂奶，保证水分及营养的供给。

6.监测体温和箱温。光疗时测体温2h/次或根据病情随时测量，维持体温在36℃～37℃为宜。根据体温调节箱温，如体温＞37.8℃或＜35℃，暂停光疗，体温恢复正常后再继续治疗。

7.照射中，严格观察病情变化和治疗效果。评估患儿精神反应、呼吸、心率及黄疸程度变化，有无呼吸暂停、烦躁、嗜睡、腹胀、呕吐、惊厥及皮肤发红、破损、干燥、皮疹等，注意大小便形状及颜色，监测胆红素浓度变化。及时清除患儿呕吐物、汗水、大小便，保持光疗箱清洁。

8.光疗总时间遵医嘱执行。

9.出箱时给患儿穿好衣服，除去眼罩，抱回病房，并做好各项记录。

10.光疗结束后，倒尽湿化器水箱内水，做好整机的清洗消毒工作。光疗箱应放置在干净、温湿度变化较小、无日光直射的场所。

11.保持灯管及反射管的清洁，并及时更换灯管。如有灰尘，则影响照射效果，每天应清洁光疗箱反射板。灯管使用达1000h应更换。

（四）健康指导

1.注意对皮肤的清洁。

2.禁忌在皮肤上涂粉和油类。

3.注意观察患儿皮肤黄染的情况。

新生儿抚触护理规范

一、目的

规范护理行为，指导临床护士运用专业技术知识，对患者实施整体的专业照顾，加强护理管理、提高护理质量，进一步保障患者安全。

二、范围

适用范围：临床护理单元。

三、参考文献

吴惠平，付方雪.现代临床护理常规[M].北京：人民卫生出版社，2018.

四、规定

（一）护理关键点

1.抚触准备。

2.操作过程。

3.抚触后护理。

4.教育要求。

（二）护理评估

1.评估新生儿是否适宜抚触，如发热、咳嗽、拒食、进食过饱、饥饿、皮肤感染、极低体重儿、心肺疾病者等不宜抚触。

2.评估抚触操作环境，包括抚触台面及地面清洁、室温等。

3.检查抚触用物是否完备，包括大小毛巾、尿片、润肤油、衣服等。

4.护士或工作人员须更换鞋进入抚触室，操作前应洗手。

（三）护理措施

1.抚触前向新生儿家长讲解抚触的目的和注意事项，取得家长的配合。

2.调节抚触室温度在28℃左右，有条件时播放柔和的音乐。

3.按要求准备好专用抚触台。

4.新生儿抚触前给予沐浴。

5.沐浴后将新生儿抱放至专用抚触台，实施抚触。

（1）抚触者在抚触前温暖双手。

（2）倒适量的润肤油于掌心，充分润滑抚触者双手。

（3）抚触步骤分为脸部微笑样抚触、胸部交叉循环抚触、手和腿的挤捏扭转以及腹部顺时针按摩。

（4）抚触者双手轻轻在新生儿肌肤上滑动，开始轻轻抚触，然后逐渐增加压力，以便新生儿逐渐适应抚触。每次抚触的时间为15～20分钟，1次/d。

6. 抚触后给予脐部护理，包裹好新生儿，注意保暖。

7. 保持抚触室地面清洁，消毒液湿拖地至少2次/d。

（四）健康指导

交代家长新生儿家庭抚触的注意事项。

第七节　计划免疫护理规范

预防接种护理规范

一、目的

规范护理行为，指导临床护士运用专业技术知识，对患者实施整体的专业照顾，加强护理管理、提高护理质量，进一步保障患者安全。

二、范围

适用范围：临床护理单元。

三、参考文献

吴惠平，付方雪.现代临床护理常规[M].北京：人民卫生出版社，2018.

四、规定

（一）护理关键点

1. 严格执行查对。

2. 正确注射。

3. 健康指导。

4. 注射局部观察。

5. 疫苗保存。

（二）护理评估

1. 仔细查阅小儿预防接种登记簿，核对姓名、年龄，明确接种疫苗名称、种类、次数、剂量、途径、接种的时间间隔等。初始接种的起始月龄不能提前，接种时间间隔不能缩短。一般接种活疫苗后需间隔4周，接种死疫苗后需间隔2周，再接种其他死或活疫苗。

2. 评估小儿的健康状况，询问有无传染病接触史，排除预防接种的禁忌证。

（1）患自身免疫性疾病、免疫缺陷者。

（2）有明确过敏史者禁种白喉类毒素、破伤风类毒素、麻疹疫苗、脊髓灰质炎糖丸疫苗、乙肝疫苗。

（3）患有结核病、急性传染病、肾炎、心脏病、湿疹及其他皮肤病者不予接种卡介苗。

（4）在接受免疫抑制剂治疗期间、发热、腹泻和急性传染病期忌服脊髓灰质炎糖丸疫苗。

（5）因百日咳菌苗可产生神经系统严重并发症，小儿及家庭成员患癫痫、神经系统疾病，有抽搐史者严禁接种。

（6）患肝炎、急性传染病或其他严重疾病者不宜进行免疫接种。

3.询问家长小儿是否进食，接种宜在饭后进行，以免晕针。

4.了解小儿及家长对预防接种的认知程度和心理反应。

5.检查环境是否符合要求，如光线明亮、空气流通、温度适宜。

6.检查接种及急救用物准备是否齐全，包括皮肤消毒剂、无菌注射器、疫苗、氧气吸入装置、肾上腺素等。

（三）护理措施

1.接种前向家长和小儿耐心解释和讲解接种的目的、方法和注意事项，消除紧张和恐惧心理，争取家长和小儿的合作。

2.严格查对小儿姓名、年龄和接种疫苗名称等。

3.掌握主要疫苗的生物制剂特点和接种的注意事项。严格检查疫苗或生物制品的标签，包括名称、批号、有效期及生产单位；检查安瓿有无裂痕，药液有无发霉、异物、凝块、变色或冻结等；按规定方法稀释、溶解、摇匀后使用；若多人分剂疫苗，在短期内未用完，在用前仍需要再次摇匀。

（1）卡介苗(BCG疫苗)：①为无毒无致病性牛型结核菌悬液，不加防腐剂的活菌苗，用于预防结核病；②初种年龄为新生儿出生24h内；③2个月以上婴儿及成人接种前应做结核菌素试验，阴性反应者可接种卡介苗。阳性反应者表示已获得免疫力，不需要再接种；④BCG疫苗要准确注入皮内，严禁皮下或肌内注射。

（2）乙型肝炎疫苗(HBV疫苗)：①为预防乙型肝炎病毒感染以及阻断母婴传播的一种主动免疫生物制品。接种疫苗者HBV标志必须是阴性；②基础免疫接种程序按婴儿出生0、1、6个月的顺序肌内注射。即第一针在新生儿出生后24h内、第二、三针分别在婴儿1足月和6足月时注射。

4.严格按照各种疫苗接种的方法、剂量、时间及注意事项进行接种。对于需注射接种者，确定注射部位后进行局部消毒，用0.5%碘伏消毒皮肤，待干后注射；接种活疫苗、菌苗时，用75%乙醇消毒。因活疫苗、菌苗易被碘酊杀死，影响接种效果。

5.接种过程中．严密观察局部和全身有无任何不良反应，及时预防和处理接种的不良反应。交代家长和小儿接种完毕后，在接种场所至少休息30min，以免出现异常反应。

6.接种完毕后，及时记录及预约。保证接种及时、全程足量，避免重种、漏种。未接种者须注明原因，必要时进行补种。

7.向小儿和家长交代接种后的注意事项和处理措施。

8.加强疫苗的运送和保存，保证疫苗的安全和有效性。卡介苗、乙肝疫苗存放在2℃～8℃环境中，切勿冰冻；②冰箱温度须保持稳定，尽量减少开门次数，冰箱内应有温湿度计。定时记录冰箱温湿度；③疫苗应避免受阳光照射，现取现用；安瓿启开后的活疫苗超过半小时、灭活疫苗超过1h未用完不得使用，应将其废弃。

（四）健康指导

1. 向家长说明在接种时或接种后，可能出现注射局部红、肿、热、痛或不同程度的体温升高等不适。一旦出现，不要惊慌，及时报告医护人员，及时处理。

2. 叮嘱家长保持注射局部清洁、干燥，切勿按压、搔抓，以免感染。

预防接种反应护理规范

一、目的

规范护理行为，指导临床护士运用专业技术知识，对患者实施整体的专业照顾，加强护理管理、提高护理质量，进一步保障患者安全。

二、范围

适用范围：临床护理单元。

三、参考文献

吴惠平，付方雪.现代临床护理常规[M].北京：人民卫生出版社，2018.

四、规定

（一）护理关键点

1. 健康教育。

2. 正确评估。

3. 对症处理。

（二）护理评估

1. 仔细查阅小儿预防接种登记簿，核对小儿姓名、年龄，明确接种疫苗名称、种类、次数、剂量、途径、接种的时间等。

2. 评估小儿接种疫苗后的不适反应，识别一般反应的类别。一般反应可分为局部反应和全身反应。

（1）局部反应：接种后数小时至24h内，注射部位出现红、肿、热、痛，有时还伴有局部淋巴结肿大或淋巴管炎。红晕直径在2.5cm以下为弱反应，2.6～5cm为中等反应，5cm以上为强反应。局部反应一般持续2～3d。如接种活疫(菌)苗，则局部反应出现较晚、持续时间较长。

（2）全身反应：一般于接种后24h内出现不同程度的体温升高，多为中低度发热，持续1～2d。体温37.5℃左右为弱反应，37.5℃～38.5℃为中等反应，38.6℃以上为强反应。但接种活疫苗后需要经过一定潜伏期(5～7d)才有体温升高。此外，还可能出现头晕、恶心、呕吐、腹泻、全身不适等反应。个别小儿接种5～7d后，可能出现散在皮疹。

3. 评估小儿的精神状态和家长的心理反应。

（三）护理措施

1. 向家长解释接种疫苗后可能出现的反应。一般症状轻微，无须特殊处理，不必惊慌、害怕。

2. 嘱咐家长应适当休息，鼓励多饮水。

3. 局部反应较重时，用干净毛巾湿热敷，缓解局部炎性反应。

4. 全身反应明显时，遵医嘱对症处理。

（四）健康指导

交代家长如接种后局部红肿继续扩大，高热持续不退，应到医院就诊。

预防接种异常反应护理规范

一、目的

规范护理行为，指导临床护士运用专业技术知识，对患者实施整体的专业照顾，加强护理管理、提高护理质量，进一步保障患者安全。

二、范围

适用范围：临床护理单元。

三、参考文献

吴惠平，付方雪.现代临床护理常规[M].北京：人民卫生出版社，2018.

四、规定

（一）护理关键点

1.接种前告知。

2.心理护理。

3.正确评估及对症处理。

3.健康教育。

（二）护理评估

1.仔细查阅小儿预防接种登记簿，核对小儿姓名、年龄，明确接种疫苗名称、种类、次数、剂量、途径、接种的时间等。

2.评估小儿接种疫苗后的不适反应，识别异常反应的类别。常见有过敏性休克、晕针、过敏性皮疹及全身感染。

（1）过敏性休克：接种后数秒或数分钟内发生。烦躁不安、面色苍白、口唇青紫、四肢湿冷、呼吸困难、脉细速、恶心、呕吐、惊厥、大小便失禁，甚昏迷。

（2）晕针：接种时或接种后数分钟内发生。表现为头晕、心慌、面色苍白、出冷汗、手足冰凉、心率加快等，重者心率、呼吸减慢，血压下降甚至知觉丧失。

（3）过敏性皮疹：一般在接种后数小时至数日内最常出现荨麻疹。

（4）全身感染：有严重原发性免疫缺陷或继发性免疫功能破坏者，接种活疫苗后可扩散为全身感染。

3.评估小儿的精神状态和家长的心理反应。

（三）护理措施

1.向家长和小儿解释接种疫苗后少数人可发生异常反应，出现较重的临床症状，经及时处理一般不会危及生命，缓解家长和小儿的恐惧心理。

2.嘱咐小儿平卧，鼓励多饮水。

3.遵医嘱及时对症处理。

（1）对于发生过敏性休克者：①立即将小儿平卧，头稍低；②氧气吸入；③立即皮下或静脉注射1∶1000肾上腺素0.5～1mL，必要时可重复注射；④注意保暖；⑤密切观察生命体征变化，必要时做好其他抢救准备。

（2）晕针：①立即将小儿平卧，头稍低，保持安静；②饮少量热开水或糖水；③注意保暖；④密切观察病情变化，一般采取以上措施可恢复正常。如数分钟后仍未缓解，皮下或静脉注射1∶1000肾上腺素0.5～1mL，必要时可重复注射。

（3）过敏性皮疹：遵医嘱给予抗组胺药物即可痊愈。

（4）全身感染：遵医嘱采取全身抗感染治疗。

（四）健康指导

交代家长，如接种后出现皮肤红疹、发热持续不退等不适症状，应到医院就诊。

第八节 其 他

预防静脉炎护理规范

一、目的

规范护理行为，指导临床护士运用专业技术知识，对患者实施整体的专业照顾，加强护理管理、提高护理质量，进一步保障患者安全。

二、范围

适用范围：临床护理单元。

三、参考文献

吴惠平，付方雪.现代临床护理常规[M].北京：人民卫生出版社，2018.

四、规定

（一）护理关键点

1.了解药物作用及性能。

2.合理选择血管。

3.减轻不良反应。

4.观察穿刺部位。

5.对症处理。

6.教育需求。

（二）护理评估

1.了解患者静脉用药的名称、浓度、剂量、方法等，了解药物对血管的影响。能引起静脉炎的主要药物有：氮芥、丝裂霉素、阿霉素、长春新碱、长春地辛、长春碱、异长春新碱等。

2.评估患者静脉穿刺血管的粗细、弹性、走向，评估有无上腔静脉压迫，了解影响静脉输液的因素。

（三）护理措施

1.根据各种药物的性能、作用机理和安排静脉给药的顺序，严格执行医嘱。

2.向患者及家属讲解治疗目的，药物种类及注意事项，取得患者及家属的理解和配合。

3. 注意合理保护血管。①静脉选择应从远端静脉开始；②选择粗、直、弹性好的血管给药。宜选择比较浅、粗的静脉，不宜选择较小的静脉及手背、手腕的静脉。因下肢静脉易栓塞，除上腔静脉压迫外，不宜采用下肢静脉给药；③宜用静脉留置针给药；④强刺激药物，如长春新碱、阿霉素等适当稀释；⑤防止药物外渗损伤血管穿刺处周围组织。

4. 减轻给药过程中药物对血管的不良影响；①静脉输注化疗药物或对血管有明确影响的药物前后，一般用生理盐水或5%葡萄糖溶液快速滴注，冲洗静脉；②输注化疗药物过程中，常规给予硫酸镁沿血管方向湿敷，持续时间7～8h。湿敷应距穿刺处上方2～3cm，4h更换1次；③使用微波治疗仪。

5. 静脉给药过程中，注意观察输液是否通畅、有无药物渗漏等，穿刺局部、周围及沿血管方向有无红、肿、热、痛等炎性反应。一旦发生，及时处理。

6. 预防感染。如使用浅静脉留置针，留置时间按具体产品规定期限。

（四）健康指导

1. 交代患者静脉穿刺的肢体，化疗后3d内避免热敷浸泡、热敷及搔抓。

2. 叮嘱患者感觉输液或置管部位疼痛或不适时，及时报告医务人员。

3. 发生静脉炎的肢体要抬高制动，外敷药物及时更换。

化疗患者口腔炎防治护理规范

一、目的

规范护理行为，指导临床护士运用专业技术知识，对患者实施整体的专业照顾，加强护理管理、提高护理质量，进一步保障患者安全。

二、范围

适用范围：临床护理单元。

三、参考文献

吴惠平，付方雪. 现代临床护理常规[M]. 北京：人民卫生出版社，2018.

四、规定

（一）护理关键点

1. 溃疡面积、类型。

2. 护理液的选择。

（二）护理评估

1. 了解患者目前的病情、用药情况；查看、口腔黏膜有无炎症、溃疡、出血、牙龈的颜色，有无红肿、溃疡；口腔有无异味及疼痛等。

2. 询问患者进食、口腔卫生习惯和方法。

3. 了解患者对口腔炎与化疗关系的认识。

（三）护理措施

1. 化疗前向患者和家属讲解化疗药物可能发生口腔炎的副作用。如出现不良症状，包括口腔黏膜疼痛、出血、进食困难等，需做好心理护理。

2.根据化疗患者口腔病变的具体情况选择恰当的漱口液。

（1）无发生口腔炎患者指导漱口。对于尚无口腔炎者，化疗当起至化疗结束后一周，常规使用生理盐水500mL+5%碳酸氢钠溶液50～100mL，在饭及呕吐后含漱或与清水交替漱口，3～4次/d。

（2）对于轻度口腔炎患者，给予漱口、替硝唑或生理盐水500mL加维生素B10mL，与清水交替漱口，3～4次/d。

（3）对于重度口腔炎患者，如有口腔溃疡、疼痛、进食困难，在应用轻度口腔炎采用的漱口措施外，还可使用维斯克、贝复济喷于溃疡处，促进溃疡愈合。疼痛明显或进食困难者可给予生理盐水500mL+利多卡因10mL含漱，必要时给予静脉营养。

（4）对于中、重度口腔炎患者，可对于重度口腔炎者微波治疗，2次/d。

（四）健康指导

1.指导患者正确选择和使用漱口液。

2.指导患者养成良好的口腔卫生习惯。

第七章 外科检查及治疗护理规范

第一节 普通外科

“T”型管引流护理规范

一、目的

规范护理行为，指导临床护士运用专业技术知识，对患者实施整体的专业照顾，加强护理管理、提高护理质量，进一步保障患者安全。

二、范围

适用范围：临床护理单元。

三、参考文献

吴惠平，付方雪.现代临床护理常规[M].北京：人民卫生出版社，2018.

四、规定

按普通外科一般护理规范护理。

（一）护理关键点

1.妥善固定。

2.引流液观察。

3.拔管指针。

4.拔管后病情观察。

5.教育需求。

（二）护理评估

1.评估“T”型管是否引流通畅，观察患者有无黄疸、引流液性状有无异常。

2.评估患者有无发热、腹痛等。

3.了解患者对“T”型管引流的目的及护理措施掌握的程度。

（三）护理措施

1.妥善固定“T”型管，保持引流管通畅，避免扭曲折叠、受压、堵塞。一般将“T”型管用胶布固定于腹壁皮肤，切不可固定于病床，以免因翻身和活动时牵拉而造成“T”型管滑脱，造成胆汁性腹膜炎。

2. 保持“T”型管周围皮肤的清洁。腹壁引流管出口处每日用75%酒精消毒；胆汁渗漏时，及时更换敷料，局部涂氧化锌软膏，减少胆盐对皮肤的刺激。保持引流袋的位置低于引流口，防止逆行感染。

3. 仔细观察和记录引流液的性状。正常胆汁色泽为深绿色或棕色，黏稠、色清、无渣，成人每日约800～1200mL. 术后胆汁的量一般由多变少。如果胆汁引流量突然减少，应注意是否管道扭曲，受压或堵塞，是否有血块、泥沙样结石或蛔虫堵塞；胆汁稀薄，可能有肝功能不全；胆汁混浊提示有感染的可能；胆汁为鲜红色呈血性液，需警惕吻合口出血或胆道出血，及时报告和处理。

4. 评估患者具体拔管的指征

（1）一般“T”型管留置时间2周左右。

（2）胆汁引流量减少、颜色清亮、体温正常、黄疸消退、全身情况改善、食欲增加、大便色泽加深。

（3）胆汁培养阴性。

（4）夹管1～2d后，无腹痛、发热、黄疸症状。

（5）“T”型管造影显示肝管、胆总管、十二指肠通畅，无残余结石。造影后继续引流胆汁1～2d，减少造影后的反应和感觉。

5. 注意拔管后的病情观察。了解患者的食欲、大便色泽，有无腹痛、发热、黄疸。如有少量局部渗漏，无须特殊治疗，每日或隔日更换敷料，3～5d可自愈。

（四）健康指导

1. 指导患者出院携带“T”型管的注意事项包括衣着宜宽松、柔软，以防引流管受压；沐浴采取淋浴，用塑料膜覆盖引流管出口处，避免造成引流管及腹壁引流口处潮湿，增加感染的机会。

2. 若发现引流管异常或身体不适等，及时就诊。

腹腔镜手术护理规范

一、目的

规范护理行为，指导临床护士运用专业技术知识，对患者实施整体的专业照顾，加强护理管理、提高护理质量，进一步保障患者安全。

二、范围

适用范围：临床护理单元。

三、参考文献

吴惠平，付方雪. 现代临床护理常规[M]. 北京：人民卫生出版社，2018.

四、规定

按普通外科一般护理规范护理。

（一）护理评估

1. 评估患者腹部的症状和体征，了解腹部疾病。询问既往健康史，有无腹部手术史、严重肝硬化、门静脉高压等，评估是否适宜腹腔镜手术。

2. 了解患者出凝血时间、凝血酶原时间、血常规等结果。

3. 了解患者对腹腔镜手术的认识，有无紧张、恐惧等不良情绪。

4. 评估患者是否做好术前准备：包括禁食12h、遵医嘱用药等。

（二）护理措施

1. 手术前向患者及家属讲解手术目的、主要步骤及配合要点，安抚患者，取得配合。

2. 指导患者做好充分准备，护送患者进行腹腔镜手术。

3. 术后按外科一般术后护理常规及全身麻醉护理常规。

4. 术后遵医嘱静脉输液，给予抗生素等。

5. 观察病情变化，注意有无腹痛、伤口出血、皮下气肿等并发症。

6. 术后2～3d更换创可贴，伤口无异常可出院。

（三）健康指导

1. 向患者说明因手术需要建立气腹，术后腹胀属正常现象，早期下床活动有利于尽早消除腹胀。

2. 叮嘱患者术后应保持伤口清洁、干燥，避免弄湿和污染，防止伤口感染。

腹腔负压冲洗护理规范

一、目的

规范护理行为，指导临床护士运用专业技术知识，对患者实施整体的专业照顾，加强护理管理、提高护理质量，进一步保障患者安全。

二、范围

适用范围：临床护理单元。

三、参考文献

吴惠平，付方雪. 现代临床护理常规[M]. 北京：人民卫生出版社，2018.

四、规定

（一）原理

腹腔冲洗是通过液体的有效冲洗和持续低负压吸引，彻底清除腹腔内的坏死组织、渗液、积血和脓液，从而可减少腹腔内细菌数量，去除毒性物质，促进组织恢复和愈合，减少肠粘连和脓肿的形成，降低伤口感染率和死亡率，从而缩短康复过程。

（二）护理措施

1. 观察引流量的色、质、量，并准确记录出入量。

2. 严格无菌操作伤口敷料有渗液及时更换。

3. 引流瓶低于引流部位，引流瓶内液体超过2/3时，及时倾倒引流液。

4. 监测血常规、肝功能、生化指标、防止水电解质酸碱失衡，腹部体征变化。

（三）健康指导

1. 妥善固定，避免扭曲、打折。

2. 避免套管移位、脱落。

3. 保持引流管周围皮肤干燥。

4. 取斜坡卧位或半坐卧位以利于引流，并经常更换体位。

鼻胆管引流护理规范

一、目的

规范护理行为，指导临床护士运用专业技术知识，对患者实施整体的专业照顾，加强护理管理、提高护理质量，进一步保障患者安全。

二、范围

适用范围：临床护理单元。

三、参考文献

吴惠平，付方雪.现代临床护理常规[M].北京：人民卫生出版社，2018.

四、规定

按普通外科一般护理规范护理。

（一）护理关键点

1.饮食。

2.心理护理。

3.管路护理。

4.引流液观察。

5.教育需求。

（二）护理评估

1.首先评估患者的一般情况，包括体温和脉搏，有无腹痛腹胀等。

2.观察引流液的量、色及鼻胆管的位置等。如有腹痛应查血、尿淀粉酶，以排除胰腺的可能。

3.每日评估患者的营养状况，因为单只排出后会影响患者的消化功能，所以必要时可行静脉补充营养。

4.每日评估患者的肌力，防止因大量的电解质随胆汁丢失后引起电解质紊乱。

（三）护理措施

1.术前准备：

（1）术前禁食8h。

（2）完善相关检查单：血常规、凝血四项、肝肾功能、输血前八项、胸片、心电图等。

（3）向患者介绍治疗的目的、方法、术中如何配合，使患者消除紧张情绪、积极配合手术。

（4）可遵医嘱适当使用镇静药物，如给予地西泮、山莨菪碱。

2.术后护理：

（1）妥善固定：采用体外双固定，即鼻翼处面颊处固定。胶布及时更换。

（2）对鼻翼管的刻度做好标记，注意鼻胆管在体外的长度，留有床上翻身、大小便等活动余地，防止脱出，每班做好交接。

（3）引流袋低于床边位置固定，引流管连接处要固定牢固。

（4）密切观察患者主诉有无腹胀、恶心呕吐及排便等情况的变化。

（5）引流液的观察：引流期间准确记录引流液量、色、性质，胆汁引流量应＞300mL。

（6）有效引流：保持鼻胆管引流通畅、每日更换引流袋并保持无菌，加强巡视，鼻胆管有无脱落、受压扭曲 、折叠、堵塞，做好床旁交接。如有严重的胆道感染，可用生理盐水250mL+庆大霉素缓慢冲洗导管，每天2次。

（7）若引流量突然减少＜100mL，同时病人有发热、寒战、黄疸等情况，多怀疑有鼻胆管堵塞或脱离引流区，应立即通知值班医生。

（四）健康指导

1. 活动指导：患者生命体征平稳后可取半坐卧位，第2天指导患者下床活动，注意防止跌倒，并妥善固定引流管，避免牵拉脱出。

2. 急性炎症期患者应禁食禁饮，待患者体温降至正常黄疸消退，无腹痛腹胀，无并发症可进食低脂饮食及辛辣刺激等食物，多食高蛋白高维生素食物，保持大便通畅。

（ERCP）经内镜逆行性胰胆管造影术护理规范

一、目的

规范护理行为，指导临床护士运用专业技术知识，对患者实施整体的专业照顾，加强护理管理、提高护理质量，进一步保障患者安全。

二、范围

适用范围：临床护理单元。

三、参考文献

吴惠平，付方雪. 现代临床护理常规[M]. 北京：人民卫生出版社，2018.

四、规定

按普通外科一般护理规范护理。

（一）护理关键点

1. 饮食护理。

2. 心理护理。

3. 并发症观察。

4. 管路护理。

5. 教育需求。

（二）护理评估

1. 评估病人有无禁忌证并明确检查目的。

2. 了解B超、CT等检查结果和既往手术情况。

3. 评估患者心肺功能、出凝血时间、测定血尿淀粉酶、血小板计数、阻塞性黄疸及怀疑胆管梗阻或结石的病人。

4. 应注意体温和白细胞计数及分类的改变；胰胆管存在活动性感染和炎症时，禁做ERCP术。

5. 了解有无胰腺基础病变，对于有胰腺炎基础的患者，术前应用小剂量抑制胰腺分泌药物如奥曲肽等生长抑素，或H受体阻滞剂西咪替丁，有效预防ERCP术后高淀粉酶血症及急性胰腺炎的发生。

（三）护理措施

1.术前准备

（1）术前患者禁食、禁水6h，以保持胃肠腔清晰；穿着不宜太厚并去除义齿和金属饰品以适宜摄片。

（2）术前30min肌肉注射山莨若碱10mg，并在患者左侧下臂建立一条静脉通路留置。

（3）做好受检者思想工作，解除顾虑，讲清楚配合检查的体位等注意事项。

2.术后准备

（1）心理护理：关心患者，转移患者注意力，从而降低患者紧张度。

（2）饮食护理：术后常规禁食，禁食期间做好口腔护理，保持口唇湿润，使患者舒适。术后根据患者的血尿淀粉酶及有无腹痛、发热、黄疸等情况进行饮食调整，如无并发症发生，常规禁食24h后可进低脂流食，逐步过渡，避免粗纤维食物摄入，防止对术后十二指肠乳头的摩擦导致出血，一周后可进普食。

（3）病情观察：观察患者的面色、体温、脉搏、呼吸、血压的变化；密切观察有无恶心、呕吐、腹痛、腹胀及压痛、反跳痛、皮肤黄染及排便情况等症状体征，及时记录并与医生沟通。

（4）鼻胆管引流的护理：向患者解释引流的必要性和重要性。妥善固定引流管，嘱患者翻身时注意管路，以防管路滑脱。保持鼻胆管通畅和有效引流，观察并记录引流液的量及性状，以助于判断病情。引流初期，引流量较多，每日可达500～1000mL，后期逐渐减少，如引流量突然减少或引流液由黄色变为无色时，应警惕引流管堵塞或是否置入胰管，应调整体位，保持引流通畅。

（5）并发症：术后应严密观察低血糖、急性胰腺炎、化脓性胆管炎、出血、穿孔等并发症。

（四）健康指导

1.指导患者出院后注意休息，切勿剧烈运动。

2.保持良好的饮食习惯，少量多餐，避免暴饮暴食，告知患者应低盐、低胆固醇、高维生素饮食，避免辛辣刺激食物，多饮水。

3.忌烟忌酒，注意劳逸结合。

4.出院一个月后到医院复查血尿淀粉酶和B超，以观察肝胆系统情况。如有发热、呕吐、腹痛、腹胀及皮肤黄染等情况应及时到医院就诊。

胸腔闭式引流护理规范

一、目的

规范护理行为，指导临床护士运用专业技术知识，对患者实施整体的专业照顾，加强护理管理、提高护理质量，进一步保障患者安全。

二、范围

适用范围：临床护理单元。

三、参考文献

吴惠平，付方雪.现代临床护理常规[M].北京：人民卫生出版社，2018.

四、规定

按普通外科一般护理规范护理。

（一）护理关键点

1.监测生命体征。

2.心理护理。

3.管路护理。

4.引流液的观察。

5.拔管后病情观察。

6.教育需求。

（二）护理评估

1.评估患者生命体征、神志、瞳孔等变化，注意有无合并脑部、腹部等损伤，判断有无休克、感染、肺不张等并发症。

2.评估有无胸闷、气短、呼吸困难、发绀；有无胸廓活动、气管移位等，判断缺氧程度。

3.了解患者对胸腔闭式引流的了解程度，有无紧张、恐惧等不良情绪。

（三）护理措施

1.向患者及家属说明胸腔闭式引流的目的和注意事项、给予心理支持，缓解恐惧、紧张心理，取得患者的理解和配合。

2.根据病情需要做好有关胸腔闭式引流的准备和协助医师实施胸腔闭式引流术。

3.术后24h内严密监测生命体征变化。注意有无烦躁不安、呼吸困难、发绀、四肢湿冷、血压下降等，警惕休克发生。

4.患者血压：稳定后取半坐卧位，有利于呼吸和引流。

5.保持引流装置的密闭和无菌，妥善固定引流管，防止接头松动及脱落。一旦发现引流管从胸腔脱出，立即用手捏闭伤口皮肤，消毒处理后用凡士林纱布封闭伤口，再协助医师进一步处理。

6.保持引流管位置适当，引流瓶宜低于引流管出胸腔处60cm以上，避免引流管扭曲、折叠、受压；长玻璃管置引流瓶水平面下3～4cm。

7.保持引流管通畅，1～2h挤压引流管1次，观察胸腔引流管水柱波动（一般4～10cmH_2O），防止堵塞。如水柱波动幅度过大，提示残腔过大或肺膨胀不全；咳嗽时勿波动为引流管堵塞；水柱负压不能维持或气体排出，考虑有肺、胸壁、管道等处漏气；水柱不断上升，可能在胸腔引流管近胸壁有“活瓣”形成。一般状态下呼吸有大量气体排出，提示有漏气；呼吸时无气泡溢出而咳嗽时出现，提示余气未排净。以上情况均应及时处理。

8.评估胸腔引流液的颜色、性质和量并记录。一般情况下，24h引流量应＜50mL。如引流量＞100mL/h呈浓鲜血，持续4h不减，应立即报告医师。

9.每日更换胸腔引流瓶，严格无菌操作，防止污染。引流量多时应随时更换。

10. 评估患者是否具备拔管的指证：48～72h后引流量明显减少且颜色变淡；X线显示肺膨胀良好，无漏气；患者无呼吸困难，即可考虑拔除引流管。

11. 拔管后须注意观察病情变化，如出现胸闷、呼吸困难、皮下气肿、渗液、出血等症状，应及时报告和处理。

（四）健康指导

1. 交代患者活动、翻身时须保持引流装置的密闭和无菌。

2. 护理患者拔管后早期活动，有利于肺复张，促进肠蠕动，增进食欲，加速康复。

第二节　心血管外科

血管穿刺术后护理规范

一、目的

规范护理行为，指导临床护士运用专业技术知识，对患者实施整体的专业照顾，加强护理管理、提高护理质量，进一步保障患者安全。

二、范围

适用范围：临床护理单元。

三、参考文献

吴惠平，付方雪.现代临床护理常规[M].北京：人民卫生出版社，2018.

四、规定

按心血管外科一般护理规范护理。

（一）护理关键点

1. 穿刺部位观察。

2. 活动与休息。

3. 心理护理。

4. 教育需求。

（二）护理评估

1. 核对医嘱：操作前核对医嘱。操作者着装整洁、修剪指甲、洗手。

2. 环境评估：病房宽敞，光线充足，室内温湿度适宜，床位干净整洁。

3. 患者评估：麻醉方式、术中用药情况、穿刺处压迫方式以及是否留置勒管或导管等。

（三）护理措施

1. 操作前再次洗手。携用物至床旁，核对患者床头卡和手腕带信息向患者解释，取得合作。

2. 评估穿刺点有无出血、渗血血肿形成及红、肿、热、痛等症状。如局部动脉有瘀斑，用油性笔标记范围。6h内30～60min观察1次，并观察绷带松紧是否适宜、砂袋有无移位等。

3.下肢血液循环情况的观察：

（1）协助患者平卧，腿伸直放松，将裤腿卷至膝盖下方位置。

（2）操作者站于床尾，观察双侧肢体是否等粗等长、皮肤色泽是否完好、有无溃疡坏死创面、创面大小及是否干燥。询问患者是否伴有麻木、静息痛等。用手掌触摸感受患者两侧足背及小腿的皮肤温度和湿度。

（3）用双手示指和中指指腹分别放置于患者左右足背上，感知两侧足背动脉搏动的强弱并在搏动最强处用油性笔做好标志。一般于术前做好标志。

（4）定时观察足背动脉搏动30～60s/次，双足同时触摸，以便对照。动脉血栓形成多，在术后1～3h内出现症状，表现为趾端苍白，肢体疼痛剧烈，皮温下降，感觉迟钝等，应及时通知医生进行相应的处理。

4.桡动脉、肱动脉穿刺者拔出动脉鞘管后穿刺点压迫止血3～5min，然后绷带加压包扎6h或使用桡肱动脉止血器压迫穿刺点6h。患者可下床活动，但须保持腕关节、肘关节伸直不弯曲，平卧时保持穿刺点高于心脏的位置。穿刺侧肢体不可用力或提重物。

5.股动脉穿刺者拔出动脉鞘管后，穿刺点压迫15～20min后用绷带十字加压包扎，卧床休息24h，注意沙袋不能移位。避免剧烈咳嗽、打喷嚏和用力排大便，以免腹压骤增而导致穿刺点出血。使用股动脉止血器者确保止血器压迫在股动脉的内穿刺点位置上方，压迫穿刺点6h，调节压5迫的力度，在穿刺点不出血的情况下尽量使患者舒适。使用血管缝合器缝合血管后，保持穿刺点清洁干燥即可，若穿刺点仍有渗血者应再次加压包扎，用0.5～1kg沙袋压迫穿刺点6h；若缝合面积过大导致血管闭塞还需再次手术疏通血管。

（四）健康指导

1.告知患者穿刺处保持清洁干燥。

2.桡动脉穿刺者，患者可下床活动，但须保持腕关节、肘关节伸直不弯曲，平卧时保持穿刺点高于心脏的位置；穿刺侧肢体不可用力或提重物。

3.股动脉穿刺者卧床休息24h，避免剧烈咳嗽、打喷嚏和用力排大便，以免腹压骤增而导致穿刺点出血。

留置动静脉鞘管及导管的护理规范

一、目的

规范护理行为，指导临床护士运用专业技术知识，对患者实施整体的专业照顾，加强护理管理、提高护理质量，进一步保障患者安全。

二、范围

适用范围：临床护理单元。

三、参考文献

吴惠平，付方雪.现代临床护理常规[M].北京：人民卫生出版社，2018.

四、规定

按心血管外科一般护理规范护理。

（一）护理关键点

1. 导管护理。

2. 活动与休息。

3. 饮食护理。

4. 拔管后病情观察。

5. 教育需求。

（二）护理评估

1. 核对医嘱：操作前核对医嘱。操作者着装整洁、修剪指甲、洗手、戴口罩、帽子。

2. 环境评估：病房宽敞明亮，室内温湿度适宜，床位干净整洁。

3. 患者评估：核对患者床头卡和手腕带信息；评估患者年龄、意识、活动能力、心理状态、置管侧肢体活动情况、穿刺点（有无红肿、渗液等）及周围皮肤情况。对操作的认识及配合情况；是否对皮肤消毒剂、敷料或胶布过敏等。

4. 管道评估：留置管道的种类，作用、部位、外露长度：敷料有无松脱污染。

（三）护理措施

1. 操作前再次洗手，携带用物至床旁，核对患者床头卡和手腕带信息，并向患者解释，取得合作。

2. 协助患者取舒适卧位，观察肢体血液循环，并做好记录，暴露留置管道的部位，注意保暖及保护隐私。

3. 更换肝素帽或三通接头：留置期间3d更换1次；如肝素帽或三通接头有血迹或内有血液时随时更换。更换时注意无菌操作。

4. 检查管道的通畅情况：连接20mL生理盐水注射器，回抽，确定导管通畅。导管延长端及接头部分呈U形合理摆放，胶布固定。

5. 导管内溶栓的护理

（1）一般护理：置管后穿刺侧肢体需制动24h，但应定时翻身、做足部屈伸活动；密切观察加压患肢末梢循环情况，防止肢体动脉缺血。嘱患者多饮水，有利于造影剂排出。

（2）导管护理：告知患者留置导管的意义：导管部位关节禁止过度屈曲和活动、防止导管在静脉内打折和移位等； 妥善固定导管，避免导管滑出或移位，检查与导管鞘管相连的三通开关或肝素是否连接紧密；定时检查导管有无受压、扭曲、折断；溶栓导管处敷料保持清洁干燥，如有渗血渗液及时更换，加强巡视和交接班。

（3）经溶栓导管连接微量泵（输液泵）抗凝、溶栓的护理：一般导管溶栓同时，给予肝素钠持续经鞘管泵入抗凝。操作时动作轻柔，避免过度牵拉导管。更换药液时须先关闭三通开关，防止血液倒流，造成患者紧张和增加感染概率。用药期间严密观察，防止导管脱出、堵塞等现象发生。溶栓治疗期每日监测凝血功能，合理调整药物用量，注意观察患者有无全身出血症状。

（4）拔管：留置动脉导管一般不超过7d，留置静脉导管一般在10d左右。治疗5～7d后，经溶栓导管进行血管造影显示血流通畅满意后，可行拔管。拔管前停用抗凝及溶栓药物，监测凝血功能；拔管后穿刺点局部先压迫止血，消毒并覆盖无菌敷料后加压包扎6h，穿刺侧肢体制动24h，卧床休息24h。注意观察穿刺口处有无出血、血肿。

6. 密切观察穿刺点周围皮肤情况、肢体活动和患者的不适主诉，发现异常及时报告医生处理。

（四）健康指导

1. 保持管道通畅，防止管道受压、阻曲，牵拉，预防非计划脱管的发生。

2. 注意保持穿刺部位敷料的干燥，预防穿刺部位感染及导管相关因素所致的全身感染。

3. 观察穿刺点敷料有无渗血：牙龈、鼻腔、眼底有无异常出血；有无血尿及黑便；女性患者的月经量是否过多，全身皮肤有无出血点或瘀斑等。

腹主动脉瘤护理规范

一、目的

规范护理行为，指导临床护士运用专业技术知识，对患者实施整体的专业照顾，加强护理管理、提高护理质量，进一步保障患者安全。

二、范围

适用范围：临床护理单元。

三、参考文献

吴惠平，付方雪.现代临床护理常规[M].北京：人民卫生出版社，2018.

四、规定

按心血管外科一般护理规范护理。

（一）护理关键点

1. 心理护理。

2. 活动与休息。

3. 饮食护理。

4. 预防感染。

5. 用药护理。

6. 并发症观察。

7. 教育需求。

（二）护理评估

1. 健康史患者的年龄、性别、生命体征等，既往史有无吸烟、动脉粥样硬化病史、高血压病、高脂血症、外伤及感染史、家族史。

2. 身体状况

（1）局部：评估患者有无腹痛及肿块，肿 块的大小及搏动情况。

（2）全身：评估患者有无神志、呼吸、脉 搏、血压等生命体征的改变，有无出血先兆等。

3. 辅助检查：通过相关的影像学检查。明确动脉瘤的部位、大小、范围、血管壁情况等。

（三）护理措施

1. 术前护理措施：

（1）心理护理：向患者解释手术是腹主动脉瘤唯一有效的治疗方法，鼓励患者树立战胜疾病的信心。

（2）防止破裂：

①嘱咐病人卧床休息，取仰卧、下肢屈曲位，降低腹部张力，从而减轻瘤体的直接压力或对血管吻合口的牵拉力。

②劝慰病人避免情绪激动、过度紧张、兴奋和悲伤，造成交感神经兴奋，心血管活动增强，诱发瘤体破裂或重建血管吻合口破裂而大出血。

③避免突然加大腹压的运动，如剧烈咳嗽、用力排便、排尿和身体大幅度活动，如突然坐起、强烈扭曲上身、突然弯腰等动作。

④嘱咐病人保证充足的睡眠，必要时按医嘱睡前服用镇静、催眠药，并观察其效果。

（3）观察双下肢血运：防止附壁血栓脱落造成下肢缺血。

（4）训练床上大小便：防止术后因体位改变而发生尿潴留及便秘。

（5）饮食指导：给予高蛋白、高热量、高维生素、低盐低脂、清淡易消化饮食。

（6）监测血压：维持血压稳定，避免血压波动过大造成动脉瘤破裂。

（7）术前准备：

①完善各项常规检查：心电图、肺功能检查、血尿常规、肝肾功能、CT、MRI、DSA等，完成手术区皮肤准备，指导禁食禁饮时间。

②术前留置导尿管用以便术后监测肾功能。

③备血供术中使用。

④开放静脉通道，术前半小时使用抗生素。

2.术后护理措施：

（1）体位与活动：术后24h内取平卧位，24h后可采取低半卧位，床头抬高15°，翻身时采用轴线翻身法，以防人工血管扭曲、牵拉、受压，术后10d内绝对卧床，同时进行下肢的屈伸运动，可进行双下肢气压治疗，预防深静脉血栓的形成。11～14d可床上活动，14d后病情允许时可协助病人离床活动，术后1个月内避免剧烈活动。

（2）饮食：全麻患者当日禁食，待肛门排气后进少量流食，然后逐渐过渡到清淡、营养丰富、易消化的半流食、普食。

（3）预防肺部感染：定时翻身、叩背、雾化吸入，指导并鼓励患者做有效的咳嗽排痰。避免病人剧烈咳嗽，使吻合口破裂。病人躁动时，可适当给予镇静药物。

（4）保持胃肠减压通畅，注意观察引流液的性状、颜色和量，常规给予抗酸药，防止应激性溃疡的发生。

（5）生命体征监测：持续心电监护，注意血压波动情况。若术后血压过高，可增加心脑血管意外的危险性；血压过低，则使肾血流量减少而影响肾功能，尽快找出血压过低的原因，观察是否有内出血、入量不足或降压药滴速过快等情况，及时报告医生处理。

（6）用药期间应注意凝血机制的监测，并严密观察有无出血倾向。

（7）并发症的观察及护理。

①严密观察患者有无腹痛和瘤体大小的变化，每天1～2次腹部检查。如发现仍有搏动，腹部包块无变化甚至增大，提示可能为修复不全或内漏。若出现疼痛突然加剧，

面色苍白、血压下降。则提示有动脉瘤破裂的可能，应立即报告医生，积极组织抢救。

②密切观察双下肢血运情况。术后2h观察1次双侧足背动脉的搏动、皮肤温度、颜色及感觉运动情况。若出现肢体温度降低、皮肤苍白、末梢循环不良，应及时处理下肢急性动脉栓塞，防止肢体坏死。

③严密观察尿量、尿色，记录出入量。如患者出现少尿、无尿、血尿，剧烈腹痛、血便等，应考虑支架移位，覆盖了肾动脉或肠系膜上动脉而引起肾衰或急性肠坏死，立即通知医生处理。

（8）做好基础护理。严格做好口腔和尿道管理，防止口腔和尿路感染；必要时应用气垫床，保持床位整洁、干燥，防止发生压力性损伤。

（9）出院指导。正确服用降压药，避免剧烈活动，保持情绪稳定，监测血压的变化，将血压控制在正常范围内，定期复诊。

（四）健康指导

1.养成良好的健康卫生习惯，对55岁以上的老年人严格控制脂肪摄入，避免暴饮暴食，常进食低盐、低脂、低糖、高纤维素、高蛋白食物及新鲜水果蔬菜，有助于降低动脉粥样硬化的发病率。

2.注意行为调节，戒烟戒酒，保持充足的睡眠、情绪稳定、心情舒畅。

3.避免过度紧张、情绪激动，严格控制肥胖、高血脂、积极治疗糖尿病和高血压。

第三节　泌尿外科

静脉肾盂造影护理规范

一、目的

规范护理行为，指导临床护士运用专业技术知识，对患者实施整体的专业照顾，加强护理管理、提高护理质量，进一步保障患者安全。

二、范围

适用范围：临床护理单元。

三、参考文献

吴惠平，付方雪.现代临床护理常规[M].北京：人民卫生出版社，2018.

四、规定

按泌尿外科一般护理规范护理。

（一）护理关键点

1.饮食护理。

2.碘过敏试验。

3.用药反应。

4.术后观察。

5. 教育需求。

（二）护理评估

1. 评估患者是否适宜静脉肾盂造影，如有高热、急性传染病、重度肾积水、尿闭、肾肿瘤、多发性骨髓瘤等不宜进行静脉造影。

2. 评估患者是否做好造影术前准备：禁食、禁饮3～6h；肠道准备；碘过敏试验。

3. 了解患者对静脉肾造影的认识，有无紧张、害怕情绪。

4. 检查静脉肾盂造影的用物是否齐全，包括1mL和20mL注射器、造影剂、抗过敏药、中枢神经兴奋剂等。

（三）护理措施

1. 造影术前向患者及家属说明造影的目的、步骤和注意事项，做好患者的心理护理，消除患者的紧张和恐惧。

2. 协助患者做好术前准备，顺利完成造影术。

3. 术后观察有无皮疹、荨麻疹等迟发碘过敏反应。

4. 术后鼓励患者多饮水，促进造影剂排泄。

（四）健康指导

指导患者术后如有皮疹、皮肤瘙痒等不适，应立即报告医护人员。

第四节 骨 科

石膏固定护理规范

一、目的

规范护理行为，指导临床护士运用专业技术知识，对患者实施整体的专业照顾，加强护理管理、提高护理质量，进一步保障患者安全。

二、范围

适用范围：临床护理单元。

三、参考文献

吴惠平，付方雪.现代临床护理常规[M].北京：人民卫生出版社，2018.

四、规定

按骨科疾病一般护理规范护理。

（一）护理关键点

1. 疼痛。

2. 循环及功能障碍。

3. 压迫性溃疡。

4. 功能锻炼。

5. 教育需求。

（二）护理评估

1. 石膏固定前评估：

（1）患处血液循环，包括肿胀、皮肤温度、感觉、动脉搏动等情况。

（2）有无活动及功能障碍。

（3）患者对固定的认知和心理反应。

（4）石膏固定所用物。

2. 石膏固定期间评估：

（1）石膏松紧度是否适宜。

（2）患处血液循环，包括肿胀、皮肤温度、感觉、动脉搏动等情况。

（3）有无疼痛及活动功能障碍。

（4）有无骨筋膜综合征。

（5）有无压迫性溃疡、化脓性皮炎。

（6）有无并发症，如坠积性肺炎、关节强硬、肌肉萎缩、石膏综合征等。

（三）护理措施

1. 石膏固定前的护理措施：

（1）向患者家属说明石膏固定的目的和意义，并说明操作过程及注意事项。

（2）清洁局部皮肤，如有伤口更换敷料。

2. 石膏固定期间的护理措施：

（1）打石膏时的护理：松紧适宜，患肢如有苍白、厥冷、发绀、疼痛、感觉减退或麻木，行石膏背心者发生腹痛、呕吐等，应及时将石膏松解或拆除。

（2）石膏干燥过程中护理：

①移动未干的石膏部位时，用手掌平托石膏固定的肢体，不可用手抓捏。

②尽量不要搬动患者，如要变换体位，应予以适当扶持。

③切勿牵拉、压迫和活动石膏，也不可在石膏上放置重物，以免引起石膏移位、变形、折断和石膏凹陷处压迫血管、神经及软组织，导致肢体因缺血性坏死而形成溃疡。

④不宜覆盖过严，以免阻碍水分蒸发。温度过低或湿度过大时，可间歇性地用灯烤或电吹风吹风加速石膏干燥，但须待患者全麻清醒后才能使用，防止烫伤或触电。

（3）石膏干后护理：

①保持石膏干燥完整。避免石膏受潮和弄潮，防止石膏碎裂。搬动时应平托，切勿加压，翻身或改变体位时应加以保护。

②防止石膏损伤皮肤。石膏干燥后，及时修理边缘，保持整齐、光滑和舒适，避免卡压和摩擦肢体。

③密切观察伤口有无渗血、渗液和异味。

a. 伤口少量出血时，可用记号笔标记每次观察到出血渗入石膏的印迹，以便动态评估出血程度。

b. 大量出血时，切不可忽视。出血往往聚积于石膏的最低处。

c. 闻及腐臭味时，及时通知医师。

④预防或减轻石膏固定的肢体肿胀。将患肢抬高，上肢可用枕垫垫起，保持患肢

高于心脏水平15～20cm；抬高下肢可用枕垫或悬吊法。

⑤注意评估肢端皮肤颜色、温度、肿胀、感觉及运动情况。一旦发现血液循环障碍，立即报告医师，并协助处理。

⑥预防压疮。保持床单清洁、干燥。

⑦预防关节僵直和肌肉萎缩。在石膏固定当日，指导患者进行石膏内肌肉舒缩运动；逐渐进行石膏外的关节、肌肉运动，以及下床站立和行走。

3. 拆除或更换石膏护理：

（1）拆除或更换石膏后，可用温热湿毛巾湿敷于石膏固定部位皮肤，轻轻擦拭，去除皮肤表面坏死的上皮组织，切勿强行撕剥。

（2）拆除石膏后的肢体可辅以中医药治疗，如中药湿敷、浸泡、熏蒸或按摩、推拿等，促进肢体血液循环和功能恢复。

（四）健康指导

1. 指导患者进食高蛋白、高热量、富含钙及易消化的食物，鼓励多饮水、多食蔬菜和水果。

2. 指导患者石膏固定的肢体功能锻炼方法。

小夹板固定护理规范

一、目的

规范护理行为，指导临床护士运用专业技术知识，对患者实施整体的专业照顾，加强护理管理、提高护理质量，进一步保障患者安全。

二、范围

适用范围：临床护理单元。

三、参考文献

吴惠平，付方雪. 现代临床护理常规[M]. 北京：人民卫生出版社，2018.

四、规定

按骨科疾病一般护理规范护理。

（一）护理关键点

1. 活动与休息。

2. 观察患肢末梢血液循环、感觉及运动功能。

3. 压迫性溃疡。

4. 功能锻炼。

5. 教育需求。

（二）护理评估

1. 小夹板固定前评估：

（1）患处血液循环，包括肿胀、皮肤温度、感觉、动脉搏动等情况。

（2）有无活动及功能障碍。

（3）患者对固定的认知和心理反应。

2. 小夹板固定期间评估：

（1）固定松紧度是否适宜。

（2）患处血液循环，包括肿胀、皮肤温度、感觉、动脉搏动等情况。

（3）有无疼痛及活动障碍。

（三）护理措施

1. 小夹板固定前向患者说明固定的目的和注意事项，以取得患者的主动配合。

2. 协助医师固定。

3. 维持有效固定。搬动患者时，应平移或平托固定部位，严防骨折断端移位。

4. 及时评估和调整固定的松紧度，以保持1cm移动度为宜。

5. 预防固定部位皮肤受压和受损。保持小夹板的清洁和皮肤卫生，检查压垫的放置位置是否合适，避免夹板压迫形成压疮。

6. 预防或减轻患肢肿胀。抬高患肢，有利于肢体消肿。

7. 密切观察患肢末梢血液循环、感觉及运动功能。

8. 指导并协助患者进行功能锻炼。

（四）健康指导

1. 指导患者进食高蛋白、高热量、富含钙及易消化的食物，鼓励多饮水、多食蔬菜和水果。

2. 指导患者小夹板固定的肢体功能锻炼。

皮牵引护理规范

一、目的

规范护理行为，指导临床护士运用专业技术知识，对患者实施整体的专业照顾，加强护理管理、提高护理质量，进一步保障患者安全。

二、范围

适用范围：临床护理单元。

三、参考文献

吴惠平，付方雪. 现代临床护理常规[M]. 北京：人民卫生出版社，2018.

四、规定

按骨科疾病一般护理规范护理。

（一）护理关键点

1. 牵引装置观察。

2. 循环及功能障碍。

3. 皮肤完整性受损。

4. 感染。

5. 功能锻炼。

6. 教育需求。

（二）护理评估

1. 皮牵引前评估：

（1）患处血液循环，包括肿胀、皮肤温度、感觉、动脉搏动等情况。

（2）有无活动及功能障碍。

（3）患者对皮牵引的认识和心理反应。

（4）牵引基本用物完备（多功能牵引架、垫高床支垫、牵引绳、牵引砝码，大小合适的皮牵引套或胶布、小棉垫、绷带）。

2.皮牵引期间评估：

（1）皮牵引强度是否适宜。

（2）皮牵引部位皮肤有无感染。

（3）牵引肢体功能体位。

（4）患肢有无疼痛。

（三）护理措施

1.皮牵引前清洁患肢，向患者或家属解释皮牵引的目的和注意事项，消除患者顾虑，取得患者配合。

2.遵医嘱规范实施皮牵引。

（1）将皮牵引套按要求固定于患者，在易受压部位置棉垫加以保护，用皮牵引绳连接砝码于皮牵引套。

（2）牵引重量一般不超过5kg，过重易损伤皮肤或引起水泡，影响继续牵引治疗。

3.维持有效牵引。

（1）每班检查牵引装置是否恒定，若有松脱随时调整。

（2）维持牵引体位，不随意增减牵引重量。

（3）每班测量伤肢长度，及时调整牵引重量和体位，防止过度牵引。

4.仔细观察牵引力直接与皮肤着力点处皮肤有无感染及患肢末梢血液循环、活动、感觉等情况，冬季注意牵引肢体保暖。若发现局部感染、疼痛、麻木等异常，及时报告和协助处理。

5.保持牵引皮肤完整性。保持患者清洁、定时按摩骨突部位。

6.保持患者功能位并指导患者进行功能锻炼，防止并发症。

（四）健康指导

1.指导患者进食高蛋白、高热量、富含钙及易消化的食物，鼓励患者多饮水、多食蔬菜和水果。

2.指导患者患肢功能锻炼。

骨牵引护理规范

一、目的

规范护理行为，指导临床护士运用专业技术知识，对患者实施整体的专业照顾，加强护理管理、提高护理质量，进一步保障患者安全。

二、范围

适用范围：临床护理单元。

三、参考文献

吴惠平，付方雪.现代临床护理常规[M].北京：人民卫生出版社，2018.

四、规定

按骨科疾病一般护理规范护理。

（一）护理关键点

1. 牵引装置的观察。

2. 心理护理。

3. 循环及功能障碍。

4. 皮肤完整性受损。

5. 感染。

6. 饮食护理。

7. 功能锻炼。

8. 教育需求。

（二）护理评估

1. 骨牵引前的评估：

（1）患肢活动及血液循环情况，包括有无肿胀、皮肤温度、感觉、动脉搏动、活动障碍等情况。

（2）询问患者有无药物过敏史，查看患肢是否清洁。

（3）了解患者对骨牵引的认识和心理反应，有无恐惧、害怕。

（4）评估牵引装置及相关用物是否完备，包括牵引床、骨牵引器包、局部麻醉药、皮肤消毒液、无菌小瓶、无菌手套和注射器等。

2. 骨牵引期间评估：

（1）固定松紧度是否适度。

（2）患处血液循环，包括肿胀、皮肤温度、感觉、动脉搏动等情况。

（3）有无疼痛及活动功能障碍。

（三）护理措施

1. 骨牵引前清洁皮肤，向患者及家属解释骨牵引的目的、方法和注意事项，消除患者心理顾虑，以取得配合。

2. 鼓励患者取合适的体位，配合医师进行骨牵引。

3. 维持骨牵引的效能：

（1）每班检查患者体位及牵引装置是否合适，不得随意改变体位。

（2）保持锤悬空、滑车灵活，牵引绳与患肢长轴平行。

（3）牵引绳不能受压，不得承受任何物品。

（4）牵引重量依患者的体重及牵引部位而定，不可随意增减，否则造成牵引失败。

（5）牵引时间一般为6～8周，不擅自终止。

4. 预防骨牵引针眼感染。针眼处应用无菌纱布或碘伏纱布缠绕，保持周围皮肤清洁，用75%酒精滴针眼2次/d。一旦发现针眼处敷料被血迹等污染，应及时更换。

5. 严密观察牵引肢体血液循环和活动情况。观察包括肢端皮肤颜色、皮肤温度、桡动脉或足背动脉搏动、毛细血管充盈情况、指（趾）活动。询问患者有无患肢疼痛、麻木、感觉障碍等。一旦发现异常，应及时报告医师。

6. 预防并发症：

（1）指导患者深呼吸、用力咳嗽、定时拍背，用拉手练习起坐等，改善呼吸功能，预防坠积性肺炎。

（2）保持床位平整、清洁和干燥，定时按摩骨突部位，避免拖、拉、挤压局部，预防压疮。

（3）鼓励多饮水，多食含丰富粗纤维食物，按摩腹部，防止便秘。

（4）注意牵引肢体保暖，协助功能锻炼。早期主要进行肌肉的等长收缩，2周后练习关节活动，逐渐增加活动度和范围。以活动后不感疼痛和疲劳为宜，防止肌肉萎缩。必要时应用足底托板或穿钉子鞋或用沙袋垫起足底，保持踝关节功能位，指导患者主动伸屈踝关节或行被动足背伸活动防止下坠和关节僵硬。

（5）牵引期间，宜进软食，且进食时应缓慢，以防窒息。

7. 协助生活护理和给予心理支持。保持个人卫生，如帮助洗头、擦浴。病情许可，教会患者床上使用便器大小便。指导患者保持良好心理状态。

（四）健康指导

1. 嘱咐患者牵引期间应维持牵引体位，切勿自行增减牵引重量。

2. 指导患者功能锻炼。

3. 告知患者若出现牵引肢体局部疼痛、麻木等，应及时向医护人员反映。

第五节 颅脑外科

脑室引流护理规范

一、目的

规范护理行为，指导临床护士运用专业技术知识，对患者实施整体的专业照顾，加强护理管理、提高护理质量，进一步保障患者安全。

二、范围

适用范围：临床护理单元。

三、参考文献

吴惠平，付方雪.现代临床护理常规[M].北京：人民卫生出版社，2018.

四、规定

按颅脑外科疾病一般护理规范护理。

（一）护理关键点

1. 焦虑与恐惧。

2. 脱管。

3. 感染。

4. 颅内血肿。

5. 教育需求。

（二）护理评估

1. 了解患者和家属对脑室引流的认识和心理准备。

2. 评估患者是否做好脑室引流前备皮准备。

（三）护理措施

1. 脑室引流前向患者和家属说明引流的目的、配合要点及注意事项，保持情绪稳定，配合治疗。

2. 妥善固定脑室引流装置，引流瓶或袋液体排出口应放置高于患者侧脑室角10～15cm水平。评估有无头昏、呕吐、虚脱等可能因引流袋位置过低，致脑脊液大量流出所致的颅内压低综合征。患者如需要搬动或变换体位，应先夹闭引流管后，调整引流瓶或袋高度适宜后开放引流。

3. 保持脑室引流管通畅，观察引流管内有无波动，避免引流管弯曲折叠，防止受压、阻塞、脱落和磨损。

4. 观察脑脊液引流液性状，每日记录引流量和颜色，发现异常及时通知医师。

5. 保持引流管周围敷料清洁、干燥，如有外渗或切口皮下肿胀，及时通知医师。脑室引流一般维持2～4d，引流瓶或引流袋更换1次/d；引流管与引流瓶或引流袋之间的接管每天更换无菌纱布，严格无菌操作。

6. 仔细评估生命体征、医师、瞳孔、头痛、肢体活动等情况，观察有无颅内血肿，掌握病情动态变化。

7. 拔管前先夹管观察1日，如无颅内压增高，次日可考虑拔管。如有颅内压增高症状，则进行间断夹管，待患者适应颅内压变动后，再考虑拔管。

（四）健康指导

1. 嘱患者及家属切勿擅自调节引流高度。

2. 保持引流管周围敷料清洁、干燥。

腰椎穿刺术护理规范

一、目的

规范护理行为，指导临床护士运用专业技术知识，对患者实施整体的专业照顾，加强护理管理、提高护理质量，进一步保障患者安全。

二、范围

适用范围：临床护理单元。

三、参考文献

吴惠平，付方雪．现代临床护理常规[M]．北京：人民卫生出版社，2018.

四、规定

按颅脑外科疾病一般护理规范护理。

（一）护理关键点

1. 焦虑与恐惧。

2. 体位配合。

3. 心理护理。

4. 并发症观察。

5. 教育需求。

（二）护理评估

1. 了解患者对腰椎穿刺术的认识和心理准备。

2. 评估腰椎穿刺环境是否符合要求，查看所需用物是否完备。

（三）护理措施

1. 穿刺前向患者及家属说明其目的和注意事项，消除心理紧张，取得配合。

2. 帮助患者取合适的体位。穿刺时患者侧卧于床上，头向胸部弯曲，双手抱膝贴近腹部，使脊柱尽量后弓，便于穿刺进针。

3. 应用无菌技术配合穿刺操作者。密切观察生命体征、神志、瞳孔、面色等变化，并协助采集脑脊液标本送检。

4. 术后协助患者去枕平卧4～6h，防止颅内压降低所致头痛。

5. 观察穿刺点有无血肿、渗液，保持穿刺处清洁和干燥。

（四）健康指导

1. 叮嘱患者穿刺后按要求去枕平卧，

2. 交代患者保持穿刺处清洁和干燥。

CT扫描护理规范

一、目的

规范护理行为，指导临床护士运用专业技术知识，对患者实施整体的专业照顾，加强护理管理、提高护理质量，进一步保障患者安全。

二、范围

适用范围：临床护理单元。

三、参考文献

吴惠平，付方雪.现代临床护理常规[M].北京：人民卫生出版社，2018.

四、规定

按颅脑外科疾病一般护理规范护理。

（一）护理关键点

1. 焦虑与恐惧。

2. 药物试验。

3. 用药反应。

4. 教育需求。

（二）护理评估

1. 了解患者对CT扫描的认识和心理准备。

2. 评估患者是否做好CT扫描前准备。

（1）需增强扫描者，做好碘过敏试验。

（2）检查前半小时排空大小便。

（3）检查前如有医嘱，遵医嘱用药。

（三）护理措施

1.检查前向患者及家属解释其目的及注意事项，消除紧张心理，取得患者的配合。

2.护送患者检查途中防止过度震动，保持患者头部平稳，防加重病情。

3.CT扫描完后，注意观察穿刺部位有无渗血、肿胀，以便及时处理。

（四）健康指导

1.指导患者在造影中如出现恶心、呕吐、皮肤瘙痒、咽喉不适、呼吸困难等及时告诉医护人员或举手示意。

2.嘱咐患者在造影时勿动头部，以保持造影图像清晰。

脑室穿刺术护理规范

一、目的

规范护理行为，指导临床护士运用专业技术知识，对患者实施整体的专业照顾，加强护理管理、提高护理质量，进一步保障患者安全。

二、范围

适用范围：临床护理单元。

三、参考文献

吴惠平，付方雪.现代临床护理常规[M].北京：人民卫生出版社，2018.

四、规定

按颅脑外科疾病一般护理规范护理。

（一）护理关键点

1.焦虑与恐惧。

2.体位配合。

3.病情观察。

4.教育需求。

（二）护理评估

1.了解患者对脑室穿刺术的认识和心理准备。

2.评估穿刺环境是否符合要求，查看所需用物是否完备。

（三）护理措施

1.穿刺前向患者及家属说明目的和注意事项，消除紧张心理，取得配合。

2.帮助患者取合适的体位。额入法患者取仰卧位；枕入法患者取侧卧位；前囟穿刺患者取仰卧位。

3.应用无菌技术配合穿刺的操作。密切观察生命体征、神志瞳孔、面色等变化，并协助采集脑脊液标本送检。

4.术后患者取头高足低位，且以保持穿刺部位于高处。

5.术后观察生命体征变化，注意穿刺部位有无渗血、渗液，保持穿刺处清洁干燥，发现异常即刻通知医师。

（四）健康指导

1. 叮嘱患者穿刺后取头高足低位。

2. 嘱咐患者保持穿刺处清洁干燥。

脑血管造影护理规范

一、目的

规范护理行为，指导临床护士运用专业技术知识，对患者实施整体的专业照顾，加强护理管理、提高护理质量，进一步保障患者安全。

二、范围

适用范围：临床护理单元。

三、参考文献

吴惠平，付方雪.现代临床护理常规[M].北京：人民卫生出版社，2018.

四、规定

按颅脑外科疾病一般护理规范护理。

（一）护理关键点

1. 焦虑与恐惧。

2. 药物试验。

3. 用药反应。

4. 饮食护理。

5. 术后穿刺部位及肢体观察。

6. 活动与休息。

7. 教育需求。

（二）护理评估

1. 评估患者是否适宜脑血管造影，如病人情况极为虚弱，严重心、肝、肾功能损害；碘过敏或过敏体质；妊娠3个月以内（相对禁忌证）；穿刺部位感染，血管狭窄、闭塞或有粥样斑块（相对禁忌证）等不宜进行脑血管造影。

2. 了解患者对脑血管造影的认识，有无紧张害怕情绪。

3. 评估患者是否做好造影术前准备。

4. 病情评估。

（1）生命体征。

（2）穿刺部位。

（3）皮肤。

（三）护理措施

1. 术前护理：

（1）心理护理：全脑血管造影术是采用局部麻醉的方式来完成的，患者是在完全清醒的状态下进行手术，患者会产生紧张、恐惧心理，责任护士应向患者及家属详细说明造影的必要性、目的、方法、注意事项以及手术中可能出现的异常感觉，以取得患者配合。尤其是在手术过程中身体要保持平卧，不可晃动头部，以免影响效果，向患者介绍成功的病例，消除顾虑，增强信心。

（2）术前准备：

①术前做碘过敏试验。

②皮肤准备：备皮（去除双侧腹股沟区的毛发），告知患者洗澡，术前更换衣服（衣服选择宽大且不显影的为宜）。

③告知患者术前6h禁食，4h禁水。

④在穿刺肢体的对侧上肢建立留置针静脉通道，有利于治疗。

⑤取下活动性假牙、饰品及磁性金属性物品。

（3）监测生命体征，护送患者入导管室进行脑血管造影术。

2.术后护理：

（1）测量生命体征，观察股动脉穿刺处有无皮下血肿或出血，穿刺处敷料加压包扎是否完好，有无渗出；观察足背动脉搏动情况及下肢皮温肤色情况，如足背动脉减弱，观察足趾及甲床颜色有无发紫或发凉，及时发现动脉血栓形成。严密观察病情并详细记录于记录单。

（2）局麻患者协助多饮水利于造影剂的排出。全麻患者可根据医嘱补液。

（3）嘱患者术后平卧6h，术侧肢体制动24h，必要时使用约束带。

（4）严密观察皮肤情况，有无皮疹、荨麻疹等迟发碘过敏反应。

（5）及时巡视病房，观察病情变化并做好床头交接工作。

（四）健康指导

1.避免情绪激动，保持心情舒畅。

2.饮食清淡，多吃含水分、含纤维素的食物，多食蔬菜、水果，忌烟酒及辛辣等刺激性强的食物。

3.生活要有规律，养成定时排便的习惯，切忌大便时用力过度和憋气。

4.术后如有不适，及时告知医护人员。

第六节　妇　产　科

阴道擦洗上药护理规范

一、目的

规范护理行为，指导临床护士运用专业技术知识，对患者实施整体的专业照顾，加强护理管理、提高护理质量，进一步保障患者安全。

二、范围

适用范围：临床护理单元。

三、参考文献

吴惠平，付方雪.现代临床护理常规[M].北京：人民卫生出版社，2018.

四、规定

按妇产科疾病一般护理规范护理。

（一）护理关键点

1. 焦虑与恐惧。

2. 体位配合。

3. 感染。

4. 出血。

5. 教育需求。

（二）护理评估

1. 询问患者是否有性生活史，无性生活史者禁止擦洗。

2. 评估患者病情是否适宜阴道擦洗。宫颈癌有活动性出血者，禁止擦洗，以免大出血。月经期、产后或人工流产术后宫口未闭、阴道出血者，一般不宜阴道擦洗，以免引起上行性感染。

3. 评估患者是否做好准备：已解小便，排空膀胱。

4. 评估阴道擦洗用物是否备齐。

（三）护理措施

1. 检查前应向患者说明擦洗目的及注意事项，消除紧张心理，取得患者主动配合。

2. 协助患者取膀胱截石位，臀下垫一次性垫巾。

3. 实施阴道擦洗：

（1）用卵圆钳夹取配制好的消毒棉球擦洗外阴后，用窥阴器充分暴露阴道，然后用消毒棉球擦洗阴道。使用一次性窥阴器，避免交叉感染。

（2）动作轻柔，轻巧旋转窥阴器，以便擦洗液充分浸润阴道。对于宫颈癌患者，应预防因癌组织脆弱受损而致出血。

4. 按消毒隔离要求消毒处理卵圆钳及分类处理垃圾。

（四）健康指导

根据患者具体情况指导妇科保健。

阴道上药护理规范

一、目的

规范护理行为，指导临床护士运用专业技术知识，对患者实施整体的专业照顾，加强护理管理、提高护理质量，进一步保障患者安全。

二、范围

适用范围：临床护理单元。

三、参考文献

吴惠平，付方雪. 现代临床护理常规[M]. 北京：人民卫生出版社，2018.

四、规定

按妇产科疾病一般护理规范护理。

（一）护理关键点

1. 焦虑与恐惧。

2. 体位配合。

3. 感染。

4. 正确给药。

5. 教育需求。

（二）护理评估

1. 询问患者是否有性生活史，无性生活史者禁止阴道上药。对必须阴道上药的无性生活史者，须签署检查同意书。

2. 评估患者病情是否适宜上药，月经期或子宫出血者不宜从阴道给药。

3. 评估患者是否做好准备：已解小便，排空膀胱。

4. 评估阴道上药用物是否备齐。

（三）护理措施

1. 检查前应向患者说明阴道上药的目的及注意事项，消除紧张心理，取得患者主动配合。

2. 协助患者取膀胱截石位，臀下垫一次性垫巾。

3. 实施阴道上药。

（1）对有性生活史或已婚者：

①用窥阴器充分暴露阴道，用卵圆钳夹取配制好的消毒棉球擦洗外阴、阴道。使用一次性窥阴器，避免交叉感染。

②动作轻柔，用卵圆钳持药送至阴道内后穹隆。

③应用腐蚀性药物时，应将纱布或小棉球垫于阴道后壁及后穹隆部，以免药液下流灼伤正常组织。

④药物涂好后用棉球吸干，及时如数取出所垫的纱布或棉球。

⑤宫颈上如有腺囊肿，应先刺破并挤出黏液后再上药。

⑥上非腐蚀性药物时应转动窥阴器，使阴道四壁均能涂上药物。

（2）对无性生活史者上药，可用长棉棍涂抹。棉棍上的棉花必须捻紧，涂药须沿同一方向转动，以防棉花落入阴道难以取出。

4. 阴道上药后，嘱患者保持体位至少2min，并嘱2h内不得排便和剧烈活动。

5. 按消毒隔离要求消毒处理卵圆钳及分类处理垃圾。

（四）健康指导

1. 叮嘱患者上药期间禁止性生活。

2. 如有必要，指导患者自行上药。

诊断性刮宫术护理规范

一、目的

规范护理行为，指导临床护士运用专业技术知识，对患者实施整体的专业照顾，加强护理管理、提高护理质量，进一步保障患者安全。

二、范围

适用范围：临床护理单元。

三、参考文献

吴惠平，付方雪.现代临床护理常规[M].北京：人民卫生出版社，2018.

四、规定

按妇产科疾病一般护理规范护理。

（一）护理关键点

1.焦虑与恐惧。

2.体位配合。

3.感染。

4.标本送检。

5.教育需求。

（二）护理评估

1.询问患者是否有性生活史，无性生活史者禁止诊断性刮宫。

2.评估患者是否适宜行诊断性刮宫术。对于发热、子宫颈炎症者，需治疗好后行该项检查；最近5d内有性生活者不宜诊断性刮宫；对不孕者，应选择月经前或月经来潮12h内进行，以便判断有无排卵。

3.评估患者是否做好准备：已解小便，排空膀胱。

4.评估刮宫环境、用物及各种抢救物品是否完备。

（三）护理措施

1.检查前应向患者说明诊断性刮宫术的目的及注意事项，消除紧张心理，取得患者主动配合。

2.协助患者取膀胱截石位，臀下垫一次性垫巾。外阴、阴道及铺无菌孔巾。

3.协助实施诊断性刮宫术。

4.协助采集标本向病理科送检。

（四）健康指导

1.叮嘱患者保持外阴清洁，术后2周内禁止性生活和盆浴。

2.指导患者按医嘱口服抗生素3～5d。

3.嘱咐患者一周后到门诊复查及取病理检查结果。

输卵管通液术护理规范

一、目的

规范护理行为，指导临床护士运用专业技术知识，对患者实施整体的专业照顾，加强护理管理、提高护理质量，进一步保障患者安全。

二、范围

适用范围：临床护理单元。

三、参考文献

吴惠平，付方雪.现代临床护理常规[M].北京：人民卫生出版社，2018.

四、规定

按妇产科疾病一般护理规范护理。

（一）护理关键点

1. 焦虑与恐惧。

2. 体位配合。

3. 感染。

4. 出血。

5. 教育需求。

（二）护理评估

1. 了解男方性生殖器官和精液检查结果，结果正常者，女方才考虑通液术。

2. 评估患者是否适宜输卵管通液术。患严重全身性疾病（如心脏病、肺结核、糖尿病）不宜进行通液术；发热、生殖道炎症时，需治疗好后进行通液术。

3. 了解患者是否做好准备：已解小便，排空膀胱。

4. 评估输卵管通液所需用物是否完备，将生理盐水加温至接近机体温度。

（三）护理措施

1. 输卵管通液前应向患者说明目的及注意事项，消除紧张心理，取得患者主动配合。

2. 协助患者取膀胱截石位，臀下垫一次性垫巾。常规消毒外阴、阴道及铺无菌巾。

3. 协助实施输卵管通液术。

（1）通液所用生理盐水应加温至接近体温，以免过冷刺激输卵管发生痉挛。

（2）通液过程中，通气导管必须贴紧宫颈，以免漏液。

（3）通液速度以60mL/min为宜，缓慢加压，最高压力＜200mmHg，以免造成输卵管壁受伤或破裂，甚至引起内出血。

（4）通液过程中安抚患者，询问患者下腹部有无酸胀、疼痛等不适，以便及时处理。

（5）对需重复通液者，应先放出液体，休息片刻后再进行，一般连续通液不超过2次。

4. 通液术后协助患者取头高臀低位，使腹内液体趋向盆腔，减轻液体对横隔的刺激。

（四）健康指导

1. 指导患者术后按医嘱用抗生素。

2. 嘱咐患者通液术后2周内禁止性生活和盆浴。

阴道后穹隆穿刺术护理规范

一、目的

规范护理行为，指导临床护士运用专业技术知识，对患者实施整体的专业照顾，加强护理管理、提高护理质量，进一步保障患者安全。

二、范围

适用范围：临床护理单元。

三、参考文献

吴惠平，付方雪. 现代临床护理常规[M]. 北京：人民卫生出版社，2018.

四、规定

按妇产科疾病一般护理规范护理。

（一）护理关键点

1. 焦虑与恐惧。

2. 体位配合。

3. 疼痛。

4. 感染。

5. 出血。

6. 标本观察及送检。

7. 教育需求。

（二）护理评估

1. 询问患者是否有性生活史，无性生活史者禁止阴道后穹隆穿刺术。

2. 评估患者生命体征和腹部情况，有无腹胀、腹痛、阴道出血等。

3. 评估患者是否做好准备：已解小便．排空膀胱。

4. 评估阴道后穹隆穿刺术用物及各种抢救物品是否完备。

（三）护理措施

1. 穿刺术前向患者及家属说明阴道后穹隆穿刺术的目的、方法和注意事项，安抚患者，取得患者配合。

2. 协助患者取膀胱截石位，臀下垫一次性垫巾。常规消毒外阴、阴道及铺无菌孔巾。

3. 协助完成穿刺术。穿刺过程中注意评估生命体征的变化，有无面色苍白、血压下降及剧烈腹痛等。如有不适，及时报告和处理。

4. 协助采集标本，评估标本性状。如抽出物为血液，将针筒内血液静置观察4～5min，血液凝固为穿刺针误入血管；如＞6min血液不凝固，表示腹腔内有积血。若抽出物为淡红色、稀薄、微混浊，多为盆腔炎性渗出物；若为脓液，表示盆腔内有积脓，应送涂片检查、细菌培养或药物敏感试验。

5. 评估下腹部疼痛及阴道出血情况，如腹部疼痛难忍、出血不止，及时报告和处理。

（四）健康指导

1. 指导患者术后按医嘱用抗生素。

2. 嘱咐患者穿刺术后如有下腹部疼痛、阴道出血过多，及时报告医护人员。

阴道镜检查护理规范

一、目的

规范护理行为，指导临床护士运用专业技术知识，对患者实施整体的专业照顾，加强护理管理、提高护理质量，进一步保障患者安全。

二、范围

适用范围：临床护理单元。

三、参考文献

吴惠平，付方雪.现代临床护理常规[M].北京：人民卫生出版社，2018.

四、规定

按妇产科疾病一般护理规范护理。

（一）护理关键点

1. 焦虑与恐惧。

2. 体位配合。

3. 感染。

4. 标本送检。

5. 教育需求。

（二）护理评估

1. 询问患者是否有性生活史，无性生活史者禁止阴道镜检查。

2. 评估患者是否适宜阴道镜检查。检查前24h内，患者如进行过阴道冲洗、性交等不宜该项检查，月经期禁止检查。

3. 评估患者是否做好准备：已解小便，排空膀胱。

4. 评估阴道镜检查用物是否完备。

（三）护理措施

1. 向患者及家属解释阴道镜检查的目的及方法，以消除患者的顾虑，取得患者配合。

2. 协助患者取膀胱截石位，臀下垫一次性垫巾。常规消毒外阴、阴道及铺无菌孔巾。

3. 协助完成阴道镜检查。禁止将润滑剂涂于窥阴器上，以免影响观察效果。

4. 协助采集标本。若取活体组织，应填好申请单，标本瓶上注明标记后及时送检。

（四）健康指导

1. 指导患者术后按医嘱用抗生素。

2. 嘱咐患者术后2周内禁止性生活和盆浴。

子宫镜检查护理规范

一、目的

规范护理行为，指导临床护士运用专业技术知识，对患者实施整体的专业照顾，加强护理管理、提高护理质量，进一步保障患者安全。

二、范围

适用范围：临床护理单元。

三、参考文献

吴惠平，付方雪.现代临床护理常规[M].北京：人民卫生出版社，2018.

四、规定

按妇产科疾病一般护理规范护理。

（一）护理关键点

1. 焦虑与恐惧。

2. 体位配合。

3. 感染。

4. 出血。

5. 标本送检。

6. 教育需求。

（二）护理评估

1. 评估患者的身体状况，了解有无子宫镜检查禁忌证。

2. 询问患者月经情况，宜月经干净后5d内进行检查。

（三）护理措施

1. 向患者及家属解释子宫镜检查的目的及方法，以消除患者的顾虑，取得患者配合。

2. 协助患者取膀胱截石位，臀下垫一次性垫巾。常规消毒外阴、阴道及铺无菌孔巾。

3. 协助完成子宫镜检查。

4. 协助采集标本。若取活体组织，应填好申请单，标本瓶上注明标记后及时送检。

5. 术后卧床观察1h，询问患者有无下腹部疼痛、阴道出血，如有不适及时报告和处理。

（四）健康指导

1. 指导患者遵医嘱使用抗生素3～5d。

2. 告知患者经子宫镜检后2～7d阴道可能有少量血性分泌物，应保持会阴部清洁。

3. 术后1个月内禁止性生活和盆浴。

第三部分
专科疾病护理规范

第八章　内科疾病护理规范

第一节　内科一般护理规范

一、目的

规范护理行为，指导临床护士运用专业技术知识，对患者实施整体的专业照顾，加强护理管理、提高护理质量，进一步保障患者安全。

二、范围

适用范围：临床护理单元。

三、参考文献

吴惠平，付方雪.现代临床护理常规[M].北京：人民卫生出版社，2018.

四、规定

按内科系统疾病一般护理规范护理。

（一）入院后护士热情接待，根据病情安排床位。危重病人应安置在抢救室或监护室，并及时通知医师。

（二）病室保持清洁、整齐、安静、舒适，室内空气保持新鲜，光线充足，保持室温在18℃～22℃，湿度50%～60%。湿式清扫地面2次/d。

（三）危重、特殊检查和治疗的病人需绝对卧床休息，根据病情需要采取卧位，病情轻者可适当活动。

（四）新入院病人，应立即测血压、心率、脉搏、体温、呼吸，每日测3次，连续3d。如体温超过37.5℃以上者或危重病人，4h测1次，体温较高或波动较大者，随时测量。

（五）责任护士采集主、客观资料，填写患者入院评估单，并对病人进行入院指导。

（六）按病情及等级护理要求，定时巡视病房，严密观察病人生命体征，如呼吸、血压、心率、瞳孔、神志等变化及其他临床表现，注意观察分泌物、排泄物、治疗效果及药物的不良反应等，发现异常，及时通知医师。

（七）遵医嘱安排病人饮食，并做标记。

（八）及时准确地执行医嘱，认真制定护理计划，有针对性地进行健康指导。

（九）入院24h内留取大、小便及其他的标本并及时送检。

（十）认真执行交接班制度，做到书面交接和床头交接相结合。

（十一）按病情及护理问题认真实施护理措施，及时评价护理效果。

（十二）根据内科各专科特点备好抢救物品，做好抢救护理。

（十三）了解病人心理需求，给予心理支持，做好耐心细致的解释工作，严格执行保护性医疗制度。

（十四）病人出院前，做好出院指导。

第二节 呼吸系统疾病护理规范

呼吸系统疾病一般护理规范

一、目的

规范护理行为，指导临床护士运用专业技术知识，对患者实施整体的专业照顾，加强护理管理、提高护理质量，进一步保障患者安全。

二、范围

适用范围：临床护理单元。

三、参考文献

吴惠平，付方雪.现代临床护理常规[M].北京：人民卫生出版社，2018.

四、规定

按内科系统疾病一般护理规范护理。

（一）休息与体位：重症病人应绝对卧床休息，轻症或恢复期可适当活动。

（二）饮食护理：高蛋白、高热量、高维生素、易消化饮食，多饮水。

（三）遵医嘱给予氧气吸入，注意观察氧疗效果。

（四）保持呼吸道通畅，指导病人正确咳嗽、咳痰，必要时给予吸痰。机械通气病人做好气道管理。

（五）严密观察神志、生命体征变化。如出现呼吸困难加重、剧烈胸痛、意识障碍、咳血等应立即通知医生配合抢救。

（六）观察药物疗效及不良反应。如有无血压升高、脉速、肌肉震颤等，发现问题及时通知医生处理。

（七）危重病人做好重症护理。

（八）做好心理护理及健康指导。

急性上呼吸道感染护理规范

一、目的

规范护理行为，指导临床护士运用专业技术知识，对患者实施整体的专业照顾，加强护理管理、提高护理质量，进一步保障患者安全。

二、范围

适用范围：临床护理单元。

三、参考文献

吴惠平，付方雪.现代临床护理常规[M].北京：人民卫生出版社，2018.

四、规定

按内科及呼吸系统疾病一般护理规范护理。

（一）护理关键点

1.发热。

2.咳嗽咳痰。

3.咽痛。

4.头痛。

5.教育需求。

（二）护理评估

1.询问患者有无反复呼吸道感染的病史。

2.评估患者体温的变化和呼吸形态，是否有发热、呼吸困难。

3.评估患者有无头痛、耳鸣、流脓涕等症状。

4.了解患者胸部X线、病原学及外周血象等检查结果。

5.了解患者有无焦虑、恐惧、抑郁等心理反应。

（三）护理措施

1.保证患者适当休息，病情较重或年老者应卧床休息。

2.鼓励患者多饮水。饮水量视患者的体温、出汗及气候情况而定。给予清淡、易消化、丰富维生素、高热量、高蛋白的饮食。

3.密切监测体温变化，体温＞38.5℃给予物理降温；高热时遵医嘱使用解热镇痛药，并及时观察降温的效果。高热者按高热护理常规护理。

4.保持呼吸道通畅，及时清除鼻腔及咽喉分泌物。按医嘱用药，如鼻塞严重时，可先清除鼻腔分泌物后用0.5%麻黄碱液滴鼻，2～3次/d，1～2滴/次；咽部不适时，可给予润喉含片或雾化吸入。

5.对于出汗多的患者，及时更换衣物，做好皮肤护理。

6.患者出现寒战时，要注意保暖。

（四）健康指导

1.注意呼吸道隔离，尽量少去人多拥挤的公共场所，预防交叉感染。

2.保持充足的营养和休息，加强身体锻炼，增强机体抵抗力。戒烟。

3.保持环境清洁，定期开窗通风，注意根据气候变化增减衣服。

4.积极防治各种慢性疾病，如佝偻病、营养不良及贫血。

肺炎护理规范

一、目的

规范护理行为，指导临床护士运用专业技术知识，对患者实施整体的专业照顾，

加强护理管理、提高护理质量，进一步保障患者安全。

二、范围

适用范围：临床护理单元。

三、参考文献

吴惠平，付方雪.现代临床护理常规[M].北京：人民卫生出版社，2018.

四、规定

按内科及呼吸系统疾病一般护理规范护理。

（一）护理关键点

1.发热。

2.咳嗽咳痰。

3.胸痛。

4.咯血。

5.感染性休克。

6.教育需求。

（二）护理评估

1.定时测量血压、体温、脉搏及呼吸，观察面色、神志、末梢温度及尿量变化。

2.评估胸痛程度及性质。注意痰液的性状，是否痰中带血或呈铁锈色。

3.观察有无败血症，如皮肤、黏膜出血点、巩膜黄染等。

4.观察有无感染性休克、急性呼吸紧迫症及神经症状，如神志模糊、烦躁、呼吸困难、嗜睡、谵妄、昏迷等。

5.密切观察各种药物作用和副作用。

（三）护理措施

1.帮助患者卧床休息，胸痛剧烈时，取患侧卧位，减轻疼痛，必要时遵医嘱用镇痛药。

2.给予高热量、高蛋白及丰富维生素的食物；鼓励饮水1000～3000mL/d，预防分泌物干结，有利于痰液排出；高热者，给予清淡、易消化的半流质饮食；有明显麻痹性肠梗阻或胃扩张者，应禁食。

3.保持呼吸道通畅，帮助清除呼吸道的分泌物，指导患者进行有效的咳嗽。痰液黏稠，年老体弱者，可给予翻身、拍背、吸入疗法及体位引流等协助排痰。当PaO_2 ＜60mmHg或有发绀时，应给予吸氧。

4.密切观察病情变化，及时报告医生并积极处理。

（1）监测体温变化，高热者按高热护理常规护理。

（2）观察有无休克的早期症状，如烦躁不安、反应迟钝、尿量减少、心率增快等。如有立即配合抢救，按休克病人护理常规护理。

（3）观察有无腹胀、肠鸣音弱或消失、便血，及时发现中毒性肠麻痹。

5.保持静脉输液通畅。输液不能过快，以免发生心力衰竭、肺水肿。必要时测中心静脉压了解血容量。

6.在使用抗菌素前遵医嘱留取痰和血标本进行培养，标本留取后及时送检。

（四）健康指导

1. 锻炼身体，增强机体抵抗力。

2. 注意气候变化和保暖，避免淋雨和着凉。

3. 注意休息，避免过度疲劳、吸烟、醉酒。

4. 指导患者尽量早防治上呼吸道感染，嘱咐出现任何感染症状时及时就医。

支气管哮喘护理规范

一、目的

规范护理行为，指导临床护士运用专业技术知识，对患者实施整体的专业照顾，加强护理管理、提高护理质量，进一步保障患者安全。

二、范围

适用范围：临床护理单元。

三、参考文献

吴惠平，付方雪.现代临床护理常规[M].北京：人民卫生出版社，2018.

四、规定

按内科及呼吸系统疾病一般护理规范护理。

（一）护理关键点

1. 呼吸困难。

2. 咳嗽咳痰。

3. 药物治疗。

4. 重症哮喘。

5. 教育需求。

（二）护理评估

1. 密切观察血压、脉搏、呼吸、神志、发绀和尿量等情况。

2. 评估药物作用和副作用，尤其是糖皮质激素。

3. 了解患者哮喘复发的原因和过敏原，避免诱发因素。

4. 密切观察哮喘发作先兆症状，评估有无鼻咽痒、咳嗽、打喷嚏、流涕、胸闷等症状。

（三）护理措施

1. 协助患者取坐位或半卧位，增加患者舒适度和利于呼吸。

2. 给予营养丰富、清淡、含维生素丰富的饮食。鼓励多饮水，多吃水果和蔬菜，少吃辛辣油腻的食物；少食胀气或难消化的食物，如豆类、山芋等，避免腹胀压迫胸腔而加重呼吸困难。哮喘发作时，禁食和禁饮。哮喘缓解后，给予清淡流质或半流质饮食。

3. 协助患者有效地咳嗽和排痰，鼓励患者缓慢深呼吸。

4. 呼吸困难者，给予持续湿化吸氧。

5. 给予精神安慰和心理指导。

6. 遵医嘱使用支气管解痉剂、抗生素等。

7. 密切观察哮喘发作早期症状，做好哮喘发作时的护理。

（1）注意患者有无鼻咽痒、咳嗽、打喷嚏、流涕、胸闷等哮喘发作的早期症状。

（2）哮喘发作时守护和安慰患者，缓解紧张情绪。

（3）给予吸氧。

（4）遵医嘱正确应用支气管解痉剂、镇静剂。注意禁用吗啡和大量镇静剂，以免抑制呼吸。

（四）健康指导

1.指导患者寻找过敏原，尽量避免接触可能的过敏原。

（1）保持居室内空气清新、干燥，经常开窗通风。

（2）避免接触花粉、刺激性气体、烟雾、灰尘和油烟等。室内不放置花草植物、地毯、羽毛制品等。

（3）忌食诱发哮喘的食物，如鱼、虾、蟹、蛋等。

（4）戒烟，不喂养猫、狗、鸟等动物。

2.劳逸结合，避免精神紧张和剧烈活动。坚持散步、慢跑、气功、太极拳、体操等锻炼，提高抗寒能力和机体免疫能力。

3.注意保暖，避免受凉。寒冷气候外出时，做好保暖措施。

4.指导患者尽早报告哮喘发作的先兆，如出现胸闷、呼吸不畅、喉部发痒、打喷嚏、咳嗽等症状时，及时报告医护人员，以便及时处理。

自发性气胸护理规范

一、目的

规范护理行为，指导临床护士运用专业技术知识，对患者实施整体的专业照顾，加强护理管理、提高护理质量，进一步保障患者安全。

二、范围

适用范围：临床护理单元。

三、参考文献

吴惠平，付方雪.现代临床护理常规[M].北京：人民卫生出版社，2018.

四、规定

按内科及呼吸系统疾病一般护理规范护理。

（一）护理关键点

1.呼吸困难。

2.咳嗽咳痰。

3.疼痛。

4.出血。

5.肺不张

6.感染。

7.胸腔闭式引流。

8.营养不良。

9.教育需求。

（二）护理评估

1. 询问患者既往有无类似病史，了解发病的诱因。

2. 监测患者的呼吸、脉搏、血压变化，评估胸痛、咳嗽、呼吸困难、面色，判断呼吸困难程度。

3. 根据病情作好胸腔穿刺术、胸腔闭式引流术的准备。

4. 胸腔闭式引流术后，评估创口有无出血、漏气、皮下气肿及胸痛情况，观察呼吸困难改善的情况。

（三）护理措施

1. 嘱患者减少活动，卧床休息，取半坐卧位，以减轻呼吸困难。

2. 给予高蛋白、高热量、低脂肪、丰富维生素、适量粗纤维及易消化的饮食。

3. 改善呼吸困难，给予吸氧，氧流量3～4L/min。

4. 减轻胸痛。尽量避免咳嗽，必要时给止咳药；胸痛剧烈时，遵医嘱给予止痛剂。

5. 保持大便通畅，避免用力屏气。必要时可用缓泻剂或从肛门注入液体石蜡20～30mL。

6. 胸腔闭式引流者按胸腔闭式引流护理常规。密切观察水封瓶引流是否通畅，水封瓶放置位置是否适当，防止引流液反流。

7. 密切观察生命体征的变化，预防张力性气胸的发生。

（四）健康指导

1. 嘱咐患者气胸痊愈后，1个月内避免剧烈运动、抬举重物、屏气。

2. 保持大便通畅，2d以上未解大便应采取有效措施。

3. 预防上呼吸道感染，避免剧烈咳嗽。

慢性阻塞性肺气肿护理规范

一、目的

规范护理行为，指导临床护士运用专业技术知识，对患者实施整体的专业照顾，加强护理管理、提高护理质量，进一步保障患者安全。

二、范围

适用范围：临床护理单元。

三、参考文献

吴惠平，付方雪.现代临床护理常规[M].北京：人民卫生出版社，2018.

四、规定

按内科及呼吸系统疾病一般护理规范护理。

（一）护理关键点

1. 呼吸困难。

2. 咳嗽咳痰。

3. 右心衰竭。

4. 气胸。

5. 肺性脑病。

6. Ⅱ型呼吸衰竭。

7. 营养不良。

8. 呼吸机支持。

9. 吸入剂治疗。

10. 教育需求。

（二）护理评估

1. 询问患者发病前有无明显的诱因，有无吸烟史、家族类似病例。

2. 评估患者的生命体征、意识状况、营养状况、皮肤和黏膜情况，判断呼吸形态和脱水程度。

3. 评估咳嗽、咳痰、气促的程度，观察痰的量及性状。

4. 评估患者的心理状况，有无紧张、焦虑、烦躁不安等。

（三）护理措施

1. 选择舒适体位，取坐位或半坐位，有利于呼吸。急性期卧床休息，恢复期适当活动，以能耐受为度。

2. 进食高热量、高蛋白、丰富维生素且易消化无刺激性的流质、半流质及软食，少食多餐。少食产气食品，以免产气影响膈肌运动。鼓励多饮水。

3. 改善呼吸

（1）急性发作期给予持续低流量吸氧（1～2L/min）。

（2）遵医嘱给予无创伤正压（BIPAP）呼吸机辅助呼吸，其护理按BIPAP呼吸机护理常规。

（3）指导腹式及缩唇式呼吸训练。①腹式呼吸：患者取仰卧位，一手放在胸部，另一手放在腹部，经口缓慢吸气，使腹部升高顶住手，然后收缩腹部肌肉，缓慢呼气。腹式呼吸：7～8次/min，每次10～20min，每日2～3次；吸气：呼气时间比=1∶2或1∶3；②缩唇式呼吸：患者用鼻吸气，呼气时将嘴唇缩成吹笛状，气体经缩窄的嘴唇缓慢呼出。

（4）指导患者有效咳嗽和排痰。即患者的身体前倾，采用缩唇式呼吸方法做几次深呼吸，在最后一次深呼吸后，张开嘴呼气期间用力咳嗽，同时收缩腹部肌肉。

4. 遵医嘱给予抗生素，有效控制呼吸道感染。

5. 密切观察病情变化及药物不良反应。

6. 给予患者心理支持，减轻心理压力，消除负性情绪。

（四）健康指导

1. 嘱患者注意防寒保暖，戒烟酒，积极预防上呼吸道感染。

2. 指导患者腹式及缩唇式呼吸训练及进行有效咳嗽和咳痰训练，指导家庭氧疗，教会应用雾化吸入。

3. 指导患者结合呼吸状况进行全身运动锻炼。

支气管扩张护理规范

一、目的

规范护理行为，指导临床护士运用专业技术知识，对患者实施整体的专业照顾，加强护理管理、提高护理质量，进一步保障患者安全。

二、范围

适用范围：临床护理单元。

三、参考文献

吴惠平，付方雪.现代临床护理常规[M].北京：人民卫生出版社，2018.

四、规定

按内科及呼吸系统疾病一般护理规范护理。

（一）护理关键点

1.咳嗽咳痰。

2.咯血。

3.发热。

4.营养不良。

5.药物使用。

6.教育需求。

（二）护理评估

1.询问患者发病前有无明显的诱因，有无吸烟史、家族类似病例。

2.评估痰液的颜色、形状、气味和量变化。

3.监测患者的体温是否升高，有无感染与咯血。

4.评估有无窒息的先兆症状，如患者主诉憋气、呛咳、严重呼吸困难、面色苍白、濒死感等。

5.评估患者的心理状况，有无紧张、焦虑、烦躁不安等。

6.评估各种药物作用和副作用。

（三）护理措施

1.急性感染期患者卧床休息；大咯血者，绝对卧床休息；缓解期可适当户外活动，但应避免疲劳。

2.给高热量、高蛋白、高维生素饮食，以补充消耗。保持口腔清洁，坚持餐后漱口，减少细菌下行至呼吸道引起感染，增进食欲。

3.根据病情，合理吸氧。

4.及时清除痰液，保持呼吸道通畅。

（1）稀释痰液：进行超声雾化吸入或蒸气吸入，2次/d。或遵医嘱给予祛痰药物。

（2）体位引流：

①引流前向患者解释引流的目的和配合要求。

②根据不同病变部位采取利于痰液引流的体位。

③引流时间每次为5～30min，根据患者耐受情况，逐渐延长。引流过程中，鼓励患者间歇深呼吸后用力咳痰，同时用手轻拍患部以提高引流效果。

④引流过程中密切观察病情变化，如出现头晕、出汗、发绀、咯血、疲劳等，应及时终止。

⑤引流完毕后给予漱口，记录引流出的痰量及性质。

⑥体位引流1～2次/d，宜空腹进行，如清晨早餐前和入睡前。患有高血压、心力衰竭及高龄患者禁止体位引流。

（四）健康指导

1. 注意保暖，预防上呼吸道感染。

2. 保持口腔清洁，勤漱口、多刷牙，定期更换牙刷。

3. 保持呼吸道通畅，注意引流排痰。

4. 锻炼身体，增强能力。

慢性肺源性心脏病护理规范

一、目的

规范护理行为，指导临床护士运用专业技术知识，对患者实施整体的专业照顾，加强护理管理、提高护理质量，进一步保障患者安全。

二、范围

适用范围：临床护理单元。

三、参考文献

吴惠平，付方雪. 现代临床护理常规[M]. 北京：人民卫生出版社，2018.

四、规定

按内科及呼吸系统疾病一般护理规范护理。

（一）护理关键点

1. 呼吸困难。

2. 咳嗽咳痰。

3. 右心衰竭。

4. 体液过多。

5. 肺性脑病。

6. 酸碱失衡。

7. 电解质紊乱。

8. 心律失常。

9. 营养不良。

10. 皮肤护理。

11. 用药护理。

12. 教育需求。

（二）护理评估

1. 询问患者发病前有无明显的诱因，有无慢性支气管炎、支气管哮喘、支气管扩张、肺结核、胸廓脊柱畸形、原发性肺动脉高压症等病史。

2. 评估患者生命体征、神志，有无肺性脑病。

3. 评估咳嗽、咳痰、呼吸困难、发绀等，观察痰的量及性状。

4. 评估患者的营养状况、皮肤和黏膜，查看水肿部位及程度。

5. 评估患者的心理状态及社会支持情况。

（三）护理措施

1. 急性期卧床休息，心肺功能衰竭时绝对卧床休息；呼吸困难时取半卧位或高枕卧位；下肢水肿者应抬高下肢；恢复期适当活动，以能耐受为度。

2. 进食高热量、高蛋白、丰富维生素、易消化、无刺激性的饮食。病情严重者给予半流质或鼻饲饮食。水肿者，宜限制水和盐的摄入。

3. 持续低流量吸氧，使用呼吸机的患者按机械通气护理常规护理。

4. 保持呼吸道通畅，指导和鼓励有效咳嗽和排痰。

5. 严格观察生命体征、神志等变化。患者烦躁不安时，警惕呼吸衰竭、电解质紊乱。未建立人工气道者慎用镇静剂，以免诱发或加重肺性脑病。给予床栏，防坠床。

6. 水肿者做好皮肤护理，预防皮肤完整性受损。

7. 有心力衰竭、呼吸衰竭、消化道出血者分别按其相应护理常规护理。

8. 给予心理疏导和支持，帮助患者克服多疑、敏感、依赖等心理。

（四）健康指导

1. 指导腹式和缩唇式呼吸训练，改善通气。

2. 注意防寒保暖，戒烟酒，积极预防上呼吸道感染。

3. 指导患者合理饮食。

呼吸衰竭护理规范

一、目的

规范护理行为，指导临床护士运用专业技术知识，对患者实施整体的专业照顾，加强护理管理、提高护理质量，进一步保障患者安全。

二、范围

适用范围：临床护理单元。

三、参考文献

吴惠平，付方雪.现代临床护理常规[M].北京：人民卫生出版社，2018.

四、规定

按内科及呼吸系统疾病一般护理规范护理。

（一）护理关键点

1. 呼吸困难。

2. 发绀。

3. 精神、神经症状。

4. 教育需求。

（二）护理评估

1. 评估患者既往基础病的情况，有无慢性支气管炎、支气管哮喘、支气管扩张、肺结核、慢性阻塞性肺心病等病史。

2.评估患者的神志、血压、呼吸、脉搏、体温、皮肤颜色、尿量和粪便颜色等，有无休克、肺性脑病、消化道出血等。

3.观察各类药物作用和副作用（尤其是呼吸兴奋剂）。

4.评估机械通气患者的缺氧程度和通气效果；监测动脉血气分析和各种化验指数变化。

5.评估患者的心理状态及社会支持情况。

（三）护理措施

1.患者绝对卧床休息，严格控制陪护和探视，充分保证患者休息。

2.能进食者，鼓励进食高蛋白、丰富维生素、易消化、无刺激性的流质或半流质食物。病情危重者给予鼻饲。

3.保持呼吸道通畅。

（1）鼓励患者咳嗽、咳痰、更换体位和多饮水。

（2）危重患者2～3h翻身拍背1次，帮助排痰。如建立人工气道患者或使用机械通气者，按相应护理常规护理。

（3）神志清醒者可行雾化吸入，2～3次/d，每次10～20min。

4.遵医嘱给予吸氧。

5.严密观察病情变化，警惕休克、肺性脑病及消化道出血等并发症。一旦发现，及时报告和处理，做好特别记录。

6.遵医嘱给予治疗，注意观察药物的作用和副作用。使用呼吸兴奋剂时，必须保持呼吸道通畅；对烦躁不安、失眠者，慎用镇静剂，以防呼吸抑制。

7.做好皮肤护理，预防压疮的发生。

8.给予心理支持，安慰患者，缓解或消除患者害怕、紧张和恐惧情绪。

（四）健康指导

1.指导患者腹式和缩唇式呼吸训练及家庭氧疗，改善通气。

2.注意防寒保暖，戒烟，少去公共场所，积极预防和治疗上呼吸道感染。

3.鼓励患者根据病情适当活动。鼓励家属多给予关心和照顾。

急性支气管炎护理规范

一、目的

规范护理行为，指导临床护士运用专业技术知识，对患者实施整体的专业照顾，加强护理管理、提高护理质量，进一步保障患者安全。

二、范围

适用范围：临床护理单元。

三、参考文献

吴惠平，付方雪.现代临床护理常规[M].北京：人民卫生出版社，2018.

四、规定

按内科及呼吸系统疾病一般护理规范护理。

（一）护理关键点

1. 咳嗽咳痰。

2. 胸痛。

3. 发热。

4. 教育需求。

（二）护理评估

1. 发病诱因，如感染、物理、化学、过敏等因素，避免再接触诱发因素。

2. 基础生命体征，有无发热、咽痛、胸痛。

3. 咳嗽咳痰情况，痰液的颜色、性质及量。

4. 评呼吸音的情况，咳嗽后音部位、性质改变或消失，支气管痉挛时可闻及哮鸣音。

5. 询问患者习惯吸烟史及工作环境。

6. 体重和营养状况。

7. 实验室检查结果如血常规、血生化、痰培养等。

8. 入院前的用药情况以及有无药物的不良反应，抗生素的使用效果等。

9. 氧疗效果。

10. 心理状况有无紧张、焦虑等心理反应。

11. 家庭支持和经济情况。

（三）护理措施

1. 保证充足的睡眠和休息，减少活动，特别是在发热期间。摄入充足的水分和营养。注意呼吸道患者的隔离，减少探视，防止交叉感染，患者咳嗽或打喷嚏时应避免对着他人。室内湿度宜在60%左右，有利于减轻支气管黏膜水肿及稀释分泌物，并定时作雾化吸入。

2. 饮食高热量、高蛋白质、高维生素的清淡易消化食物，多饮水，1000～2000mL/d。

3. 保持呼吸道通畅，注意经常变换体位，头胸部稍抬高，保持呼吸通畅以利呼吸道分泌物排出。

（1）戒烟。

（2）鼓励患者有效咳嗽，教会患者有效咳嗽的方法。

（3）痰液黏稠者予肺部物理治疗和雾化吸入，按医嘱予化痰药。

（4）剧烈刺激性干咳者，可遵医嘱给予止咳药。

4. 哮喘性支气管炎的患者，应注意观察有无缺氧的症状，必要时给予吸氧。应用茶碱类药物时，因其吸收和排泄有较大的个体差异，用药过程中应密切观察临床反应，以免过量或不足。

5. 监测体温变化，发热按“发热护理规范护理”。

6. 胸痛的护理按第一篇第三章第八节“疼痛护理规范护理”。

7. 用药的护理遵医嘱使用抗生素，在用药过程中及时观察患者体温变化，同时观察抗生素的不良反应，如皮疹、胃肠道反应、静脉炎等，应注意药物的浓度、滴数、用药间隔时间。对于应用解热镇痛药者注意避免大量出汗引起虚脱等。

8. 常规检查的护理：

（1）正确留取痰液，包括痰培养、脱落细胞学检查及抗酸染色等（留取晨起第一口痰，先漱口，再用力咳出气管深处痰液）。

（2）正确抽取血培养。

（3）协助做好胸部X线的检查。

（四）健康指导

1. 戒烟、减少有有害的烟雾、粉尘、刺激性气体的吸入。

2. 及时治疗鼻咽部慢性炎症。

3. 平时注意个人卫生和开展体育活动，参加劳动锻炼，增强体质。

4. 避免着凉，预防感冒，居室常通风换气，以防空气污染。

5. 改善劳动生活环境，不要生活或工作在又湿又冷的环境。

6. 在急性阶段，有发热者，应适当休息，食物以软、易消化为主，并多饮水。

肺结核护理规范

一、目的

规范护理行为，指导临床护士运用专业技术知识，对患者实施整体的专业照顾，加强护理管理、提高护理质量，进一步保障患者安全。

二、范围

适用范围：临床护理单元。

三、参考文献

吴惠平，付方雪. 现代临床护理常规[M]. 北京：人民卫生出版社，2018.

四、规定

按内科及呼吸系统疾病一般护理规范护理。

（一）护理关键点

1. 发热。

2. 咳嗽、咳痰。

3. 咯血。

4. 胸痛。

5. 盗汗。

6. 呼吸困难。

（二）护理评估

1. 评估患者既往是否有结核病史，评估药物疗效和不良反应。

2. 评估体温、脉搏、呼吸等变化，有无高热、咳嗽加重等结核播散现象，有无咯血及窒息先兆，如有应及时抢救。

3. 评估患者营养状况有无体重减轻及其程度。

4. 评估患者对疾病的认知和心理状态。

（三）护理措施

1. 根据病情适当卧床休息。轻症恢复期患者，可不限制活动；乏力者，减少活动，适当卧床休息；高热及咯血者应绝对卧床休息。

2. 给予高热量、高蛋白、丰富维生素的饮食。如鸡、鸡蛋、鱼、鸭、瘦肉、虾、甲鱼、黄鳝、牛奶、豆类及豆制品、水果、新鲜蔬菜等，注意色香味，刺激食欲，增强抵抗力，促进病灶愈合。

3.严密观察病情变化，及时做好对症护理。。

（1）低热多在午后出现，应嘱患者注意休息，监测体温变化。如出现高热按高热护理常规。

（2）盗汗，多在夜间出现，应及时擦干汗液和更衣，注意保暖。

（3）高热、咳嗽加剧，疑有结核播散现象，应预防咯血、窒息，及时做好抢救准备。

4.严格遵医嘱规范用药，坚持疗程，以达到彻底用药的目的。

（1）抗结核药须清晨顿服。服药后有胃肠道反应，服药30min后进食，并需定期复查肝功。

（2）服利福定后唾液、汗液、小便可呈橘红色，属正常现象。

（3）服吡嗪酰胺后血清尿酸增高，可能发生痛风和关节炎，应定期复查肾功能。

（4）服抗结核药后，偶有过敏反应，如皮肤瘙痒、荨麻疹，应及时向医务人员反映。

5.给予心理疏导和支持，树立战胜疾病的信心和耐心。

6.严格实施消毒隔离措施。

（1）餐具使用后须煮沸消毒后再擦洗，剩余饭菜煮沸后弃去。

（2）用具、便器、痰具用后消毒。

（3）痰液入纸盒或纸袋，焚烧处理。

（4）病室、被褥、书籍可用紫外线照射消毒，或日光暴晒。

（四）健康指导

1.注意公共卫生，避免疾病传播，不随地吐痰，到公共场所戴口罩。咳嗽、打喷嚏应轻捂口鼻。

2.尽可能与家人分床、分食。

3.强调遵医嘱规范治疗的重要性，提高患者治疗依从性。

4.嘱咐患者定期复查，做好病情随访，以便及时调整治疗方案。

结核性胸膜炎护理规范

一、目的

规范护理行为，指导临床护士运用专业技术知识，对患者实施整体的专业照顾，加强护理管理、提高护理质量，进一步保障患者安全。

二、范围

适用范围：临床护理单元。

三、参考文献

吴惠平，付方雪.现代临床护理常规[M].北京：人民卫生出版社，2018.

四、规定

按内科及呼吸系统疾病一般护理规范护理。

（一）护理关键点

1.胸痛。

2. 干咳。

3. 发热。

4. 盗汗。

5. 呼吸困难。

6. 健康宣教。

（二）护理评估

1. 评估生命体征、脉搏氧饱和度及热型的变化、神志等。

2. 评估营养状况，是否有消瘦现象及其程度。

3. 此次起病的情况、起病缓慢等。

4. 流行病学资料，询问患者有无肺结核病史及肺结核密切接触史。

5. 主要临床症状有无胸闷、胸痛，有无呼吸困难，有无午后发热，咳嗽等情况，以及夜间盗汗、乏力等结核毒血症状。

6. 全身浅表淋巴结有无肿大，特别是颈部淋巴结。

7. 心理状况，对疾病的了解程度以及家庭支持系统。

8. 近期用药史有无抗结核药物应用史及有无药物的不良反应。

9. 观察胸腔积液的量及性状。

10. 症状及体征变化原有的症状（如胸痛、咳嗽）是否好转，肺部体征有无变化，肝脏有无肿大，全身浅表淋巴结有无肿大。

11. 实验室血常规、血生化，血沉，胸液检查，胸膜活检结果等。

12. 辅助检查胸片、心电图、超声波检查，纤维支气管镜等。

13. 用药效果及不良反应。

（三）护理措施

1. 急性期应绝对卧床休息。

2. 胸痛剧烈时取患侧卧位，减轻疼痛。呼吸困难者取半坐卧位，病情允许时，鼓励下床活动，增加肺活量，恢复期可适当户外运动。

3. 给予高热量、高蛋白质、碳水化合物、脂肪、高维生素、富含铁的清淡易消化食物，多饮水，1000～2000mL/d。全日热量达2500～3000为宜，以满足患者的生理需求及疾病的消耗。

4. 大量胸腔积液以及呼吸困难者取半坐卧位给予氧气吸入，改善呼吸困难，加快液体吸收。

5. 协助医师行胸腔穿刺术抽胸水，做好心理护理，充分沟通，减轻对胸腔穿刺的恐惧。

6. 有胸腔闭式引流者，按胸腔闭式引流术护理常规护理。

7. 遵医嘱给予抗结核药和抗生素治疗，观察药物的作用和副作用，按肺结核护理常规和肺炎护理常规药物不良反应护理。

8. 发热时多喝水，及时更换衣服，4h监测体温。

9. 剧烈刺激性干咳者，可遵医嘱给予止咳药。

10. 鼓励患者排痰，保持呼吸道通畅。

（四）健康指导

1.指导患者有意识地控制呼吸，避免剧烈咳嗽。

2.指导患者减轻疼痛的方法，如避免突然改变体位、坚持腹式呼吸、侧卧位等。

3.常用抗结核药用药指导按肺结核护理常规。

4.嘱咐患者严格遵医嘱坚持按规律长期服药，强调坚持用药的重要性，即使病症消失，也不可自行停药，应定期复查，防止复发。

5.注意观察药物不良反应。

6.指导患者合理安排休息与活动，逐渐增加活动量，避免过度劳累。

7.向患者及家属讲解加强营养为结核性胸膜炎治疗的重要组成部分，需合理调配饮食，进高能量、高蛋白、富含维生素的食物。

8.向患者说明结核性胸膜炎绝大多数患者治疗效果好，能恢复健康，增强患者战胜疾病的信心。

肺栓塞护理规范

一、目的

规范护理行为，指导临床护士运用专业技术知识，对患者实施整体的专业照顾，加强护理管理、提高护理质量，进一步保障患者安全。

二、范围

适用范围：临床护理单元。

三、参考文献

吴惠平，付方雪.现代临床护理常规[M].北京：人民卫生出版社，2018.

四、规定

按内科及呼吸系统疾病一般护理规范护理。

（一）护理关键点

1.呼吸困难。

2.胸痛。

3.咯血。

4.溶栓、抗凝治疗。

5.教育需求。

（二）护理评估

1.观察生命体征及有无出血倾向。

2.观察有无呼吸急促、喘憋的情况。

3.注意观察神志及瞳孔的变化，以判断有无颅内出血。

（三）护理措施

1.嘱咐绝对卧床休息，床上活动时避免突然坐起，并注意不要过度屈曲下肢，严禁挤压、按摩患肢，防止血栓脱落造成再次肺栓塞。

2.按医嘱及时、正确给予抗凝剂，监测疗效与不良反应。

3.给予高蛋白质、高维生素、高纤维素的食物，少食用油腻、高胆固醇的食物，禁食硬辣食物，保持平衡膳食和良好的饮食习惯。

4. 保持呼吸道通畅，对有低氧血症的患者，给鼻导管或面罩吸氧。

5. 保持排便通畅，以免因腹压突增使深静脉血栓脱落，必要时给予缓泻剂。

6. 保持口腔清洁，软毛刷刷牙，也可用生理盐水或温水漱口。

7. 给予心理安慰，减少焦虑恐惧心理。

（四）健康指导

1. 定期随诊，按时服药，特别是抗凝血药服用一定要按医嘱服用，服用华法林期间，避免食用萝卜、菠菜、咖啡等食物，定期复查。

2. 高血压、高血脂、糖尿病患者血凝成高凝状态，易形成血栓，控制体重、忌烟酒，降低血液高凝状态，预防和减少血栓形成。

3. 保证每日饮水量，多饮水可降低血液黏稠度。

4. 自我观察出血现象。

5. 平时生活中注意下肢活动，有下肢静脉曲张者可穿弹力袜，避免下肢深静脉血液滞留，血栓复发。患者不宜长时间保持一个体位。

肺部感染护理规范

一、目的

规范护理行为，指导临床护士运用专业技术知识，对患者实施整体的专业照顾，加强护理管理、提高护理质量，进一步保障患者安全。

二、范围

适用范围：临床护理单元。

三、参考文献

吴惠平，付方雪.现代临床护理常规[M].北京：人民卫生出版社，2018.

四、规定

按内科及呼吸系统疾病一般护理规范护理。

（一）护理关键点

1. 呼吸困难。

2. 咳嗽咳痰。

3. 咳血。

4. 发热。

5. 胸痛。

6. 感染性休克。

7. 教育需求。

（二）护理评估

1. 生命体征、脉搏氧饱和度、血糖。

2. 原有的基础疾病。

3. 病程及此次发病的诱因。

4. 咳嗽咳痰情况，痰的颜色，性状和量，有无咳血。

5. 有无呼吸困难。

6. 胸痛的程度，持续时间和伴随症状，疼痛评分。

7. 肺部体征，听诊呼吸音。

8. 评估患者的心理状况，有无紧张、焦虑、烦躁、不安等。

9. 入院前用药情况及有无药物的不良反应。

10. 体重和营养状况。

（三）护理措施

1. 活动：根据病情轻重决定活动方式。

2. 饮食：高热量、高蛋白质、高维生素的清淡易消化的食物，多饮水。

3. 心理护理：使患者情绪稳定，配合治疗护理。

4. 根据病情合理吸氧。

5. 及时清除痰液，保持呼吸道通畅。

6. 发热护理：

（1）密切关注患者的生命体征，4h测量体温1次，必要时增加次数。

（2）保持室内环境安静，阳光充足，空气流通。

（3）做好基础护理，口腔护理2次/d，根据需要增加，出汗后及时擦身。

（4）做好物理降温护理。

（5）遵医嘱使用抗生素，在用药过程中及时观察患者的体温变化，同时观察抗生素的不良反应，如皮疹，胃肠道反应，静脉炎，应注意药物的浓度。

7. 常规检查的护理：

（1）正确留取痰液，包括痰培养，脱落细胞学检查及抗酸染色等。

（2）正确抽取血培养。

（3）协助做好胸片，胸部CT和肺功能检查。

（四）健康指导

1. 活动：平时多参加体育锻炼，注意劳逸结合。

2. 饮食：高热量、高蛋白、高维生素、易消化的流质或半流质饮食，鼓励多进食。

3. 心理护理：给予心理支持，向患者解释疾病的过程。

4. 避免受凉、吸烟、酗酒、淋雨，尤其是慢支气管扩张和免疫功能低下者。

5. 指导患者遵医嘱按时服药，主要观察药物的疗效和不良反应。

6. 定期随访。

肺脓肿护理规范

一、目的

规范护理行为，指导临床护士运用专业技术知识，对患者实施整体的专业照顾，加强护理管理、提高护理质量，进一步保障患者安全。

二、范围

适用范围：临床护理单元。

三、参考文献

吴惠平，付方雪.现代临床护理常规[M].北京：人民卫生出版社，2018.

四、规定

按内科及呼吸系统疾病一般护理规范护理。

（一）护理关键点

1.发热。

2.咳嗽咳痰。

3.疼痛。

4.呼吸困难。

5.咯血。

6.胸腔引流。

7.营养不良。

8.教育需求。

（二）护理评估

1.基础生命体征、脉搏氧饱和度、疼痛及热型的变化。

2.生活方式，吸烟、饮酒史、体重、营养状况。

3.心理、社会、精神状况、家庭支持情况、对疾病的认知度等。

4.基础疾病史及过去史高血压、冠心病、糖尿病、结核病史等。

5.病情及主要症状发热、咳嗽、咳痰、痰量及性状（多为脓性痰，静置后可分三层，上层为泡沫状，中层为轻薄的黏液，下层为坏死的脓性组织。若为厌氧菌感染痰液甚臭）；胸痛、呼吸困难、缺氧症状、咯血；全身中毒症状等。

6.用药效果及不良反应。

7.胸腔闭式引流情况以及引流的量、色、形状、管周敷料及局部皮肤情况。

8.实验室检查结果血常规、血气、血培养、痰培养、凝血四项、肝肾功能、电解质等。

9.特殊检查结果纤维支气管镜、胸片、CT等。

10.手术适应证，必要时转外科行手术治疗。

（三）护理措施

1.体位与活动根据病情决定活动方式。对于起病急骤的高热患者应予卧床休息，室内要保持空气流通，及时排除痰液腥臭气味。最好与其他病种患者分室住或安置在病房一角靠近窗口，以减少对其他患者的不良影响。

2.改善营养以高蛋白、高维生素、高热量饮食为主，多吃新鲜蔬菜和水果，糖尿病者控制饮食及水果。食欲欠佳者可少量多餐。

3.心理护理患者咳出大量脓性臭痰，无论对本人还是对其他人都有一种不良刺激。医护人员应富于同情心，表现高度的责任感，主动询问关心患者的需要，妥善安置好患者床位，消毒各种容器，减少空气中的异常气味。当患者进行体位引流时，协助叩背，并鼓励患者坚持体位引流，以得到彻底治疗。保持良好的心态，正确对待疾病。

4.发热护理按“发热护理常规”护理。

5.呼吸道管理：

（1）戒烟。

（2）指导做深呼吸、有效咳嗽、咳痰，经常活动和变换体位，促进痰液排出。痰液黏稠者予雾化吸入，遵医嘱使用祛痰剂；身体状况较好者可以体位引流排痰，机械辅助排痰；并可根据病情尽早应用纤维支气管镜冲洗及吸引治疗，脓腔内还可注入抗生素，加强局部治疗。

（3）氧饱和度＜95%或感气促时予氧气疗法。

6.疼痛护理：疼痛＞5min，联系医生给予止痛药，30min后观察止痛效果。

7.咯血的护理：按“咯血护理规范”护理。

8.胸管护理：按“胸腔闭式引流护理规范”护理。

（四）健康指导

1.彻底治疗口腔、上呼吸道慢性感染病灶，如龋齿、化脓性扁桃体炎等。

2.注意口腔卫生，晨起、饭后、体位引流后、临睡前协助患者漱口。

3.积极治疗皮肤外伤感染、痈、疖等化脓性病灶，不挤压痈、疖，防止血源性肺脓肿的发生。

4.鼓励进高热量、高蛋白、富含维生素易消化的饮食，多饮水1500～2500mL/d。

5.指导有效咳嗽咳痰，体位引流的方法。

6.指导慢性病、年老体弱患者家属经常为患者翻身、叩背、促进痰液排出。

7.指导遵嘱用药，抗生素治疗非常重要，为防止病情反复，遵从治疗计划。

8.介绍疾病相关知识，相关检查及放置胸管的目的、注意事项和引起的不适。

9.鼓励患者适当锻炼，每日进行可耐受的活动，以不出现心悸、气短、乏力等症状为宜。

10.劝导戒烟。

11.定期复诊，患者出现高热、咯血、呼吸困难等表现时应警惕大咯血、窒息的发生，需立即就诊。

睡眠呼吸暂停综合征护理规范

一、目的

规范护理行为，指导临床护士运用专业技术知识，对患者实施整体的专业照顾，加强护理管理、提高护理质量，进一步保障患者安全。

二、范围

适用范围：临床护理单元。

三、参考文献

吴惠平，付方雪.现代临床护理常规[M].北京：人民卫生出版社，2018.

四、规定

按内科及呼吸系统疾病一般护理规范护理。

（一）护理关键点

1.呼吸困难。

2. 营养失调。

3. 睡眠紊乱。

4. 皮肤完整性受损。

5. 外伤。

6. 教育需求。

（二）护理评估

1. 询问患者睡眠过程中打鼾，鼾声有无呼吸暂停和憋醒，有无晨起头痛、白天嗜睡明显、记忆力下降，有无夜尿增多或者遗尿等。

2. 评估患者是否肥胖或BMI（体质指数）≥25kg/m^2，上呼吸道解剖是否异常，有无长期大量饮酒、吸烟或服用镇静催眠药，有无其他相关疾病：甲状腺功能低下、肢端肥大症等。

3. 评估患者咽喉部位情况。

4. 了解患者的饮食习惯、工作性质，评估患者对疾病的心理反应和社会状况。

（三）护理措施

1. 观察患者呼吸的频率、节律并监测血氧饱和度。

2. 减少患者白天的睡眠时间，注意观察睡眠情况，出现呼吸暂停立即唤醒患者。

3. 给予患者低流量吸氧（2～3L/min），病情严重者呼吸机辅助呼吸。

4. 加强呼吸机管理，注意面罩有无漏气，保护受压部位的皮肤。

5. 指导患者进高蛋白、富含维生素C的食物，禁忌辛辣刺激、高糖分、肥腻的食物，多吃水果蔬菜。

6. 加强安全保护，防止外伤。

7. 给患者心理护理，减轻恐惧、焦虑等情绪。

（四）健康指导

1. 避免诱发因素，如戒烟、戒酒、劳逸结合，养成良好的生活习惯。

2. 控制饮食，适当减肥、锻炼身体。

3. 睡前禁止服用镇静安眠药，以免加重呼吸中枢调节的抑制。

4. 保持呼吸道通畅，采取侧卧位睡眠姿势，以右侧卧位为宜。

5. 患者不宜从事驾驶、高空作业等有潜在危险的工作，以免发生意外。

6. 定期门诊随访。

第三节 循环系统疾病护理规范

循环系统疾病一般护理规范

一、目的

规范护理行为，指导临床护士运用专业技术知识，对患者实施整体的专业照顾，

加强护理管理、提高护理质量，进一步保障患者安全。

二、范围

适用范围：临床护理单元。

三、参考文献

吴惠平，付方雪.现代临床护理常规[M].北京：人民卫生出版社，2018.

四、规定

按内科疾病一般护理规范护理。

（一）给予低盐、低脂、清淡、易消化的饮食。宜少食多餐，忌暴饮暴食，忌烟酒。

（二）遵医嘱根据心脏功能情况合理安排患者的活动与休息。

（三）密切观察病情变化。注意评估血压、脉搏、心率和心律、尿量的变化和特点，评估胸痛累及的部位、呼吸困难程度、皮肤有无水肿或发绀。

（四）准确执行医嘱，根据病情和药物性质严格控制输液速度，密切观察药物的疗效和不良反应。使用洋地黄类及降压药物时，注意观察有无恶心、呕吐、头昏等不良反应。

（五）及时做好专科各项检查或治疗、护理、做好患者健康指导。

（六）协助患者完成生活护理，保持大便通畅。

（七）注意患者的情绪和心理状态，加强心理护理和健康教育，消除不良情绪。

（八）保证抢救器械、药品及用物处于完好状态。

心脏瓣膜病护理规范

一、目的

规范护理行为，指导临床护士运用专业技术知识，对患者实施整体的专业照顾，加强护理管理、提高护理质量，进一步保障患者安全。

二、范围

适用范围：临床护理单元。

三、参考文献

吴惠平，付方雪.现代临床护理常规[M].北京：人民卫生出版社，2018.

四、规定

按内科及循环系统疾病一般护理规范护理。

（一）护理关键点

1.活动与休息。

2.饮食护理。

3.心理护理。

4.并发症观察。

5.用药观察。

6.教育需求。

（二）护理评估

1.测量体温、脉搏、呼吸、血压及神志的变化，观察有无脑、肾、肺、脾栓塞等并发症。

2. 评估有无风湿活动的征象，如发热、关节疼痛。

3. 评估有无心力衰竭、心律失常的发生。如出现呼吸困难、乏力、尿少、水肿及肺部湿性啰音等，提示心力衰竭发生。

4. 评估患者对疾病的认识程度和心理状态。

（三）护理措施

1. 根据患者心功能情况合理休息和活动，减轻心脏负荷。无症状患者均应避免剧烈活动。有风湿活动时应卧床休息。发生心力衰竭者，应绝对卧床休息。

2. 在心功能代偿期应根据体重给予适宜的热量、高蛋白、丰富维生素、易消化的食物，少食多餐。心力衰竭者应限制钠盐摄入。

3. 注意观察和评估病情变化，以尽早发现并发症。高热、心力衰竭等患者按相应的护理常规护理。

4. 对于长期卧床者，注意口腔和皮肤护理。定时翻身，预防压疮和肺部感染。进行下肢主动和被动活动，防止栓塞。

5. 给予患者心理疏导和安慰，消除紧张和恐惧等不良情绪，树立战胜疾病的信心。

6. 对于特殊治疗患者，做好相应的护理。

7. 遵医嘱用药并观察疗效及副作用。

（四）健康指导

1. 注意防寒保暖，预防呼吸道感染，以防诱发风湿热反复发作。

2. 嘱患者坚持遵医嘱服药，积极控制并发症。

3. 避免加重心脏负荷的因素，避免剧烈活动和劳累。指导育龄妇女妊娠，心功能Ⅲ级以上不宜妊娠，以免加重心脏负担，造成生命危险。

房颤护理规范

一、目的

规范护理行为，指导临床护士运用专业技术知识，对患者实施整体的专业照顾，加强护理管理、提高护理质量，进一步保障患者安全。

二、范围

适用范围：临床护理单元。

三、参考文献

吴惠平，付方雪.现代临床护理常规[M].北京：人民卫生出版社，2018.

四、规定

按内科及循环系统疾病一般护理规范。

（一）护理关键点

1. 生命体征监测。

2. 活动与休息。

3. 用药护理。

4. 并发症观察。

5. 饮食护理。

6.教育需求。

（二）护理评估

1.评估患者心功能分级。

2.简短而有目的病史采集和体征评估。

3.每天床边12导联心电图，以评估心率及节律的变化。

4.有无其他伴随症状如大汗、恶心等，症状发生及持续时间、频率、有无诱因存在。

7.患者日常用药情况，药物不良反应的观察。

（三）护理措施

1.开通静脉通路，吸氧。

2.持续生命体征监测、血氧饱和度监测。

3.根据医嘱静脉注射药物：如毛花苷C、胺碘酮等；当心室率＜90次/min或转为窦性心律时即停止推注。

4.注意患者就诊后所做的血脂、血糖、心电图、ABG、电解质、血常规、凝血功能、甲状腺功能、肝肾功能等变化。

5.心悸、胸闷、气急症状等发作时护理。

（1）立即协助患者卧床休息。

（2）给予吸氧，床边12导联心电图，注意心电图的变化，必要时心电监护。

（3）如情绪激动、过度劳累病情发作时，嘱咐患者做深呼吸或屏气用力动作、总结预防的方法。

6.心理支持。

7.做好术前准备和术前指导（同步电复律和射频消融治疗）。

8.给药护理：

（1）严格按医嘱给药，教会患者自测脉搏，当脉搏＜60次/min，暂停服药并报告医生；监测心律、心率及心电图变化。

（2）抗凝溶栓及抗血小板药常见不良反应有肝功能损害，出血，胃肠道反应治疗时相关护理措施。

（3）对于皮下注射的患者，应经常更换注射部位，并避免按摩，应持续按压2～3min；严格按医嘱给药，宣教会影响药物疗效的食物等。

9.并发症的护理：常见并发症包括心力衰竭、心律失常、心源性休克、猝死。

10.监测患者血清电解质和凝血功能的情况。

11.注意观察各种并发症的先兆症状，及时发现并通知医生。

（四）健康指导

1.饮食指导：

（1）少食脂肪和胆固醇含量较高的食物，如动物内脏、肥肉、蛋黄、动物油等，多吃新鲜水果和蔬菜，富含纤维素的食物。

（2）进食清淡，高钾低钠，忌食辛辣刺激性食品。戒除烟酒，不喝咖啡、浓茶。

（3）华法林治疗期间应忌食富含维生素K食物，如许多绿色的蔬菜，包括菠菜、芦笋、花椰菜、包心菜、苣荬菜、芥蓝、奇异果、莴苣、生菜、西柚等。

2.运动指导：

（1）以选择节奏比较舒缓、便于调节运动节拍的锻炼项目为宜，如散步、慢跑、太极拳等。运动量应从小到大，时间从短到长，循序渐进，避免负重、屏气运动。运动量根据锻炼后的最高心率限度来计算，方法：最大运动心率=(220－年龄)×0.8。

（2）运动以无身体不适为原则，若出现头晕、头痛、心慌、恶心、呕吐等不适症状时应立刻停止，必要时需就医。

肥厚型心肌病护理规范

一、目的

规范护理行为，指导临床护士运用专业技术知识，对患者实施整体的专业照顾，加强护理管理、提高护理质量，进一步保障患者安全。

二、范围

适用范围：临床护理单元。

三、参考文献

吴惠平，付方雪.现代临床护理常规[M].北京：人民卫生出版社，2018.

四、规定

按内科及循环系统疾病一般护理规范护理。

（一）护理关键点

1.活动与休息。

2.心理护理。

3.饮食护理。

4.并发症观察及护理。

5.用药护理。

6.教育需求。

（二）护理评估

1.评估有无胸痛、头晕、心悸、有无劳力性呼吸困难、心衰等。

2.观察记录尿量、水肿部位及其程度。

3.密切观察心率与心律变化，及早发现有无心律失常。

4.密切观察血管活性药物的疗效及不良反应，监测血压变化，及早发现药物引起的低血压等。

5.患者对疾病的认识程度，有无情绪低落、焦虑、恐惧等。

6.监测实验室检查的结果及趋势，如：胸片、心电图、心脏彩超、ABG、血常规、电解质、肾功能、B型钠尿肽等。

（三）护理措施

1.心理护理：心肌病患者多较年轻，病程长、预后差，故常产生紧张、焦虑心理。护理中对患者应多关心体贴，助其消除悲观情绪，增强治疗信心。

2.注意保持休息环境安静、整洁和舒适，避免不良刺激。对失眠者酌情给予镇静药物。

3.休息：无明显症状的早期患者，可从事轻工作，避免紧张劳累。心力衰竭患者经药物治疗症状缓解后可轻微活动，护士应根据病情协助患者安排有益的活动，但应避免剧烈运动。合并严重心力衰竭、心律失常及阵发性晕厥的患者应绝对卧床休息，以减轻心脏负荷及心肌耗氧量。

4.饮食给予低脂、高蛋白和维生素的易消化饮食，避免刺激性食物。每餐不宜过饱，以免增加心脏负担。对心功能不全者应给予低盐饮食，应戒除烟酒。

5.护士应协助做好生活护理，对长卧床及水肿患者应注意皮肤清洁干燥，注意翻身和防止压疮。

6.保持大小便通畅，勿用力、屏气。

7.密切观察病情及生命体征，防止猝死。对危重患者应监测血压、心率及心律、血氧饱和度，当出现高度房室传导阻滞时，应立即通知医生，并备好抢救用品和药物。

8.对症护理：

（1）遵医嘱予以心电监护，观察并记录精神状态、呼吸、心律、心率、血压、脉搏和血氧饱和度的变化；遵医嘱行12导联心电图，观察心电图变化（心电图示室内传导阻滞及心律失常，以室性期前收缩最多见）。

（2）给氧：呼吸困难者取半卧位，予以持续吸氧，氧流量视病情酌情调节。对心力衰竭者可作ABC，了解治疗效果。

（3）限制水钠摄入：对合并水肿和心力衰竭者应准确记录24h出入量，限制过多摄入液体，每天晨起测量体重。在利尿治疗期间，应观察患者有无乏力、四肢痉挛及脱水表现，定时复查血电解质浓度，警惕低钾血症，必要时补钾。对大量胸、腹水者，应协助医生穿刺抽液，减轻压迫症状。

（4）预防和控制感染：呼吸道感染是心肌病患者心力衰竭加重的一项重要诱因。故护理中应注意预防呼吸道感染，尤其是季节更换和气温骤变时。对长期卧床者应定时翻身、拍背，促进排痰。饭后漱口，保持口腔清洁。此外，在心导管等有创检查前后应给予预防性抗生素治疗，预防感染性心内膜炎等。

（5）预防猝死。

9.常见并发症的护理：

（1）心力衰竭：观察神志、呼吸困难、咳嗽咳痰、尿量等情况，早期发现心衰表现，处理按心力衰竭护理常规。

（2）心律失常及猝死：严密心电监护及心电图检查，及时发现心律失常及时处理。

10.药物治疗及不良反应的观察治疗以β受体阻断剂及钙通道阻滞剂最常见。

（1）β受体阻断剂：需密切注意心率、心律变化，窦缓或房室传导阻滞者禁用，不可骤然停药，需逐渐减量，做好宣教，教会患者测脉搏。

（2）钙通道阻滞剂：注意血压下降的幅度变化，发现血压过低等异常及时通知医师。

（3）避免使用增强心肌收缩力的药物（如洋地黄）及减轻心脏负荷的药物（如硝酸甘油），以免加重左室流出道梗阻。

（四）健康指导

1.饮食指导给予低脂、高蛋白和维生素的易消化饮食，避免刺激性食物。每餐不宜过饱，以免增加心脏负担。对心功能不全者应给予低盐饮食，应戒除烟酒。

2. 保证充足的睡眠，避免重体力劳动及疲劳过度，保持患者的身心安静。不要绝对卧床，可让患者定时变换体位，活动四肢，以防形成静脉血栓和肺部感染。

3. 预防呼吸道感染，防止受凉，饭后漱口，保持口腔清洁；一旦感染，应及时使用抗生素治疗。

4. 心功能不全者，易产生肺部感染，使病情加重，应及时控制并咳出痰液；常出汗及有水肿者易发生压疮，故应保持皮肤的清洁卫生、干燥，可局部按摩促进血液循环。水肿者，避免久站久坐，适当抬高双下肢，学会监测体重评估出入量是否平衡。

5. 保持心情愉快、稳定，避免紧张、兴奋、生气等情绪波动导致加重病情。注意保持大便通畅，避免排大便时因用力而增加心脏负荷产生意外。

6. 学会基本的自我护理技术，如测量脉搏、血压、称体重等；定时服药，不随意增减药物，定期复诊。

7. 女性患者不宜妊娠。

心功能不全的护理规范

一、目的

规范护理行为，指导临床护士运用专业技术知识，对患者实施整体的专业照顾，加强护理管理、提高护理质量，进一步保障患者安全。

二、范围

适用范围：临床护理单元。

三、参考文献

吴惠平，付方雪. 现代临床护理常规[M]. 北京：人民卫生出版社，2018.

四、规定

按内科及循环系统疾病一般护理规范护理。

（一）护理关键点

1. 出入量观察。

2. 氧疗护理。

3. 饮食与排泄。

4. 用药指导。

5. 心电监测。

6. 心理护理。

7. 预防并发症。

8. 教育需求。

（二）护理评估

1. 急性心功能不全。

（1）生命体征的监测：定时测量心率、心律，必要时连续监测。

（2）神志、意识、体位与活动的情况。

（3）听诊肺部有无湿啰音或哮鸣音。

（4）观察并记录咳嗽、咳痰的性质、量、色及发生的时间。

（5）出入量的观察与记录，尤其饮水量及体重的变化，注意全身有无水肿，并观察水肿程度、范围的进展等。

（6）观察血氧饱和度及是否有气促、发绀、肢体湿冷等情况。

（7）观察活动与体位。

（8）持续观察药物使用的效果及不良反应。

（9）了解患者对疾病的认识程度，观察患者有无情绪低落、焦虑、恐惧等。

（10）化验检查的趋势变化，如：胸片、心脏超声、血常规、电解质、肾功能、血气分析、B型钠尿肽等。

2.慢性心功能不全：

（1）密切观察心率和心律变化，及早发现有无心律失常。定时测量心率、血压、呼吸，一般为30～60min/次，危重患者应连续心电监护，持续观察活动与体位是改善或加重（呼吸困难、气促等症状），咳嗽、咯血时的观察（发生的时间、性质及量）。

（2）输液过程中应根据患者血压、心率、呼吸情况，随时调整药物的浓度和滴速，严格控制补液滴速，20～30滴/min，急性肺水肿者应控制在 15～20滴/min，有条件情况下可采用微量输液泵来控制滴速。

（3）密切观察血管活性药物的疗效及不良反应，监测血压变化，及早发现药物引起的低血压、电解质紊乱、洋地黄中毒等不良反应。

（4）了解患者对疾病的认识程度，观察患者有无情绪低落、焦虑、恐惧等。

（5）记录24h出入量，尤其输液入量、饮食入量、尿量及尿颜色。

（6）注意皮肤黏膜有否发绀、颈静脉怒张、水肿等循环淤血的情况。

（7）饮食与排泄的情况。

（8）化验检查的趋势变化，如：胸片、心脏超声、血常规、电解质、肾功能、B型钠尿肽、ABG 等。

（三）护理措施

1.急性心功能不全：

（1）急性左心衰按“急性心力衰竭护理常规”护理。

（2）两路静脉通路进行补液，并遵医嘱使用微量泵或输液泵控制输液速度。

（3）遵医嘱使用药物：如吗啡、利尿剂、硝酸甘油或硝普钠、毛花苷C、氨茶碱等。

（4）病情监测：血压、心率、心律、呼吸频率与深度、血氧饱和度、心电图、电解质、血气分析、尿量、药物、神志和意识、肺部啰音、有无继续咳粉红色泡沫痰及血流动力学等情况。

（5）可用精密式尿袋计每小时尿量。

（6）做好基础护理和安全护理：给予生活照顾，防跌倒、防坠床、防压疮等。

2.慢性心功能不全：

（1）吸氧：一般3～6L/min（根据病情及血氧饱和度的情况调整氧流量）。

（2）按医嘱给强心、利尿、扩血管等药物，注意药物的疗效及不良反应。

（3）保护皮肤：保持床褥清洁、柔软、平整，严重水肿患者，应定时翻身，必要时给予气垫床。

（4）呼吸困难者易发生口干和口臭，应加强口腔护理。

（5）准确记录24h出入量，尤其尿量及其颜色。

（6）保持病人大便通畅，避免用力排便。

（7）当病情好转后，根据病人心功能分级决定活动量，鼓励病人尽早做适量活动，防止长期卧床致静脉血栓、肺栓塞、便秘、压疮的发生。

（8）做好安全护理，如防跌倒、防坠床、防压疮等。

（9）活动过程中监测：若病人活动中有呼吸困难、胸痛、心悸、头晕、疲劳、大汗、面色苍白、低血压等情况时应停止活动，必要时给予心电监测并通知医生。

3.饮食护理：以高维生素、钾、镁，低热量、低钠、少油及适量纤维素、清淡易消化的食物，宜少量多餐，避免刺激性食物。对少尿患者应根据血钾水平决定食物中含钾量。心衰急性期限水1000～1500mL/d或前1d尿量＞500mL。

4.休息与活动：急性期需卧床休息，减少活动。根据心功能受损程度给予指导及协助。

5.给药护理：

（1）洋地黄制剂：按本节房颤护理常规护理。

（2）利尿剂：常见不良反应有体位性低血压、头晕、疲乏、胃肠道反应、电解质紊乱。嘱患者用药时应缓慢改变体位，每天监测电解质、体重、血压及尿量，及时调整剂量。

（3）血管扩张剂：常见不良反应有搏动性头痛、头晕、疲乏、胃肠道反应、低血压、面部潮红。嘱患者用药时应缓慢改变体位，观察患者有无头痛、面色潮红等不良反应。静脉给药时应监测患者的血压，开始时可5～10min测血压1次，注意硝酸酯类的药物作用在停用后30～60min内仍然有效。

（4）静脉给药时，应控制输液总量及滴速，一般＜20～30滴/min，避免造成血容量增加过多而加重心衰。

（四）健康指导

1.休息与活动根据心功能分级及恢复程度而定(绝对卧床、卧床与活动等)；活动要以不出现心悸、气急为原则。劳逸结合，保证夜间睡眠充足，白天养成午睡的习惯。

2.饮食以高维生素、钾、镁，低热量、低钠、少油及适量纤维素、清淡易消化的食物，宜少量多餐，避免刺激性食物。

3.用药及输液指导。

（1）服用洋地黄类药物时，应严格遵医嘱给药，学会自测脉搏。若脉率突然显著增快或减慢，节律改变并出现胃肠道反应时，应警惕洋地黄毒性反应，及时就医。

（2）不得自行调节输液速度。

4.保护皮肤：保持床褥清洁、柔软、平整。严重水肿患者，应定时翻身，必要时给予气垫床。

5.保持心情愉快、稳定，避免紧张、兴奋、生气等情绪波动而加重病情。

6.避免呼吸道感染、过劳、情绪激动、过量运动，戒烟酒，防止疾病复发或加重。保持大便通畅，勿用力排便。

7. 教会病人自我监测脉搏、体重，尤其是服洋地黄类药物及利尿剂药物的患者发现脉搏、体重或症状有显著变化时应及时就诊。

8. 育龄妇女应在医师指导下决定是否可以妊娠与自然分娩。

9. 指导定时服药，不随意增减药物，定期复诊。

10. 注意体重的变化，观察足踝部有无水肿，有无气急加重、夜尿增多、厌食、上腹饱胀感等心衰复发。如有应及时就医。

亚急性细菌心内膜炎护理规范

一、目的

规范护理行为，指导临床护士运用专业技术知识，对患者实施整体的专业照顾，加强护理管理、提高护理质量，进一步保障患者安全。

二、范围

适用范围：临床护理单元。

三、参考文献

吴惠平，付方雪. 现代临床护理常规[M]. 北京：人民卫生出版社，2018.

四、规定

按内科及循环系统疾病一般护理规范护理。

（一）护理关键点

1. 发热。

2. 营养失调。

3. 并发症。

4. 标本采集。

5. 心理护理。

6. 活动与休息。

7. 教育需求。

（二）护理评估

1. 监测患者的生命体征，有无发热、呼吸困难等，警惕心衰并发症的发生。

2. 评估患者的皮肤黏膜，有无瘀点、出血斑等。观察患者的面色，是否呈苍白、贫血貌。

3. 评估患者对疾病的认识程度和心理状态。

（三）护理措施

1. 患者宜注意休息，避免剧烈活动，以不疲劳为限，减轻心脏负担。有并发症者，须卧床休息。

2. 给予高蛋白、高热量、丰富维生素、易消化的食物。

3. 注意评估患者病情变化，尽早发现和处理心力衰竭、动脉栓塞等并发症。

4. 心力衰竭者按心力衰竭护理常规护理。

5. 高热按高热护理常规护理。

6. 遵医嘱正确、及时采取血培养标本。

7. 严格按时按量使用抗生素。如实行拔牙、手术及其他侵入性操作前预防性地使用抗生素，观察药物的疗效及毒副反应。

8. 给予患者心理疏导和安抚，消除紧张和恐惧情绪，树立战胜疾病的信心。

（四）健康指导

1. 加强营养，预防各种感染。

2. 指导患者自我监测体温，定期门诊复查。

病毒性心肌炎护理规范

一、目的

规范护理行为，指导临床护士运用专业技术知识，对患者实施整体的专业照顾，加强护理管理、提高护理质量，进一步保障患者安全。

二、范围

适用范围：临床护理单元。

三、参考文献

吴惠平，付方雪. 现代临床护理常规[M]. 北京：人民卫生出版社，2018.

四、规定

按内科及循环系统疾病一般护理规范。

（一）护理关键点

1. 胸痛。

2. 活动无耐力。

3. 并发症观察。

4. 饮食护理。

6. 教育需求。

（二）护理评估

1. 询问患者1～3周内是否有病毒感染的病史。

2. 评估患者有无心脏受累的症状，如胸闷、心悸、呼吸困难、心前区隐痛等。评估有无心律失常、心力衰竭等并发症。

3. 评估患者活动耐受情况，日常生活自理能力是否受限。

4. 评估患者对疾病的认识程度和心理状态。

（三）护理措施

1. 急性期患者卧床休息，限制探视。病情恢复后3～6个月逐渐恢复轻体力劳动。

2. 给予高蛋白、高热量、丰富维生素、易消化的食物，促进心肌细胞的恢复。

3. 严密监测心率、心律，急性期给予持续心电监护。尽早发现心律失常、心力衰竭等并发症。一旦发现并发症，按其相应的护理常规护理。

4. 做好心理护理。

（四）健康指导

1. 嘱咐患者根据病情合理安排活动和休息，以免加重病情。

2. 指导患者自我监测脉搏、节律等，发现异常及时就诊。

心绞痛护理规范

一、目的

规范护理行为，指导临床护士运用专业技术知识，对患者实施整体的专业照顾，加强护理管理、提高护理质量，进一步保障患者安全。

二、范围

适用范围：临床护理单元。

三、参考文献

吴惠平，付方雪. 现代临床护理常规[M]. 北京：人民卫生出版社，2018.

四、规定

按内科及循环系统疾病一般护理规范护理。

（一）护理关键点

1. 疼痛。

2. 活动与休息。

3. 饮食与排泄。

4. 并发症观察。

5. 用药护理。

（二）护理评估

1. 评估患者诱发心绞痛的因素，了解疼痛部位、性质及持续时间。观察抗心绞痛药物的疗效及不良反应，警惕心肌梗死的发生。

2. 监测患者的血压、心率、心律及呼吸的变化。

3. 定期监测心电图变化。注意有无形态、节律等变化，评估有无心肌缺血、心律失常。

4. 评估患者对疾病的认识程度和心理状态。定期监测心电图变化。

（三）护理措施

1. 根据患者病情合理安排休息和活动，充分保证足够的睡眠。心绞痛发作频繁时，应卧床休息，保证环境安静，疼痛发作频繁时，立即停止活动，就地休息。

2. 合理饮食，给予高维生素、低热量、低动物脂肪、低胆固醇、适量蛋白质、易消化的清淡饮食，少量多餐，避免暴饮暴食，控制食盐摄入量＜5g/d。避免寒冷刺激，戒烟酒，不饮浓茶、咖啡，多吃蔬菜、水果。

3. 严密心电监护，根据疼痛持续的时间、有无诱因、心电图的改变、心肌标志物的变化动态判断病情危险程度。警惕病情演变为急性心肌梗死。

4. 心绞痛严重时遵医嘱舌下含服或静脉滴注硝酸甘油等，用药时注意滴速和血压的变化，观察用药效果。

5. 保持大便通畅，避免用力大便。必要时使用缓泻剂或开塞露塞肛。

6. 给予患者安抚和心理支持，讲解疾病相关知识，缓解和消除患者紧张情绪。

（四）健康指导

1. 指导患者避免诱发心绞痛的因素，纠正不良的生活方式，如避免高脂肪、高胆固醇、高盐饮食。避免重体力劳动和剧烈活动。避免情绪过度激动和精神高度紧张。戒烟酒，不饮浓茶和咖啡。避免寒冷刺激。避免长时间沐浴等。

2. 告诉患者疼痛发作时的处理方法，随身携带“保健盒”，学会正确服药和疗效观察。

3. 告知病人及家属，过劳、情绪激动、饱餐、用力排便、寒冷刺激等都是心绞痛发作的诱因，应注意尽量避免。

4. 指导患者识别心肌梗死的先兆症状，如心绞痛发作频发和程度加重，含服硝酸甘油无效时应立即护送就医。

心律失常护理规范

一、目的

规范护理行为，指导临床护士运用专业技术知识，对患者实施整体的专业照顾，加强护理管理、提高护理质量，进一步保障患者安全。

二、范围

适用范围：临床护理单元。

三、参考文献

吴惠平，付方雪.现代临床护理常规[M].北京：人民卫生出版社，2018.

四、规定

按内科及循环系统疾病一般护理规范护理。

（一）护理关键点

1. 活动与休息。

2. 饮食与排泄。

3. 病情观察及抢救准备。

4. 用药指导。

5. 教育需求。

（二）护理评估

1. 询问患者既往有无器质性心脏病。有无类似发作病史。

2. 评估患者血压、心律、心率、神志等，评估心律失常发生的时间、频率和类型，了解抗心律失常药物的效果。

3. 评估心律失常发作时有无伴随症状，如脉搏加快或细弱、血压下降、头晕、黑蒙、晕厥、气短、胸痛等。注意严重的心律失常可以引发心搏骤停。

4. 评估患者对疾病的认知程度和心理状态，有无紧张、焦虑情绪。

（三）护理措施

1. 根据心律失常的程度和特点合理安排休息和活动。严重心律失常者，应卧床休息。心动过速者，应限制活动。心动过缓者，避免兴奋迷走神经的活动，如避免排便时屏气。室性心动过速者，指导患者尝试频繁用力咳嗽，促进心律复律。

2. 饮食宜清淡无刺激性食物，戒烟酒。低钾时，给予含钾高的食物，如橙子、香蕉、等。

3. 遵医嘱给予氧气吸入。

4. 监测血压、脉搏、呼吸、神志等变化。

5. 急性心律失常者给予持续心电监测。评估心律失常发生的时间、频率和类型。对于室颤等严重的心律失常，及时做好急救准备，立即给予复律和心肺复苏，并遵医嘱给予生命支持疗法。

6. 遵医嘱准确给予抗心律失常药物并观察疗效及药物的副作用。

7. 给予患者安抚和心理支持，稳定患者情绪，缓解紧张和焦虑。

（四）健康指导

1. 指导患者避免各种诱发因素，如：发热、疼痛、饮食不当、睡眠不足等。保持心情舒畅，注意劳逸结合。建立健康的生活方式，戒烟酒、控制体重。保持大便通畅。及时治疗腹泻、脱水等引起电解质紊乱的疾病。避免从事高空作业、驾驶等紧张工作。

2. 严格遵医嘱服药，定期复查。

3. 教会患者及家属观察脉搏变化，如发现异常，及时就医。

急性心肌梗死护理规范

一、目的

规范护理行为，指导临床护士运用专业技术知识，对患者实施整体的专业照顾，加强护理管理、提高护理质量，进一步保障患者安全。

二、范围

适用范围：临床护理单元。

三、参考文献

吴惠平，付方雪.现代临床护理常规[M].北京：人民卫生出版社，2018.

四、规定

按内科及循环系统疾病一般护理规范护理。

（一）护理关键点

1. 胸痛。

2. 活动无耐力。

3. 介入治疗的护理。

4. 溶栓治疗的护理。

5. 并发症。

6. 便秘。

7. 恐惧。

8. 教育需求。

（二）护理评估

1. 评估诱发患者心绞痛的因素，了解疼痛的部位，性质。程度及持续时间，疼痛发作时有无大汗或恶心、呕吐等伴随症状，观察抗心绞痛药物的疗效及不良反应。

2. 监测心电图变化，注意有无形态、节律等变化，了解心肌缺血程度。

3. 严密观察患者血压、脉搏、呼吸、体温、面色、心律、心率、尿量等变化，注意潜在并发症的发生，如心力衰竭、心源性休克、心律失常、心脏骤停等。

4. 评估患者对疾病的认知程度和心理状态，有无紧张、焦虑情绪。

（三）护理措施

1. 嘱患者绝对卧床休息3～7d，严格限制探视，落实患者的生活护理。

2. 起病后4～12h内给予流质饮食，随后过渡到低脂肪、低盐、低胆固醇的清淡饮食，提倡少量多餐。

3. 即刻建立静脉通路、持续心电监护，注意潜在并发症的发生。根据病情严密监测生命体征并记录直至病情平稳。

4. 遵医嘱给予吸氧，以增加心肌氧的供应，减轻缺血和疼痛。

5. 止痛治疗的护理：遵医嘱给予吗啡或哌替啶止痛，注意有无呼吸抑制等不良反应。

6. 溶栓治疗者按急性心肌梗死溶栓治疗护理常规护理。

7. 介入治疗者按冠心病PCI围手术期的护理常规护理。

8. 预防便秘，保持大便通畅。避免用力大便，必要时使用缓泻剂或开塞露塞肛。

9. 给患者简要解释病情及治疗方案、介绍环境，允许病人表达内心感受，给予目光交流、肢体接触、语言安慰等心理支持手段，鼓励病人战胜疾病的信心。妥善安排探视时间，给予亲情抚慰。

（四）健康指导

1. 指导患者调整和纠正不良生活方式。如避免高脂肪、高胆固醇、高盐饮食。避免重体力劳动和剧烈活动。避免便秘。控制情绪过度激动和精神高度紧张。戒饮浓茶和咖啡。避免寒冷刺激。避免长时间沐浴等。

2. 坚持服药，定期复查。

3. 指导患者自我识别心肌梗死的先兆症状，如心绞痛发作频繁或程度加重、含服硝酸甘油无效时应立即护送就医。

4. 嘱咐无并发症的患者，心肌梗死6～8周后无胸痛等不适，可恢复性生活，并注意适当度。

先天性心脏病护理规范

一、目的

规范护理行为，指导临床护士运用专业技术知识，对患者实施整体的专业照顾，加强护理管理、提高护理质量，进一步保障患者安全。

二、范围

适用范围：临床护理单元。

三、参考文献

吴惠平，付方雪.现代临床护理常规[M].北京：人民卫生出版社，2018.

四、规定

按内科及循环系统疾病一般护理规范护理。

（一）护理关键点

1. 体位与活动。

2. 饮食与排泄。

3. 心理护理。

4. 术前准备及术后护理。

5. 用药观察及护理。

6. 教育需求。

（二）护理评估

按“不稳定型心绞痛护理常规”护理。

（三）护理措施

1. 体位与活动：根据病情决定活动方式。

2. 改善营养：以高蛋白、高维生素、高热量饮食为主，多食新鲜蔬菜及水果。

3. 心理护理：保持良好的心态，树立正确对待疾病、战胜疾病的信心。

4. 呼吸道护理：按“风湿性心脏病护理常规”相关内容护理。

5. 心血管系统护理：

（1）观察生命体征、心律。

（2）关注电解质水平。

（3）肺动脉高压者根据医嘱是否使用前列腺素E。

6. 口腔护理：及时处理口腔疾患。

7. 做好术前常规检查如协助胸片、心电图、B超、心脏彩超、食道超声等。

8. 介入治疗术前准备备皮、宣教、排便、禁食禁饮6～8h、建立静脉通路等。

9. 介入治疗术后评估及护理措施按“风湿性心脏病护理常规”护理。

（四）健康指导

1. 戒烟，注意口腔卫生，积极治疗牙周感染和口腔疾患。

2. 食用高蛋白、富含维生素、粗纤维、易消化的食物，多吃新鲜水果、蔬菜，加强营养保持大便通畅。

3. 出院后适当的活动，以散步为主，暂避免剧烈活动。注意劳逸结合，防寒保暖，预防感冒。

4. 适当锻炼，每日进行可耐受的活动，以不出现心悸、气促、乏力等症状为宜。

5. 植入封堵器患者忌做核磁共振。

6. 定时服药，介绍药物的名称、剂量、作用、用法和不良反应。

心包炎护理规范

一、目的

规范护理行为，指导临床护士运用专业技术知识，对患者实施整体的专业照顾，加强护理管理、提高护理质量，进一步保障患者安全。

二、范围

适用范围：临床护理单元。

三、参考文献

吴惠平，付方雪.现代临床护理常规[M].北京：人民卫生出版社，2018.

四、规定

按内科及循环系统疾病一般护理规范护理。

（一）护理关键点

1.发热。

2.疼痛。

3.气体交换受损。

4.体液过多。

5.活动无耐力。

6.心包穿刺。

（二）护理评估

1.评估发热起因及持续时间、有无畏寒、多汗、困乏、食欲缺乏等，非感染性心包炎的毒血症状较轻，肿瘤患者可无发热。

2.评估病人疼痛的部位、性质及变化情况，是否可闻及心包摩擦音。

3.评估病人呼吸的困难程度。

4.评估病人重要脏器功能，有无高血压、冠心病、糖尿病及慢性支气管炎等。

5.患者对疾病的认知程度，有无焦虑、恐惧。

6.关注体温是否降至正常，血培养及血常规结果，血流动力学状态。

（三）护理措施

1.急性心包炎患者主要表现为心前区尖锐的剧痛或沉重的闷痛。可放射至左肩，疼痛可随呼吸或咳嗽加剧。应十分重视患者的主诉并及时给予处理。

2.呼吸困难为急性心包炎最突出症状，为慢性缩窄性心包炎最主要症状。护理人员应密切观察患者呼吸频率及节律，按“呼吸困难护理常规”护理。

3.密切观察心包积液的变化，及时汇报病情变化，并遵医嘱及时处理。心包积液量超过300mL或积液发生较迅速时，可出现下列体征：

（1）心包积液本身体征：心浊音界向两侧迅速扩大，并可随体位改变。如坐位时下界增宽，平卧时心底部第二、三肋间增宽，心尖搏动位于心浊音界内减弱或消失。心音遥远，心率增快。有时在胸骨左缘第三、四肋间隙听到舒张早期附加音，亦称心包叩击音，与第一、二心音构成三音心律，此因心室舒张受限，进入心室血流突然受阻，形成旋涡冲击心室壁所产生。

（2）心包填塞症：急性心包填塞时，心搏出量明显下降，心率加快，脉搏细弱，动脉收缩压下降，脉压减少，严重者可出现休克。慢性心包填塞时，静脉淤血症状明显，可有颈静脉怒张而搏动不显，且在吸气期更明显，肝颈静脉回流证阳性，肝脏肿大伴压痛及腹水，下肢水肿；可发现奇脉，即吸气时脉搏减弱或消失，呼气时脉搏增强，听诊血压时，可发现呼气期收缩压较吸气期高出10mmHg以上。

（3）肺受压症：心包积液多从横膈上的心包腔先开始积聚，而后充满胸骨后的心包腔。大量心包积液时，膨胀的心包腔可压迫肺及支气管，体检时可发现左肩胛的内下方有一浊音区，并伴有语颤增强及支气管性呼吸音。当患者出现心脏填塞症状时可出现静脉压升高，动脉压降低，严重者可出现休克。由于渗液积聚还可出现体循环瘀血证，如肝一颈回流证阳性、胸腹水，面部及下肢水肿。患者常伴有奇脉，并注意有无心律失常发生。

4. 心包穿刺者按心包穿刺术护理常规护理。

5. 理支持保持环境安静舒适，向患者及家属解释疾病病因、过程和简单治疗方案。

6. 给药护理一般选用青霉素或联合抗生素治疗，观察肝肾功能损害等不良反应，及时处理。注意观察停药后有无复发症状，患者对抗生素是否敏感。

（四）健康指导

1. 介绍放置心包引流管的重要性，不要随意移动引流管。

2. 活动、翻身或下床时应寻求他人帮助，以防引流管受压、扭曲或堵塞、滑出等。

3. 当发生呼吸急促、胸痛或连接处脱开时要立即报告。

原发性高血压护理规范

一、目的

规范护理行为，指导临床护士运用专业技术知识，对患者实施整体的专业照顾，加强护理管理、提高护理质量，进一步保障患者安全。

二、范围

适用范围：临床护理单元。

三、参考文献

吴惠平，付方雪.现代临床护理常规[M].北京：人民卫生出版社，2018.

四、规定

按内科及循环系统疾病一般护理规范护理。

（一）护理关键点

1. 活动与休息。

2. 饮食与排泄。

3. 用药指导。

4. 并发症观察及护理。

5. 心理护理。

6. 教育需求。

（二）护理评估

1. 询问患者有无原发性高血压的危险因素。

2. 评估患者的血压、脉搏、心律、心率、呼吸等症状，了解波动范围。

3. 询问患者有无头痛、胸闷、恶心等症状。

4. 评估患者对疾病的认识、用药史及治疗的依从性。

（三）护理措施

1. 根据患者血压合理安排休息和活动，保证充足的睡眠。血压控制不理想、波动大时，应避免剧烈活动。严重高血压或出现头痛、胸闷、恶心等症状时卧床休息。服药后注意预防直立性低血压，如避免突然改变体位，动作宜缓慢等。

2. 饮食给予低盐、低脂、低胆固醇、优质蛋白质、含钾高、清淡为宜，戒烟、忌酒。

3. 密切观察患者的生命体征，观察有无头痛、胸闷、恶心等症状，严防高血压危象的发生。

4. 遵医嘱给予降血压等治疗，观察降压药的疗效和副作用。

5. 保持大便通畅，忌用力大便。

6. 并发心衰、肾功能不全、高血压脑病者按疾病护理常规护理。

7. 给予心理护理，引导患者严格遵医嘱服药。

（四）健康指导

1. 指导患者调整和纠正不良生活方式。如避免高脂肪、高胆固醇、高盐饮食。避免剧烈活动、避免便秘。控制情绪，避免过度激动和精神高度紧张，戒烟酒等。

2. 向患者强调遵医嘱服药的重要性，坚持服药，定期复查。

3. 指导病人根据年龄、血压水平及个人兴趣选择适宜的运动方式，合理安排运动量。建议每周3～5次、每次30min的有氧运动，如步行、慢跑、骑车、游泳和跳舞等。

4. 教会患者及家属测量血压。交代患者如出现血压急剧上升、头痛、胸闷、恶心等不适，立即就地休息，尽快到医院就诊。

扩张性心肌病护理规范

一、目的

规范护理行为，指导临床护士运用专业技术知识，对患者实施整体的专业照顾，加强护理管理、提高护理质量，进一步保障患者安全。

二、范围

适用范围：临床护理单元。

三、参考文献

吴惠平，付方雪.现代临床护理常规[M].北京：人民卫生出版社，2018.

四、规定

按内科及循环系统疾病一般护理规范护理。

（一）护理关键点

1. 活动与休息。

2. 饮食护理。

3. 用药观察。

4. 心理护理。

5. 并发症观察。

6. 教育需求。

（二）护理评估

1. 询问患者既往有无其他疾病。

2. 评估患者是否有气急、呼吸困难、水肿、肝大等充血性心力衰竭症状。

3. 评估患者心腔扩大程度、有无心律失常等发生。

4. 评估患者对活动的耐受程度和对疾病的认知程度，有无焦虑情绪等。

（三）护理措施

1. 注意休息，限制体力活动，降低心肌耗氧量。并发心力衰竭和严重心律失常者，绝对卧床休息。

2. 给予低盐、富含优质蛋白。丰富维生素的清淡饮食。

3. 对于有气促、呼吸困难者，给予氧气吸入。

4. 密切观察有无气促、呼吸困难、水肿、肝大等充血性心力衰竭症状及严重心律失常并发症，严防猝死的发生。

5. 遵医嘱给药，注意有无作用与副作用。慎用洋地黄，以免中毒。

6. 注意保暖，预防呼吸道感染。

7. 做好心理护理，保持情绪稳定。

（四）健康指导

1. 注意劳逸结合，避免重体力劳动。避免剧烈活动，戒烟酒。

2. 加强营养，增强机体抵抗力，预防呼吸道感染。

3. 遵医嘱坚持服药，定期复查。

急性心力衰竭护理规范

一、目的

规范护理行为，指导临床护士运用专业技术知识，对患者实施整体的专业照顾，加强护理管理、提高护理质量，进一步保障患者安全。

二、范围

适用范围：临床护理单元。

三、参考文献

吴惠平，付方雪.现代临床护理常规[M].北京：人民卫生出版社，2018.

四、规定

按内科及循环系统疾病一般护理规范护理。

（一）护理关键点

1. 体位。

2. 氧疗。

3. 抢救用药。

4. 出入量管理。

5. 病情监测。

6. 心理护理。

7. 教育需求。

（二）护理评估

1. 评估可能引起患者急性心力衰竭的原因，了解既往病史。

2. 监测患者血压、心率、呼吸频率及深度、有无气促及肺部啰音等。

3. 观察患者是否咳粉红色泡沫痰，评估患者的出入水量是否平衡等。

4. 评估患者缺氧的程度，如有无烦躁不安等意识障碍、皮肤黏膜颜色有无发绀等。

5. 评估患者对疾病的认识程度和心理状态，有无紧张、恐惧、害怕等情绪。

（三）护理措施

1. 协助患者取端坐位，以利于呼吸和减少静脉回心血量。紧急情况下可行四肢轮流三肢结扎法减少静脉回流。

2. 急性心衰期暂禁食，病情好转稳定后，宜低盐、清淡食物。

3. 给予高流量氧气吸入。在湿化瓶内加入30%～50%乙醇抗泡沫剂，保证足够的血氧分压。

4. 迅速建立静脉通道，遵医嘱给药，如硫酸吗啡、硝酸酯类、利尿剂、氨茶碱等，严格控制静脉速度。

5. 持续心电监测，严密观察血压、心率、呼吸、神志、尿量等，准确记录出入量。每天摄入液体量一般宜在1500mL以内，不超过2000mL。

6. 给予心理支持，安慰患者，避免精神过度紧张。

（四）健康指导

1. 针对患者可能发生心力衰竭的诱因，给予针对性的预防指导。

2. 指导患者在药物治疗的过程中，如有头痛、恶心、出汗等应及时报告医务人员。

3. 嘱咐患者遵医嘱服药，定期复查。

慢性心衰护理规范

一、目的

规范护理行为，指导临床护士运用专业技术知识，对患者实施整体的专业照顾，加强护理管理、提高护理质量，进一步保障患者安全。

二、范围

适用范围：临床护理单元。

三、参考文献

吴惠平，付方雪. 现代临床护理常规[M]. 北京：人民卫生出版社，2018.

四、规定

按内科及循环系统疾病一般护理规范护理。

（一）护理关键点

1. 气体交换受损。

2. 体液过多。

3. 活动无耐力。

4. 焦虑。

5. 并发症观察。

6. 用药观察及护理。

7. 教育需求。

（二）护理评估

1. 评估有无冠心病、高血压、心肌病等基础心脏病病史。

2. 评估患者的血压、心率、呼吸、脉搏及脉压的变化及首次发病时间。

3. 评估患者有无周围血管灌注不良的症状，如出汗、脉细速、皮肤发凉、失眠、头晕、毛细血管充盈度差等。

4. 评估患者有无纳差、恶心、呕吐、腹胀、身体低垂部位水肿等右心衰竭表现。

5. 评估患者有无肾灌注不足的表现，如尿少、体重增加、水肿等。

6. 评估患者有无电解质紊乱症状，如头晕、乏力、口渴、心电图改变。

7. 评估病人日常生活是否自理、活动受限的程度。

8. 评估患者对疾病的认知程度及心理状态，有无紧张、恐惧、害怕等情绪。

（三）护理措施

1. 根据心功能情况合理安排休息，限制活动。心功能四级者绝对卧床休息。

2. 给予低盐、低脂肪、富含维生素和优质蛋白、易消化的饮食。严格控制液体摄入量。

3. 给予氧气吸入，根据缺氧的程度调节流量。

4. 严格监测生命体征及其他病情变化，发现任何病情变化及时报告医师处理。

5. 遵医嘱给予药物，注意观察药物的疗效和不良反应。使用血管扩张剂，静脉使用时应控制滴速，注意监测血压变化。使用利尿剂时给药以清晨或上午为宜，防止夜尿过多影响睡眠，并应监测电解质，严防低钾、低钠等发生。使用洋地黄时，注意脉搏和心电图变化，如出现脉搏＜60次/min、恶心、呕吐、视力模糊、黄绿视及心律失常等，应立即报告医师并停用。

6. 准确记录出入量，定期测量体重。

7. 做好水肿患者的皮肤护理，预防皮肤并发症。

8. 做好心理护理，减轻焦虑情绪。

（四）健康指导

1. 积极治疗原发病，避免诱因，如呼吸道感染、情绪激动、劳累、饮食过咸等。

2. 合理安排休息，恢复期活动以不引起心慌、气促为宜。

3. 嘱咐患者严格按医嘱服药，定期复查。

4. 教会患者观察药物的副作用，预防并发症。缓慢更换体位，预防直立性低血压。学会监测脉搏，服洋地黄药物前必须数脉搏，如脉搏＜60次/min或有恶心、呕吐、视力模糊、黄绿视等，不得服药，应立即赴医院就医。

主动脉夹层的护理规范

一、目的

规范护理行为，指导临床护士运用专业技术知识，对患者实施整体的专业照顾，加强护理管理、提高护理质量，进一步保障患者安全。

二、范围

适用范围：临床护理单元。

三、参考文献

吴惠平，付方雪. 现代临床护理常规[M]. 北京：人民卫生出版社，2018.

四、规定

主动脉夹层是主动脉腔内的血液通过内膜的破口进入主动脉壁中层而形成的血肿，按内科及循环系统疾病一般护理规范护理。

（一）护理关键点

1. 疼痛。

2. 焦虑与恐惧。

3. 活动与休息。

4. 饮食与排泄。

5. 用药指导。

6. 并发症观察及护理。

7. 教育需求。

（二）护理评估

1. 术前：

（1）评估患者生命体征，尤其是血压变化。

（2）评估患者的精神、意识、瞳孔、对光反射、饮食、睡眠、大小便、四肢肌力、指令性运动等。

（3）评估患者的情绪变化。

2. 术后：

（1）评估患者的循环、呼吸功能、肾功能、神经系统功能。

（2）评估患者的血压、脉压差和四肢脉搏。

（3）评估患者的凝血机制的监测和抗凝治疗的效果。

（三）护理措施

1. 术前：

（1）按心血管外科围手术期术前一般护理常规护理。

（2）心理护理：做好心理疏导，避免情绪激动。

（3）活动：绝对卧床休息，减少不必要的搬动、转运。

（4）饮食：清淡易消化，高纤维素饮食，保持大便通畅，不能用力排便，防止胸腹腔压力过大造成瘤体破裂。

（5）睡眠：提供清洁、舒适、安静的休息环境，温湿度适宜，保证睡眠质量。

（6）给予用药指导，尤其应用扩血管药物，防止坠床等意外事件。

（7）观察病情变化：严格控制血压，预防夹层继续剥离和动脉瘤破裂。当患者伴随疼痛时，给予吗啡等药物缓解疼痛，使患者处于安静状态。

（8）观察患者的精神、意识、四肢肌力、指令性运动等。

（9）病变累及瓣膜者，注意观察有无呼吸困难，烦躁不安，咳嗽等。

2. 术后转入CICU：

（1）按心血管外科围手术期CICU一般护理常规护理。

（2）取平卧位，减少血流对吻合口的冲击。

（3）循环系统监护：

①血压控制在90～110mmHg/60～70mmHg。

②观察患者的上、下肢的血压，桡动脉及足背动脉搏动、肢体感觉，皮肤颜色及温度。

（4）呼吸机辅助呼吸时间较长，及时给镇静剂，防止烦躁。

（5）避免猝死的发生，准备好抢救设备，如：除颤仪、起搏器和急救药物，随时做好抢救准备。

3.术后转出CICU：

按心血管外科围手术期转出CICU一般护理常规护理。

（四）健康指导

1.心理指导：鼓励患者说出恐惧、焦虑的内心感受，鼓励患者树立信心，战胜病魔。促进其与手术成功的患者交流，增强对手术治疗的信心。引导患者熟悉环境和各种仪器设备发出的声音，以减轻与手术相关的焦虑。教会患者如听轻音乐等自行转移注意力。

2.嘱患者卧床休息，减少活动，控制高血压，避免情绪激动，防止瘤体破裂。指导患者保持大便通畅，进食纤维素丰富饮食。

3.出院指导：

（1）按医嘱坚持服药，控制血压，不擅自调整药量。

（2）低盐低脂饮食，并戒烟、酒，多食新鲜水果、蔬菜及富含粗纤维的食物，以保持大便通畅。

（3）出院后以休息为主，活动量要循序渐进，注意劳逸结合，避免用力抬重物。学会自我调整心理状态，调控不良情绪，保持心情舒畅，避免情绪激动。

（4）学会自测心率、血压，有条件者配置血压计定时测量。

（5）定期复诊。若出现胸、腹、腰痛症状及时就诊。

病窦综合征护理规范

一、目的

规范护理行为，指导临床护士运用专业技术知识，对患者实施整体的专业照顾，加强护理管理、提高护理质量，进一步保障患者安全。

二、范围

适用范围：临床护理单元。

三、参考文献

吴惠平，付方雪.现代临床护理常规[M].北京：人民卫生出版社，2018.

四、规定

按内科及循环系统疾病一般护理规范护理。

（一）护理关键点

1.黑蒙。

2.体位与休息。

3.有受伤的危险。

4.饮食与护理。

5. 猝死。

6. 教育需求。

（二）护理评估

1. 评估患者的既往病史、生命体征，日常生活能否自理。

2. 评估患者有无短暂黑蒙、晕厥，心悸、胸闷、气短等不适症状。

3. 评估患者精神心理状态，有无紧张、焦虑、睡眠障碍等。

4. 评估患者有无发绀，是否缺氧及心脑供血不足症状。

（三）护理措施

1. 体位与休息：保持病室安静帮助患者取舒适体位，尽量避免左侧卧位。对无器质性心脏病的良性心律失常病人，鼓励其正常工作和生活，建立健康的生活方式，保持心情舒畅，避免过度劳累。

2. 给氧：出现缺氧症状，立即给予氧气吸入，根据缺氧程度调节氧流量。

3. 严重心律失常者，持续心电监测，严密监测心率、呼吸、血压、意识，注意观察头晕、黑蒙、乏力、心绞痛等心脑供血不足的症状。发生阿-斯综合征时积极配合抢救。（阿斯：由于各种原因引起的血液循环突然中断，心脑供血不足导致缺血、缺氧，表现突然抽搐或惊厥，意识不清等，还有一系列的心律失常）。

4. 严格遵医嘱按时按量给予抗心律失常药物，静滴药物时尽量使用输液泵调节速度。

5. 病房安静整洁，温度适宜，协助做好基础护理。

6. 避免诱因：戒烟限酒，勿饮浓茶、咖啡等刺激性食物。

7. 安全护理：病房不摆放菱角突出的器具及物品，告知病人如感觉头晕、眼花等不适时立即就地蹲下及叮嘱病人避免单独外出，以免发生意外。

（四）健康指导

1. 按时服用口服药，不可随意加减药量。静脉输液时，滴速要慢。不可随意调节滴速。

2. 积极治疗原发病，　如积极治疗心肌炎、急性心肌梗死和心肌缺血，恢复电解质平衡。

3. 慎用或停用各种抑制窦房结功能的药物，如β-受体阻滞剂，常用（倍他乐克、盐酸普萘洛尔等）洋地黄类制剂等以及其他抗心律失常药物。

4. 改变生活习惯，起居有常，饮食适宜。保持心情舒畅，注意劳逸结合，适当锻炼如打太极拳、散步等。

5. 饮食：低盐低脂、清淡、粗纤维、易消化的饮食，忌刺激性的食物，防止便秘；外出时随身携带。

6. 告知病人遵医嘱服药的重要性，不可自行减量、停药或擅自改用其他药物。

第四节 消化系统疾病护理规范

消化系统疾病一般护理规范

一、目的

为规范护理行为，指导临床护士运用专业技术知识，对患者实施整体的专业照顾，加强护理管理、提高护理质量，进一步保障患者安全。

二、范围

适用范围：临床护理单元。

三、参考文献

吴惠平，付方雪.现代临床护理常规[M].北京：人民卫生出版社，2018.

四、规定

消化系统疾病一般护理规范护理。

1.按内科一般疾病护理规范护理。

2.根据病情合理安排饮食，保持营养均衡。定时进餐，少食多餐，饮食宜清淡易消化，避免过冷、过热、过酸等刺激性的食物。肝功能显著损害并有血氨偏高或肝性脑病先兆者，应限制或禁止蛋白质摄入。食管胃底静脉曲张者宜以无渣的软食为宜。消化道急性活动性出血期禁食、戒烟、戒酒。

3.危重患者或行特殊治疗患者应绝对卧床休息，急性上消化道出血期患者取平卧位，头偏向一侧，以免呕吐物误入气管引起窒息，必要时电动吸痰。缓解期应注意劳逸结合。

4.密切观察病情变化，注意评估有无恶心、呕吐、腹痛、腹胀、腹泻、呕血、黑便、黄疸、吞咽困难等症状。重点评估呕血和黑便的量及性状，皮肤的色泽、温度、弹性和静脉充盈等情况。肝硬化患者还应观察有无肝掌和蜘蛛痣。

5.备好专科抢救物品，如三腔管、静脉留置针等。危重及消化道大出血患者监测其生命体征并记录，维持有效循环血量。

6.遵医嘱正确采集血标本和呕吐物标本，做好输血前准备和验血试验。

7.及时做好专科检查、治疗和护理的健康指导。

8.加强心理支持，缓解患者紧张、烦躁不安、焦虑、恐惧、悲观等心理反应。

9.转外科行急诊手术的患者，做好转科工作。

胃炎护理规范

一、目的

为规范护理行为，指导临床护士运用专业技术知识，对患者实施整体的专业照顾，加强护理管理、提高护理质量，进一步保障患者安全。

二、范围

适用范围：临床护理单元。

三、参考文献

吴惠平，付方雪.现代临床护理常规[M].北京：人民卫生出版社，2018.

四、规定

按内科及消化系统疾病一般护理规范护理。

（一）护理关键点

1.活动与休息。

2.饮食。

3.反酸、呕血与黑便。

4.用药护理。

5.教育需求。

（二）护理评估

1.询问患者的饮食习惯、用药史以及有无应激因素等，了解与本疾病有关的诱因。

2.评估患者有无嗳气、反酸、食欲减退、上腹饱胀、隐痛、恶心、呕吐等胃肠道症状。

3.评估患者有无黑便或呕血，并评估呕吐物和排泄物的量及性状。

4.密切观察各种药物的作用和副作用。

5.评估患者对疾病的认知程度及心理状态，有无焦虑、抑郁等情绪。

（三）护理措施

1.一般患者劳逸结合，注意休息，急性大出血患者应绝对卧床休息。

2.饮食应避免粗糙、浓烈香辛和过热，以减轻对胃黏膜的刺激。多吃新鲜蔬菜、水果，尽可能少吃或不吃烟熏、腌制食物，减少食盐的摄入。急性大出血、上腹痛和呕吐者暂禁食，症状缓解后逐渐进食流质、无渣半流质。

3.对大出血、休克患者及时准确地执行医嘱，补充血容量，抑制胃酸分泌，促进修复胃黏膜糜烂和控制出血。对频繁呕吐、腹泻等患者，静脉输液纠正水电解质和酸碱平衡紊乱。

4.注意评估患者有无嗳气、反酸、食欲减退、上腹饱胀、隐痛、恶心、呕吐等症状，观察用药的作用和副作用。

5.对于危重及大出血患者，注意观察有无黑粪或呕血并评估其量及性状，密切观察生命体征的变化，及时做好抢救的准备。

6.加强心理支持，给予安慰。

（四）健康指导

1.指导患者注意劳逸结合，建立良好的饮食和生活习惯，避免过度紧张和劳累，戒烟酒。

2.指导患者服药的方法、时间等，防止滥用药物。

胆囊炎、胆石症急性发作期护理规范

一、目的

为规范护理行为，指导临床护士运用专业技术知识，对患者实施整体的专业照顾，加强护理管理、提高护理质量，进一步保障患者安全。

二、范围

适用范围：临床护理单元。

三、参考文献

吴惠平，付方雪.现代临床护理常规[M].北京：人民卫生出版社，2018.

四、规定

按内科及消化系统疾病一般护理规范护理。

（一）护理关键点

1.卧床休息。

2.饮食。

3.病情观察。

4.用药观察及指导。

5.恶心、呕吐。

6.心理护理。

7.教育需求。

（二）护理评估

1.询问患者的饮食习惯，了解有无发病的诱因。

2.评估患者腹痛的部位，性质和程度，局部压痛范围，有无包块及腹肌紧张，黄疸等。

3.评估患者有无发热、恶心、呕吐，观察呕吐物的量及性状。

4.评估药物治疗的效果。

5.评估患者对疾病的认知程度及心理状态，有无焦虑、恐惧等。

（三）护理措施

1.患者应卧床休息，注意保暖，防止受凉。

2.给予低脂肪、低胆固醇、丰富维生素、清淡易消化的饮食，保证足够的蛋白质，切勿暴饮暴食。伴有黄疸者，鼓励多饮水，促进黄疸的消退。高热者，鼓励饮水，多给予水果和饮料。重症患者应禁食，遵医嘱给予静脉营养支持，维持水电解质的平衡。

3.患者恶心、呕吐时，遵医嘱给予止吐药。呕吐频繁或腹胀严重者，遵医嘱行胃肠减压，按胃肠减压护理常规护理。

4.急性腹痛时，应先查明原因后遵医嘱给予止痛处理。同时积极治疗胆道和肠道蛔虫。

5.注意评估患者腹部症状和有无发热、恶心、呕吐，观察呕吐物的量及性质，病情危重记录24h出入量。

6.给予患者心理安抚，减轻患者紧张和焦虑等不良情绪。

7.拟手术治疗时，及时做好手术前准备。

（四）健康指导

1. 指导患者讲究饮食卫生，预防肠道疾病。

2. 帮助患者建立良好的饮食习惯和生活方式，忌食辛辣、油腻、刺激性食物、忌烟酒。

3. 嘱咐患者如出现腹部症状，应及时就诊，严防穿孔。

4. 嘱咐患者定期门诊复查。

急性胰腺炎护理规范

一、目的

为规范护理行为，指导临床护士运用专业技术知识，对患者实施整体的专业照顾，加强护理管理、提高护理质量，进一步保障患者安全。

二、范围

适用范围：临床护理单元。

三、参考文献

吴惠平，付方雪.现代临床护理常规[M].北京：人民卫生出版社，2018.

四、规定

按内科及消化系统疾病一般护理规范护理。

（一）护理关键点

1. 疼痛。

2. 糖代谢紊乱。

3. 呼吸困难。

4. 麻痹性肠梗阻。

5. 感染。

6. 水电解质失衡。

7. 休克。

8. 胃肠减压。

9. 腹腔引流管的护理。

10. 营养不良（TPN的护理/肠内外营养）。

11. 低钙抽搐。

12. 教育需求。

（二）护理评估

1. 询问患者既往有无胆道疾患、胰管阻塞、十二指肠邻近部位病变，有无大量饮酒和暴饮暴食等诱因。

2. 评估患者有无腹痛、腹胀、恶心、呕吐、发热、血淀粉酶增高等特点。

3. 评估患者对疾病的认知程度及心理状态。

（三）护理措施

1. 急性发作期和重症者应绝对卧床休息，避免精神和身体过度疲劳。

2. 给予心理支持，讲解有关疾病知识，消除患者紧张恐惧心理，使其积极配合治疗护理。

3. 发病早期绝对禁食，尽量少饮水。病情好转后逐渐进食清淡流质饮食。病情稳定，血尿淀粉酶恢复正常后给予蛋白质丰富饮食。

4. 严禁饮酒，不宜高脂饮食，避免暴饮暴食，养成饮食清淡和进餐规律的习惯。

5. 密切观察体温、呼吸、脉搏、血压和尿量，评估腹痛、腹胀程度和范围，注意水、电解质平衡，早期给予营养支持。

6. 减轻腹痛和腹胀，及时给予解痉镇痛药，腹胀和呕吐严重者给予胃肠减压。

7. 遵医嘱使用抗生素、抑制胰酶活性等，观察其疗效和副作用。

8. 对于出血坏死性胰腺炎伴腹腔内大量渗液者，或伴急性肾衰竭者，做好腹膜透析准备。

（四）健康指导

1. 指导患者及时治疗胆道疾病、肠道寄生虫病等与胰腺炎发病有关的疾病。

2. 帮助患者建立有规律的饮食及改善生活环境，戒酒、饮食宜清淡，避免暴饮暴食，防止胰腺炎复发。

3. 指导患者如出现腹痛、恶心、呕吐等，及时赴医院就诊。

上消化道出血护理规范

一、目的

为规范护理行为，指导临床护士运用专业技术知识，对患者实施整体的专业照顾，加强护理管理、提高护理质量，进一步保障患者安全。

二、范围

适用范围：临床护理单元。

三、参考文献

吴惠平，付方雪. 现代临床护理常规[M]. 北京：人民卫生出版社，2018.

四、规定

按内科及消化系统疾病一般护理规范护理。

（一）护理关键点

1. 呕血、黑便。

2. 大出血处理。

3. 休克。

4. 药物使用。

5. 心理护理。

6. 教育需求。

（二）护理评估

1. 询问患者有无引起上消化道出血的疾病，如食管疾病、胃十二指肠疾病、门静脉高压综合征、肝胆性疾病及血管性疾病等。

2. 评估患者呕血与黑便的量、颜色和性状，判断出血的量、部位及时间。

3. 评估患者体温、脉搏和血压，观察患者面色，评估有无失血性周围循环衰竭。

4. 了解患者的饮食习惯、工作性质，评估患者对疾病的心理反应。

（三）护理措施

1. 患者绝对卧床休息，宜取侧卧位或仰卧位头偏向一侧，保持呼吸道通畅，避免呕血误入呼吸道引起窒息，必要时吸氧。

2. 活动性出血期间禁食。

3. 给予心电监护，严密监测患者心率、血压、呼吸、尿量、面色及神志变化。评估呕血或黑便的量及性状，准确判断活动性出血情况。

4. 积极做好有关抢救准备，如建立有效的静脉输液通道，立即配血、药物止血、气囊压迫止血、内镜治疗、介入治疗、手术治疗等。

5. 遵医嘱给予补充血容量、止血、抑制胃酸分泌等药物，观察药物疗效和不良反应。

6. 给予口腔护理，保持口腔清洁。协助患者便后用温水轻擦肛门周围，做好皮肤护理。

7. 安抚患者及家属，给予心理支持，减轻恐惧，稳定情绪。

（四）健康指导

1. 向患者讲解引发本病的相关因素，预防复发。

2. 指导患者合理饮食、活动和休息，避免诱因。

3. 指导患者和家属观察呕血和黑便的量、性状、次数，掌握有无继续出血的症状。一旦出现反复呕血并呈鲜红，或出现黑便次数增多、便质稀薄或呈暗红色，应考虑再出血，立即就医。

肝硬化护理规范

一、目的

为规范护理行为，指导临床护士运用专业技术知识，对患者实施整体的专业照顾，加强护理管理、提高护理质量，进一步保障患者安全。

二、范围

适用范围：临床护理单元。

三、参考文献

吴惠平，付方雪. 现代临床护理常规[M]. 北京：人民卫生出版社，2018.

四、规定

按内科及消化系统疾病一般护理规范护理。

（一）护理关键点

1. 营养不良（低蛋白血症）。

2. 腹水。

3. 水电解质失衡。

4. 门脉高压。

5. 出血。

6. 肝性脑病。

7. 感染。

8. 三腔二囊管的护理。

9. 教育需求。

（二）护理评估

1. 评估患者有无引起肝硬化的病因，如有无病毒性肝炎、酒精中毒、胆汁淤积、循环障碍、接触工业毒物或药物等。

2. 了解患者的饮食习惯和特殊嗜好。

3. 评估患者目前的症状和体征，如有无乏力、食欲不振、腹胀、恶心、呕吐、出血倾向、贫血、肝掌、蜘蛛痣、门静脉高压综合征表现。

4. 评估患者对疾病的心理反应和社会状况。

（三）护理措施

1. 代偿期患者应适当减少活动，从事轻劳力工作。失代偿患者以卧床休息为主。

2. 饮食以高热量、高蛋白质、维生素丰富及易消化的食物为宜。忌酒，避免进食粗糙、坚硬食物，禁用损害肝脏的药物。肝功能显著损害者、血氨偏高或有肝性脑病先兆者应限制或禁食蛋白质。食管胃底静脉曲张者以软食为主。腹水明显者应限制钠盐，给予无盐或低盐饮食，宜（1.2～2）g/d，入水量限制1000mL/d左右。如有显著低钠症，则应限制在500mL/d以内。腹水减退后，仍需限制钠的摄入，防止腹水的再次出现。

3. 遵医嘱使用利尿药、护肝、提高血浆胶体渗透压等药，密切观察药物作用及副作用。

4. 观察有无并发症的发生，如上消化道出血、自发性腹膜炎、肝性脑病、肝肾综合征等，以便及时做好抢救准备。

5. 评估腹水的增减情况，协助做好腹水的治疗。

6. 给予口腔和皮肤护理，腹泻患者保持肛门周围皮肤清洁并经常更换体位，预防压力性损伤。

7. 理解患者的情绪反应，给予心理安慰和支持，稳定患者情绪。

（四）健康指导

1. 向患者及其家属讲解疾病的症状、体征及可能的并发症。

2. 指导患者合理休息和饮食，避免引起并发症的相关因素，预防并发症发生。

3. 指导患者遵医嘱用药和避免损害肝功能药物，延长肝硬化代偿期。

肝性脑病护理规范

一、目的

为规范护理行为，指导临床护士运用专业技术知识，对患者实施整体的专业照顾，加强护理管理、提高护理质量，进一步保障患者安全。

二、范围

适用范围：临床护理单元。

三、参考文献

吴惠平，付方雪.现代临床护理常规[M].北京：人民卫生出版社，2018.

四、规定

按内科及消化系统疾病一般护理规范护理。

（一）护理关键点

1. 意识障碍。

2. 营养失衡。

3. 水电解质紊乱。

4. 感染。

5. 心理护理。

6. 教育需求。

（二）护理评估

1. 了解患者有无引起肝性脑病的病因，如肝硬化、肝癌、消化道出血、门静脉手术、继发感染、大量放腹水、高蛋白饮食、催眠镇静药物、麻醉药、便秘、电解质紊乱和酸碱平衡失调、低血钾、低血钠以及碱中毒、饮酒等。

2. 评估患者有无性格的改变、行为异常、睡眠障碍及记忆力、计算力、定向力明显减退，有无语言错乱、言语迟缓、表情淡漠或欣快激动、扑翼样震颤以及有无神经症状，如意识模糊、嗜睡、昏睡、昏迷等肝性脑病的表现。

（三）护理措施

1. 患者应绝对卧床休息，对于有性格行为异常患者，使用床栏，有必要时使用约束带，预防坠床和伤人。

2. 患者出现轻度性格或行为异常，开始数日禁食蛋白质，给予含丰富维生素、低脂肪且易消化的饮食，以碳水化合物为主。昏迷者可经鼻饲进食，但当胃不能排空时应停止鼻饲。

3. 保持大便通畅，减少肠内毒物的生成和吸收。遵医嘱给予灌肠或导泻，减少氨的产生，降低血氨。

4. 密切观察体温、脉搏、呼吸、血压、神志、瞳孔等变化，注意有无低血钾、低血钠、碱中毒、抽搐等，发现变化及时通知医师处理。

5. 记录24h出入量，防止水电解质和酸碱平衡失调。控制每日入水量，以免加重昏迷。

6. 遵医嘱给予促进有毒物质代谢清除的药物，及时评估药物的疗效和副作用，以免加重病情。

7. 安抚患者，提供满足患者所需的基础护理和生活护理。

8. 昏迷或瘫痪患者，按昏迷、瘫痪护理常规护理。

（四）健康指导

1. 向患者及其家属讲解诱发肝性脑病的相关因素，减少或防止肝性脑病的发生。应避免的常见诱因包括消化道出血、高蛋白饮食、继发感染、便秘、饮酒、大量放腹水，使用利尿剂、中枢神经系统抑制药物等。

2. 帮助患者保持良好的心态，制定合理的饮食计划，保持大便通畅，避免进食粗糙、坚硬食物，戒酒。

3. 指导患者及其家属发现任何性格行为异常、睡眠障碍、发热等，及时就诊。

溃疡性结肠炎护理规范

一、目的

为规范护理行为，指导临床护士运用专业技术知识，对患者实施整体的专业照顾，加强护理管理、提高护理质量，进一步保障患者安全。

二、范围

适用范围：临床护理单元。

三、参考文献

吴惠平，付方雪.现代临床护理常规[M].北京：人民卫生出版社，2018.

四、规定

按内科及消化系统疾病一般护理规范护理。

（一）护理关键点

1.腹痛、腹泻、便秘。

2.便血。

3.感染。

4.营养不良。

5.并发症观察。

6.保留灌肠。

7.药物使用。

8.教育需求。

（二）护理评估

1.了解患者有无家族史、食物过敏史，是否有工作紧张、劳累等诱发因素。

2.询问患者腹泻的频次及性状，有无口渴、皮肤弹性减弱、消瘦、乏力、心悸、血压下降、水电解质及酸碱平衡和营养障碍的表现。

3.评估患者的情绪和心理状态，有无抑郁、焦虑。

（三）护理措施

1.活动期患者应充分休息，适当减少体力劳动，避免紧张和劳累。病情严重者应卧床休息，以减轻肠蠕动和肠痉挛。

2.活动期患者饮食宜流质，病情好转后宜选择刺激性小、纤维素少、营养丰富的少渣饮食。对于牛乳过敏或不耐受者限制乳制品摄入。大量便血时应禁食，给予安全胃肠外营养治疗。

3.注意评估腹泻、腹痛、腹胀等腹部病变，预防病情加重或爆发。若发现腹肌紧张、肠鸣音减弱或消失应注意中毒性结肠扩张、肠穿孔等并发症，应及时报告医师并及时处理。

4.病情发作时，及时准确执行医嘱，以免诱发中毒性结肠扩张。

5.预防肠穿孔并发症，结肠内镜或钡剂灌肠检查前需行肠道准备。如需灌肠，应低压生理盐水灌肠，避免压力过高致肠穿孔。需行药物保留灌肠时，宜睡前低压灌肠。

6.注意观察用药后的不良反应。一旦出现，及时报告医师处理。

7.对于持续便血和腹泻者，应保持肛周皮肤清洁和完整，便后温水坐浴或肛门热敷，改善局部血液循环，并局部涂擦抗生素软膏。

（四）健康指导

1.向患者及家属讲解本病的诱发因素、注意休息、避免劳累和保持情绪稳定，避免疾病的发作和加重。

2.病情稳定时，坚持进食少刺激、易消化和营养丰富的少渣饮食。

3.指导患者遵医嘱正确服药，学会观察药物的副作用。出现任何不良反应或症状加重及时就医。

消化性溃疡护理规范

一、目的

为规范护理行为，指导临床护士运用专业技术知识，对患者实施整体的专业照顾，加强护理管理、提高护理质量，进一步保障患者安全。

二、范围

适用范围：临床护理单元。

三、参考文献

吴惠平，付方雪.现代临床护理常规[M].北京：人民卫生出版社，2018.

四、规定

按内科及消化系统疾病一般护理规范护理。

（一）护理关键点

1.疼痛。

2.出血。

3.休克。

4.穿孔。

5.用药护理。

6.饮食。

（二）护理评估

1.询问患者有无引起上消化道出血的疾病，如食管疾病、胃十二指肠疾病、门静脉高压综合征、肝胆性疾病及血管性疾病。

2.评估患者呕血与黑便的量、颜色和性状，判断出血的量、部位及时间。

3.评估患者体温、脉搏、血压，观察患者面色，评估有无失血性周围循环衰竭。

4.了解患者的饮食习惯、工作性质，评估患者对疾病的心理反应。

（三）护理措施

1.患者绝对卧床休息，宜取侧卧位或仰卧位头偏向一侧，保持呼吸道通畅，避免呕血误入呼吸道引起窒息，必要时吸氧。

2.活动性出血期间禁食。

3.给予心电监护，严密监测患者心率、血压、呼吸、尿量、面色及神志变化。评估呕血或黑便的量及性质，准确判断活动性出血情况。

4.积极做好有关抢救准备，如建立有效的静脉输液通道，立即配血、药物止血、气囊压迫止血、内镜治疗、介入治疗、手术治疗等。

5.遵医嘱给予补充血容量、止血、抑制胃酸分泌等药物，观察药物疗效和不良反应。

6.给予口腔护理，保持口腔清洁。协助患者便后用温水轻擦肛门周围，做好皮肤护理。

7.指导服药及用药方法，避免服用非甾体抗炎药和皮质激素药物如：阿司匹林、芬必得、强的松等。

8.饮食应规律，少食多餐，吃易消化食物，禁粗糙多纤维食物，避免酸性及辛辣刺激性食物，避免暴饮暴食。

9.安抚患者及家属，给予心理支持，减轻恐惧，稳定情绪。

（四）健康指导

1.向患者讲解引发本病的相关因素，预防复发。

2.指导患者合理饮食、活动和休息，避免诱因。

3.指导患者和家属观察呕血和黑便的量、性状、次数，掌握有无继续出血的征象。一旦出现反复呕血并呈鲜红，或出现黑便次数增多、便质稀薄或呈暗红色，应考虑再出血，立即就医。

胃、食管反流病护理规范

一、目的

为规范护理行为，指导临床护士运用专业技术知识，对患者实施整体的专业照顾，加强护理管理、提高护理质量，进一步保障患者安全。

二、范围

适用范围：临床护理单元。

三、参考文献

吴惠平，付方雪.现代临床护理常规[M].北京：人民卫生出版社，2018.

四、规定

按内科及消化系统疾病一般护理规范护理。

（一）护理关键点

1.烧心和反酸。

2.吞咽困难和吞咽痛。

3.饮食护理。

4.教育需求。

（二）护理评估

1.询问患者既往有无胆道疾病、胰管阻塞、十二指肠邻近部位病变，有无大量饮酒和暴饮暴食等诱因。

2.评估患者有无腹痛、腹胀、恶心、呕吐、发热、血淀粉酶增高等特点。

3.评估患者对疾病的认知程度及心理状态。

（三）护理措施

1.急性发作期和重症者应绝对卧床休息，避免精神和身体过度疲劳。

2. 发病早期绝对禁食，尽量少饮水。病情好转后逐渐进流质饮食。

3. 进餐后不宜立即平卧，睡前2h不进食。

4. 严禁饮酒，不宜高脂饮食，避免暴饮暴食，养成饮食清淡和进餐规律的习惯。

5. 密切观察体温、呼吸、脉搏、血压和尿量，评估腹痛、腹胀程度和范围，注意水、电解质平衡，早期给予营养支持。

6. 遵医嘱用药，避免乱服药物。

7. 消除并缓解患者紧张情绪，分散患者注意力，减少各种精神刺激。

（四）健康指导

1. 改变生活方式或生活习惯。

2. 避免摄入过多促进反流和胃酸过量分泌的高脂肪食物。鼓励患者咀嚼口香糖，增加唾液分泌中和反流物。

3. 适当控制体重，减少腹部脂肪过多引起的腹压增高。

4. 平时避免重体力劳动和高强度体育锻炼。

5. 指导患者严格按照医嘱的剂量、用法服药，了解药物的主要不良反应。

6. 保持心情舒畅，增加适宜的体育锻炼。

急性胃肠炎护理规范

一、目的

为规范护理行为，指导临床护士运用专业技术知识，对患者实施整体的专业照顾，加强护理管理、提高护理质量，进一步保障患者安全。

二、范围

适用范围：临床护理单元。

三、参考文献

吴惠平，付方雪. 现代临床护理常规[M]. 北京：人民卫生出版社，2018.

四、规定

按消化系统专科疾病一般护理规范护理。

（一）护理关键点

1. 恶心、呕吐。

2. 腹痛、腹泻。

3. 畏寒、发热。

4. 脱水。

5. 电解质紊乱。

6. 大便常规检查及粪便培养。

7. 教育需求。

（二）护理评估

1. 评估基础生命体征：询问大便次数、量及性状(每日数至数十次水样便，黄色或黄绿色，伴有黏液)。

2. 评估有无脱水表现皮肤弹性、头昏、心慌、乏力、口渴、肢体湿冷、心率加快、血压偏低、意识障碍等。

3.评估近日饮食：饮食不洁，被污染过的食物、进食有毒的食物、大量饮酒、冷热刺激、暴饮暴食或服入某些药物，如水杨酸制剂等。

4.病情及主要症状：观察恶心、呕吐；腹痛、腹泻；畏寒、发热等。

5.实验室检查：大便常规检查及粪便培养、血白细胞计数正常或异常。

（三）护理措施

1.休息：患者应卧床休息，注意保暖。

2.饮食：急性期患者常有呕吐、腹泻等症状，失水较多，因此需补充液体。可供给鲜果汁、藕粉、米汤、蛋汤等流质食物，酌情多饮开水、淡盐水。腹痛剧烈时，应禁食水，使胃肠充分休息，待腹痛减轻时，再酌情饮食，以清淡易消化为主，少用油脂或其他调料。

（1）初期饮食：正是肠道急性充血、水肿、发炎和渗出的严重阶段，此时肠蠕动活跃或处于痉挛状态，其消化吸收功能都比较弱，在起病后8～12h内，患者可吃流质食物、如大米粥、鸡蛋面糊、细挂面等。如腹泻严重或出汗较多，还应适当给病人多喝一些汤水，以补充体内水、维生素和电解质的不足。

（2）好转期饮食：可给患者吃些容易消化及营养丰富的流质或半流质食物，如薄馄饨皮、蒸蛋羹等。宜采用少食多餐的方法，每日进食4～5次。需要注意的是，此时不宜喝牛奶和吃大量的蔗糖。

（3）恢复期饮食：要特别注重节制饮食，饮食上宜吃些清素、软烂、温热的食物，避免过早地进食肥肉、油炸食品、生冷坚硬的食品以及多纤维食物，如芹菜、黄豆芽、韭菜、蒜苔等。恢复期后2～3d左右，即可按正常饮食进餐。

3.给予心理支持，使其保持良好的心态，积极应对疾病。减少患者及家属的担心。

4.用药情况：

（1）一般治疗：尽量卧床休息，口服葡萄糖-电解质液以补充体液的丢失。如果持续呕吐或明显脱水，则需静脉补充5%～10%葡萄糖盐水及其他相关电解质。鼓励摄入清淡流质或半流质食品，以防止脱水或治疗轻微的脱水。

（2）对症治疗：呕吐患者遵医嘱肌肉注射氯丙嗪25mg/d～100mg/d。腹痛患者给予解痉剂，如口服颠茄8mg或普鲁苯辛15mg，3次/d。腹泻患者服用止泻药，如思密达口服每次1袋，2～3次/d。

（3）抗生素治疗：抗生素对本病的治疗作用是有争议的。对于感染性腹泻，可适当选用有针对性的抗生素，如黄连素0.3g口服3次/d或庆大霉素8万U口服3次/d等。

（四）健康指导

1.介绍本病有关病因，指导避免诱发因素，保持良好的心理状态，生活要规律，合理安排工作和休息时间，适当锻炼，提高身体抵抗力。

2.注意个人卫生，饭前便后洗手，不吃不洁、被污染及变质的食物和饮料，生鲜瓜果应彻底洗净，特别是夏季应避免生吃水产品。

3.注意劳逸结合，积极配合治疗。

4. 患病期间须禁酒、禁止一切辛辣刺激性食物，少食多餐；可用手顺时针按揉腹部；遵医嘱，按时吃药。

第五节　泌尿系统疾病护理规范

泌尿系统疾病一般护理规范

一、目的

为规范护理行为，指导临床护士运用专业技术知识，对患者实施整体的专业照顾，加强护理管理、提高护理质量，进一步保障患者安全。

二、范围

适用范围：临床护理单元。

三、参考文献

吴惠平，付方雪. 现代临床护理常规[M]. 北京：人民卫生出版社，2018.

四、规定

按泌尿系统疾病一般护理规范护理。

1. 遵医嘱给予合理饮食。

2. 根据病情恰当安排患者的活动与休息。急性期卧床休息。慢性期症状明显时需适当卧床休息。恢复期可适当活动，避免劳累。

3. 根据医嘱准确记录24h出入量或尿量。

4. 密切观察病情变化，包括体温、脉搏、呼吸、血压、神志、尿量及皮肤水肿等。发现病情变化报告医师并及时处理。

5. 准确执行各项医嘱并注意观察药物的疗效和不良反应，避免或慎用肾毒性药物。

6. 积极开展患者健康教育，做好病因解释和用药指导。

7. 增加患者遵医的依从性，防止受凉，避免感冒。

尿路感染护理规范

一、目的

为规范护理行为，指导临床护士运用专业技术知识，对患者实施整体的专业照顾，加强护理管理、提高护理质量，进一步保障患者安全。

二、范围

适用范围：临床护理单元。

三、参考文献

吴惠平，付方雪. 现代临床护理常规[M]. 北京：人民卫生出版社，2018.

四、规定

按泌尿系统疾病一般护理规范护理。

（一）护理关键点

1. 尿路刺激综合征。

2. 体温过高。

3. 血尿或（和）脓尿。

4. 中断尿培养。

5. 教育需求。

（二）护理评估

1. 生命体征：注意体温变化，一般表现为间歇热，高热期与无热期交替出现，常伴有寒战，反复发作，维持数天，随着感染的控制，体温逐渐下降。

2. 疼痛情况：头痛、全身酸痛、腰痛或肾区不适是否存在。

3. 胃纳和全身营养状况：关注患者水分的摄入和饮食情况。

4. 尿路刺激综合征和其他感染症状及尿液性状的变化。

5. 情绪变化：安慰鼓励患者，减轻焦虑，保持心情愉快。

6. 实验室其他检查：

（1）尿常规：尿中白细胞显著增加，出现白细胞管型提示肾盂肾炎；红细胞也增加，少数有肉眼血尿；尿蛋白常为阴性或微量。

（2）尿细胞学检查：新鲜清洁中段尿细菌定量培养细胞计数≥10mL，如能排除假阳性，则为真性菌尿。

（3）影像学检查：对慢性、反复发作或经久不愈合的肾盂肾炎，可行腹部平片、静脉肾盂造影检查，以确定有无结石、梗阻、泌尿系先天性畸形和膀胱—输尿管反流等。

7. 治疗的效果及用药反应尿路感染的疗效评价标准如下：

（1）见效：治疗后复查菌尿转阴。

（2）治愈：完成抗菌药物疗程后，菌尿转阴，于停用抗菌药物1周和1个月分别复查1次，如无菌尿，则可认为尿路感染已治愈。

（3）治疗失败：治疗后持续菌尿或复发。

（三）护理措施

1. 尿路护理刺激综合征的护理：按“尿路刺激综合征护理规范”护理。

2. 体温过高的护理：按“发热护理规范”护理。

3. 给药护理：

（1）口服复方磺胺甲硝唑期间要注意多饮水，并同时服用碳酸氢钠，以增强疗效、减少磺胺结晶的形成。

（2）头孢呋辛钠可出现过敏反应，对头孢菌素类抗生素过敏者禁用，本品不应在针筒与氨基苷类抗生素混合。

（3）左氧氟沙星在用药期间可出现恶心呕吐、腹部不适、腹泻、食欲缺乏、失眠、头晕、头痛及皮疹、瘙痒等不适，本制剂专供静脉滴注，滴注宜慢，100mL滴注时间不应少于60min，若发生过敏反应，应立即停药，18岁以下患者禁用。

（4）头孢曲松、阿奇霉素，使用时会出现过敏反应，如皮疹、瘙痒、荨麻疹、水肿、多形红斑；消化道反应，如腹泻、恶心呕吐；偶见嗜酸性粒细胞增多等血液学改变及易过性血清转氨酶升高和血肌酐增加等，用药后应注意观察，必要时给予停药。

（5）阿托品不良反应有：口干、心率加快、心悸、皮肤干燥、小便困难，用药时注意观察并给予对症处理。

4.留取中段尿培养标本的注意事项：

（1）在应用抗菌药之前或停用抗菌药5d之后留取尿标本。

（2）留取尿液时要注意无菌操作。

（3）尿标本应在1h内送检。

（四）健康指导

1.多饮水、勤排尿，保持规律生活，避免劳累。坚持每天运动，增强机体免疫力。

2.注意个人卫生，尤其是会阴部及肛周皮肤的清洁，特别是月经期、妊娠期、产褥期。

3.与性生活有关的反复发作者，应注意性生活后立即排尿，并服用抗菌药物预防。

4.按时、按量、按疗程服药，勿随意停药，并按医嘱定期随访。掌握识别尿路感染的临床表现，一旦发生尽快诊治。

急性肾盂肾炎护理规范

一、目的

为规范护理行为，指导临床护士运用专业技术知识，对患者实施整体的专业照顾，加强护理管理、提高护理质量，进一步保障患者安全。

二、范围

适用范围：临床护理单元。

三、参考文献

吴惠平，付方雪.现代临床护理常规[M].北京：人民卫生出版社，2018.

四、规定

按泌尿系统疾病一般护理规范护理。

（一）护理关键点

1.尿路刺激综合征。

2.饮食及休息。

3.用药护理。

4.中段尿培养。

5.教育需求。

（二）护理评估

1.询问患者是否急性起病，起病前有无尿路结石、梗阻、性生活、器械检查，是否长期卧床、留置导尿管等诱因。

2.评估患者的主要症状和体征，有无尿频、尿急、尿痛、腰痛、肋脊角压痛和（或）叩痛等。有无全身感染中毒症状，如寒战、高热、低血压等。

3.评估患者对疾病的认知程度和心理状态。

（三）护理措施

1. 对于症状明显的患者，应适当卧床休息，避免加重病情。

2. 宜给予清淡、易消化和富含维生素的饮食。鼓励患者多饮水，勤排尿。

3. 及时留取清洁中段尿送培养和药敏试验。

4. 遵医嘱给予抗生素治疗，及时评估病情变化和药物的疗效。

5. 其疗效的评价标准为：

（1）见效：治疗后复查细菌尿阴性。

（2）治愈：完成抗生素使用疗程后，细菌尿阴性。

（3）治疗失败：在治疗后仍持续有细菌尿或追踪期间内复发。如无效则需要根据药敏结果更换抗生素治疗。

（四）健康指导

1. 指导患者注意个人卫生，防止上行感染。

2. 指导患者坚持适量饮水，饮水量＞2000mL/d，预防尿路感染。

3. 嘱咐患者遵医嘱服药，保证疗效。

急性肾小球肾炎护理规范

一、目的

为规范护理行为，指导临床护士运用专业技术知识，对患者实施整体的专业照顾，加强护理管理、提高护理质量，进一步保障患者安全。

二、范围

适用范围：临床护理单元。

三、参考文献

吴惠平，付方雪.现代临床护理常规[M].北京：人民卫生出版社，2018.

四、规定

按泌尿系统疾病一般护理规范护理。

（一）护理关键点

1. 血尿。

2. 蛋白尿。

3. 水肿。

4. 高血压。

5. 饮食护理。

6. 教育需求。

（二）护理评估

1. 询问患者起病前有无上呼吸道感染（如扁桃体炎）、猩红热、皮肤感染等链球菌感染史。

2. 评估急性肾小球肾炎的临床表现，如肉眼血尿、蛋白尿、晨起眼睑水肿、下肢凹陷性水肿、一过性轻度或中度高血压。

3. 了解患者免疫学检查结果，如血清抗链球菌溶血素“O”滴度升高显示近期感染链球菌。

4. 评估患者下列情况和疾病知识的了解程度。

（三）护理措施

1. 急性期患者应卧床休息，直至肉眼血尿消失、水肿消退、血压恢复正常方可逐渐活动。

2. 给予低盐饮食，尤其是水肿、高血压和心力衰竭者。肾功能正常者不需要限制蛋白质摄入量，但氮质血症时应限制蛋白质摄入，以优质动物蛋白为主。明显少尿者应限制水摄入量。

3. 遵医嘱治疗感染病灶和对症治疗，但不能用细胞毒性药物治疗。对于慢性扁桃腺炎反复发作者应考虑手术摘除。

4. 密切观察病情变化，定期测量体重、准确记录出入量，预防心脑并发症发生。

5. 做好皮肤护理，宜衣着宽松，避免局部长期受压及拖、拉等动作，保持皮肤的完整性。

6. 给予心理支持，树立战胜疾病的信心，积极配合治疗。

（四）健康指导

1. 向患者说明水肿的原因、休息及饮食治疗的重要性，使之配合。

2. 告知患者大多预后良好，宜保持心情愉快，以保持疾病恢复。

3. 定期门诊复查肾功能，了解血尿、尿蛋白消退情况。

慢性肾小球肾炎护理规范

一、目的

为规范护理行为，指导临床护士运用专业技术知识，对患者实施整体的专业照顾，加强护理管理、提高护理质量，进一步保障患者安全。

二、范围

适用范围：临床护理单元。

三、参考文献

吴惠平，付方雪. 现代临床护理常规[M]. 北京：人民卫生出版社，2018.

四、规定

按泌尿系统疾病一般护理规范护理。

（一）护理关键点

1. 蛋白尿、血尿。

2. 水肿。

3. 高血压。

4. 活动与休息。

5. 饮食护理。

6. 教育需求。

（二）护理评估

1. 了解患者既往有无引发慢性肾炎的病因，如急性肾炎。

2. 评估患者慢性肾炎的基本表现，如蛋白尿、血尿、高血压、水肿等。早期是否有疲倦、乏力、腰部疼痛、食欲降低及实验室检查轻度尿异常。

3. 了解患者对疾病的认识和心理状态。

（三）护理措施

1. 患者应限制体力活动，注意休息，避免劳累，协助生活护理，减轻肾脏负担。

2. 肾功能不全有氮质血症患者应限制蛋白及磷的摄入。水肿、高血压明显者宜低盐饮食，高度水肿限制水分摄入。

3. 遵医嘱积极控制高血压，注意评估病情变化，如血压、尿量、水肿，及分析药物副作用。

4. 做好皮肤护理，宜衣着宽松，避免局部长期受压及拖、拉等动作，保持皮肤的完整性。

5. 做好心理护理，消除患者紧张、焦虑、抑郁等情绪，积极配合治疗。

（四）健康指导

1. 指导患者注意合理饮食和休息，避免加重肾损害的因素，如感染、劳累、妊娠及应用肾毒性药物（如氨基糖苷类抗生素、关木通等）。

2. 嘱咐患者定期门诊复查，如发现血压控制不好、水肿加重、血尿明显等病情时及时就医。

急性肾衰竭护理规范

一、目的

为规范护理行为，指导临床护士运用专业技术知识，对患者实施整体的专业照顾，加强护理管理、提高护理质量，进一步保障患者安全。

二、范围

适用范围：临床护理单元。

三、参考文献

吴惠平，付方雪.现代临床护理常规[M].北京：人民卫生出版社，2018.

四、规定

按泌尿系统疾病一般护理规范护理。

（一）护理关键点

1. 水肿。

2. 恐惧。

3. 高血压。

4. 高钾。

5. 呼吸困难。

6. 心衰。

7. 感染。

8. 教育需求。

（二）护理评估

1. 了解患者有无心、肺、肝、肾严重疾病，有无感染以及使用对肾有损害的药物等诱因。

2. 评估患者体温、心率、呼吸、血压、尿量、神志及水、电解质和酸碱平衡紊乱程度等，判断急性肾衰竭的程度。

3. 评估患者的心理状况，有无焦虑、恐惧等情绪。

（三）护理措施

1. 患者应卧床休息，协助生活护理。

2. 遵医嘱给予合理饮食，尽可能减少钠、钾、氯的摄入量。对于不能口服补充营养的患者，可采取鼻饲和胃肠外营养疗法。血钾升高者，严格限制含钾药物和食物的摄入。

3. 迅速纠正一切可逆的病因，停用影响肾毒性药物，如氨基糖苷类抗生素、某些第一代头孢菌素、磺胺类药、非甾体抗炎药、造影剂、重金属以及顺铂等。

4. 密切观察生命体征变化，特别是血压、尿量变化。评估患者有无定向力障碍、抽搐等电解质紊乱表现，有无尿毒症症状如持续呕吐、烦躁、嗜睡等。一旦发现严重高钾血症、代谢性酸中毒、急性肺水肿、心力衰竭等立即做好紧急透析治疗等准备。

5. 准确记录24h出入量，维持体液平衡。少尿期应按出量为入量的原则补充入液量，而多尿期入量比出量少500～1000mL。

6. 遵医嘱执行，注意观察药物疗效和不良反应。

7. 做好心理护理，减轻或消除焦虑、恐惧情绪。

（四）健康指导

1. 积极治疗原发病，及时去除导致急性肾衰竭的危险因素，避免应用影响肾血流灌注和肾毒性药物。

2. 指导患者观察尿量，如果发现24h尿量＜400mL，应去医院就诊。

3. 定期门诊复查肾功能。

慢性肾衰竭护理规范

一、目的

为规范护理行为，指导临床护士运用专业技术知识，对患者实施整体的专业照顾，加强护理管理、提高护理质量，进一步保障患者安全。

二、范围

适用范围：临床护理单元。

三、参考文献

吴惠平，付方雪.现代临床护理常规[M].北京：人民卫生出版社，2018.

四、规定

按泌尿系统疾病一般护理规范护理。

（一）护理关键点

1. 水肿。

2. 感染。

3. 高血压。

4. 肾衰竭。

5. 高钾。

6. 肾性贫血。

7. 肾性骨病。

8. 心衰。

9. 肾病替代疗法。

10. 教育需求。

11. 安全护理。

（二）护理评估

1. 了解患者有无原发性和继发性肾病，如慢性肾炎、梗阻性肾病、糖尿病、狼疮肾炎、高血压肾病、多囊肾等，均可引起慢性肾衰竭。

2. 评估患者有无水电解质和酸碱平衡失调的症状，如钠、水潴留，高钾血症、酸中毒、低钙高镁血症的症状。

3. 评估各系统症状，如心血管和呼吸系统有无高血压、心力衰竭、心包炎、动脉粥样硬化、肺水肿。如血液系统表现有贫血、出血倾向。神经肌肉系统有疲乏、失眠、注意力不集中等。胃肠道症状如食欲不振、消化道出血。皮肤症状，如瘙痒。肾性骨营养不良症，如纤维性骨炎、肾性骨软化症、骨质疏松症和肾性骨硬化症。内分泌及代谢失调等。

4. 评估患者对疾病的认知程度和心理状况，有无悲观、消极情绪等。

（三）护理措施

1. 患者应停止体力劳动，避免劳累。症状明显时应卧床休息。

2. 给予高热量、低磷、优质低蛋白及丰富维生素的饮食。蛋白质摄入每天0.6g/kg，且其中60%以上必须是高生物效价优质蛋白，如鸡蛋、鱼、瘦肉和牛肉等。透析患者予以优质高蛋白饮食。水肿、高血压和少尿要限制食盐＜3g/d。少尿、水肿、心力衰竭者应严格限制进水量。尿量＞1000ml而又无水肿者，则不宜限制水的摄入。

3. 遵医嘱给予药物治疗，忌用可能对肾有损害的药物，注意观察药物的疗效及可能出现的不良反应。

4. 密切观察生命体征、神志等病情变化。严重水肿者每日测体重1次，准确记录出入量。对于病情严重、长期卧床者要定时翻身，防止压疮。

5. 对于腹膜透析者按相应护理常规。

6. 做好心理护理，耐心开导患者，使其树立战胜疾病的信心。

7. 定期进行空气消毒，预防感染。

（四）健康指导

1. 祛除致慢性肾衰竭的诱因，如感染、妊娠、劳累、肾毒性药物、外伤、手术等。

2. 强调合理饮食的重要性，严格遵守饮食治疗原则，延缓肾衰竭进程。

3. 指导患者和家属正常面对疾病，积极接受治疗，提高生活质量。

4. 指导腹膜透析者了解术后的有关知识，避免堵塞、出血和感染。

5. 嘱咐患者3个月复查 1 次。

肾病综合征护理规范

一、目的

为规范护理行为，指导临床护士运用专业技术知识，对患者实施整体的专业照顾，加强护理管理、提高护理质量，进一步保障患者安全。

二、范围

适用范围：临床护理单元。

三、参考文献

吴惠平，付方雪. 现代临床护理常规[M]. 北京：人民卫生出版社，2018.

四、规定

按泌尿系统疾病一般护理规范护理。

（一）护理关键点

1. 水肿。

2. 蛋白尿。

3. 少尿。

4. 蛋白质及脂肪代谢紊乱。

5. 感染。

6. 急性肾衰竭。

7. 血栓、栓塞。

8. 教育需求。

（二）护理评估

1. 了解患者有无引起肾病综合征的病因，包括原发性和继发性肾小球疾病。

2. 评估肾病综合征的典型表现和程度，如大量蛋白尿＞3.5 g /d、低蛋白血症30 g /d、高度水肿及高脂血症。

3. 评估患者对疾病的认知程度和心理状态。

（三）护理措施

1. 严重水肿和低蛋白血症者，需卧床休息至水肿消退，一般情况好转后可起床活动。

2. 饮食宜给予正常量。水肿时宜低盐饮食。高脂血症时，宜少食动物油、多吃植物油及维生素丰富的饮食。

3. 遵医嘱给予利尿消肿、减少尿蛋白的对症治疗和抑制免疫与炎症反应的治疗，注意其副作用，及时监测肝肾功能。利尿治疗原则是不宜过快过猛，以免造成血容量不足，诱发栓塞并发症。激素治疗者应遵循使用原则，切忌随意撤减药物，注意其副作用如易出现感染、药物性糖尿、骨质疏松等。细胞毒药物副作用有骨髓抑制及中毒性肝损害等。

4. 及时评估病情变化，防止感染、血栓及栓塞、急性肾衰竭、蛋白质及脂肪代谢紊乱等并发症。

5. 做好皮肤护理，衣着宜宽松，避免局部长时间受压及拖、拉等动作，保持皮肤的完整。

6.给予心理支持和鼓励，树立战胜疾病的信心，减轻或消除悲观消极等不良情绪。

（四）健康指导

1.指导患者合理饮食和休息，避免劳累、防止受凉、感冒等加重病情恶化。

2.嘱咐患者遵医嘱用药的重要性，切勿自行减量或用激素，避免副作用发生。

3.定期门诊复查，监测血象、肝肾功能变化。

第六节 血液系统疾病护理规范

血液系统疾病一般护理规范

一、目的

为规范护理行为，指导临床护士运用专业技术知识，对患者实施整体的专业照顾，加强护理管理、提高护理质量，进一步保障患者安全。

二、范围

适用范围：临床护理单元。

三、参考文献

吴惠平，付方雪.现代临床护理常规[M].北京：人民卫生出版社，2018.

四、规定

按血液内科系统疾病一般护理规范护理。

（一）休息与活动：轻症或恢复期可适当活动，重症病人应绝对卧床休息。

（二）饮食护理：加强营养，给予高热量、高蛋白、多种维生素、易消化的饮食。

（三）病情观察：观察有无发热、贫血及出血情况。若出现突然头痛、喷射性呕吐、视物模糊及意识障碍等颅内出血症状，应及时告诉医生，配合抢救。

（四）药物观察：观察药物疗效及不良反应，鼓励病人多饮水，促进尿酸排泄。

（五）皮肤护理：保持皮肤清洁、干燥，防止皮肤破损，尽量减少和避免肌内注射，拔针后延长按压时间。

（六）口腔护理：保持口腔清洁、湿润，用软毛刷刷牙，选择合适漱口液，于餐前、餐后及睡前含漱。

（七）肛周护理：保持大便通畅，每次便后清洁肛周或1∶5000的高锰酸钾溶液坐浴，防止肛周感染。

（八）健康指导：使病人掌握与本病有关的基本知识，加强心理护理，树立治疗信心。

（九）预防感染：保持病室清洁及空气流通，注意保暖，防止受凉，减少或限制探视，避免交叉感染。

贫血护理规范

一、目的

为规范护理行为，指导临床护士运用专业技术知识，对患者实施整体的专业照顾，加强护理管理、提高护理质量，进一步保障患者安全。

二、范围

适用范围：临床护理单元。

三、参考文献

吴惠平，付方雪.现代临床护理常规[M].北京：人民卫生出版社，2018.

四、规定

按血液内科系统疾病一般护理规范护理。

（一）护理关键点

1.活动无耐力。

2.营养失调。

3.贫血的治疗。

4.用药护理。

5.教育需求。

（二）护理评估

1.了解患者药物引起贫血的原因，如营养状况及有无偏食、饭后饮浓茶等习惯。有无出血、黑便、酱油色尿、妇女月经过多。药物化学毒物、放射线物质或特殊药物接触史。家族中有无贫血患者及有无慢性炎症、感染肝肾疾病、结缔组织疾病及恶性肿瘤的病史。

2.评估贫血的临床表现、如早期表现为疲乏、困倦、软弱无力、贫血严重时出现发热。贫血影响到心脏系统表现活动后心悸、气促。中枢神经系统表现为头痛、头晕、目眩、耳鸣、注意力不集中及嗜睡等。消化系统表现食欲减退、腹胀、恶心等。其他如皮肤干燥、毛发枯干、月经失调等。重点观察皮肤黏膜是否黄染。淋巴结、肝、脾是否肿大及心脏是否有杂音。指甲有无扁平或凹陷。舌乳头有无萎缩等。

3.了解实验室检查如血常规、血涂片骨髓检查等结果。

4.评估患者对疾病的认知程度和心理状态。

（三）护理措施

1.依据贫血患者的具体情况给予休息或活动。贫血症状明显、重度贫血或贫血发生迅速者绝对卧床休息。中度贫血或慢性贫血应限制活动，多卧床休息。轻度贫血应限制剧烈活动，适当休息，活动量以不感疲劳为原则。

2.饮食按照贫血患者饮食原则，结合贫血原因补充缺乏物质和调整饮食结构。如对于营养不良性贫血，给予富含铁、叶酸或维生素B12的饮食。口腔炎、舌炎患者忌温热软食。重型再障患者有出血倾向，宜给予无渣半流质食物。高热量或消化道出血时，应给予无渣或半流质饮食。消化道出血严重时应禁食。

3.遵医嘱正确给予治疗贫血药物，及时评价药物疗效及注意其副作用。口服铁剂时，应饭后服用，以减少对胃肠道不良反应，忌与茶同服，影响吸收。口服铁剂为溶液时，应用吸管服，以免牙齿染色。肌肉注射铁剂时，应深部肌肉注射。再生障碍性贫血者，应用抗淋巴细胞球蛋白和抗胸腺细胞球蛋白时，应严格掌握输液速度，注意药物反应。长期应用雄激素，可能出现皮肤痤疮，毛发增多，女性声音变粗、停经和男性化表现。肌肉注射丙酸睾丸酮，造成疼痛和硬块，应更换注射部位，对硬块行局部热敷。

4. 对于有药物出血倾向患者，应尽量减少有创治疗，避免咳嗽和便秘，预防出血。

5. 做好口腔和皮肤护理，预防感染。

6. 做好心理护理，对病情重、进展快及预后不良者多给予安慰和鼓励。

（四）健康指导

1. 向患者讲解贫血的原因，消除引起贫血的因素。

2. 指导患者遵医嘱治疗和观察药物的疗效和副作用。

3. 嘱咐患者定期复查，注意病情变化，如出现病情加重的任何表现及时就医。

缺铁性贫血护理规范

一、目的

为规范护理行为，指导临床护士运用专业技术知识，对患者实施整体的专业照顾，加强护理管理、提高护理质量，进一步保障患者安全。

二、范围

适用范围：临床护理单元。

三、参考文献

吴惠平，付方雪.现代临床护理常规[M].北京：人民卫生出版社，2018.

四、规定

按内科及血液系统疾病一般护理规范护理。

（一）护理关键点

1. 营养失调。

2. 知识缺乏。

（二）护理评估

1. 饮食指导。

2. 铁剂治疗的配合与护理。

3. 自我对疾病的认知程度。

4. 病情及主要症状。

（1）面色苍白、乏力。

（2）皮肤干燥、角化。

（3）神经、精神系统异常。

5. 实验室及辅助检查结果：血常规、血生化、骨髓象、铁生化检查、胸片、心电图。

（三）护理措施

1. 贫血症状：按“贫血护理常规”护理。

2. 饮食护理：

（1）纠正不良饮食习惯，如偏食或挑食，是导致铁摄入不足的主要原因。无规律、无节制、刺激性过强的饮食容易造成胃黏膜的损伤，也不利于食物的吸收。

（2）提倡均衡饮食，以保证足够热量、蛋白质、维生素摄入，定时定量、细嚼慢咽，必 要时少量多餐。

（3）增加含铁丰富的食物摄取，如：肉类、肝脏、血、蛋黄、海带与黑木耳等。

（4）促进食物铁的吸收：胃内酸性环境有利于铁的吸收，指导病人多食富含维生素C的食物或加服维生素C，避免同时饮用牛奶、咖啡、浓茶，可减少食物铁的吸收。

3. 口服铁剂的应用与指导。

（1）铁剂不良反应及其预防：常见恶心、呕吐、胃部不适和排黑便等不良反应，建议病人饭后或餐中服用。

（2）忌与牛奶、茶、咖啡同服，避免同时服用抗酸药及H2受体拮抗剂。

（3）口服铁剂时使用吸管，避免牙染黑。服药期间告知患者，大便会变黑。

（4）强调要按剂量、按疗程服药，定期复查相关实验室检查。

4. 注射铁剂的护理：

（1）注射铁剂应采取深部肌肉注射，并经常变换注射位，避免出现局部硬结和肿痛。

（2）为了避免药液溢出引起皮肤染黑，不在暴露皮肤注射外，抽吸药液后，更换注射针头，采用“Z”注射法或留空气注射法。

（3）注射铁剂可引起过敏反应，首次用药须用0.5mL的试验剂量进行深部注射，备用肾上腺素，作好急救准备。1h后无反应，按医嘱给予常规剂量。

5. 自我疾病认知：相关疾病的预防和治疗不仅是缺铁性贫血治疗的关键，也是预防缺铁性贫血的重点。特别是慢性胃炎、消化性溃疡、肠道寄生虫感染、长期腹泻、痔疮出血或月经过多的引起警惕。

6. 生活护理：

（1）病人皮肤干燥，指甲易脆裂，应经常温水洗澡或擦浴，保持皮肤清洁并涂护肤品滋润皮肤。

（2）指甲不宜留长，以免断裂。

（四）健康指导

1. 介绍贫血纠正后需维持铁剂治疗的时间及原理，了解缺铁性贫血的发生原因、治疗及预防。

2. 儿童、青少年、妊娠期、哺乳期妇女需要增加铁量，饮食中有含铁丰富的食物，动物比植物中的铁易于吸收，注意均衡饮食。

再生障碍性贫血护理规范

一、目的

为规范护理行为，指导临床护士运用专业技术知识，对患者实施整体的专业照顾，加强护理管理、提高护理质量，进一步保障患者安全。

二、范围

适用范围：临床护理单元。

三、参考文献

吴惠平，付方雪.现代临床护理常规[M].北京：人民卫生出版社，2018.

四、规定

按血液内科系统疾病一般护理规范护理。

（一）护理关键点

1.高热。

2.贫血。

3.出血。

4.感染。

5.活动无耐力。

6.自我形象紊乱。

7.教育需求。

（二）护理评估

1.评估神志、瞳孔及生命体征情况。

2.评估贫血的程度及活动能力贫血貌，胸闷、气急、心悸等。

3.评估出血的部位程度及症状体征皮肤黏膜，鼻、牙龈出血，消化道、泌尿道、颅内出血，女性患者月经量等。

4.评估感染部位症状体征，呼吸道、肺部感染，扁桃体炎、牙龈炎、咽峡炎，皮肤疖肿，肛周炎、肛旁脓肿，败血症等。

5.评估饮食及营养状况皮肤的弹性、体重有无减轻或增加等。

6.实验室及辅助检查结果血红蛋白、白细胞、血小板计数、网织红细胞绝对值、骨髓穿刺结果、心脏彩超、心电图、胸片及CT等。

7.评估心理状况及家庭支持情况。

（三）护理措施

1.按“血液系统疾病一般护理规范”护理。

2.病情观察：

（1）感染情况：呼吸系统评估呼吸频率节律、深浅度，咳嗽咳痰情况；口腔黏膜是否完整，牙龈、咽峡、肛周、肛旁等局部皮肤黏膜有无红肿热痛等；消化系统评估大便的颜色量、次数、性状及腹部体征；泌尿系统评估有无尿频、尿急、尿痛等；其他脏器及全身感染的症状体征。

（2）感染性休克：密切注意观察神志、生命体征、末梢循环、尿量等情况。

（3）贫血情况：评估睑结膜、甲床口唇颜色、面色，有无胸闷、心悸、气急情况及活动前后生命体征的改变。

（4）出血情况：评估有无皮肤黏膜、鼻、牙龈出血，大小便颜色，女性患者月经量及其他内脏出血的症状体征。颅内出血：评估神志、瞳孔、肢体感觉运动，有无头痛、恶心呕吐，生命体征情况。

3.心理支持：鼓励病人与亲人、病友多交谈，争取社会支持系统的帮助，增强康复的信心，配合治疗。

4.主要治疗和用药护理：

（1）支持和对症治疗：

①预防和控制感染：做好个人卫生和环境清洁消毒，减少感染机会。发生感染时，早期用强力抗生素，防止感染扩散；

②皮肤、鼻黏膜出血可用糖皮质激素。出血严重或内脏出血可输血小板或新鲜冰冻血浆；输血是主要的支持疗法，提倡成分输血。

（2）禁用对骨髓抑制的药物。

（3）雄激素是治疗急慢性再障的首选药。常用丙酸睾酮为油剂，不易吸收，需深部缓慢分层肌内注射，并注意轮换注射部位，经常检查注射部位局部有无硬结，发现硬结及时理疗，以促进吸收和防止感染；用法每次50～100mg，每日或隔日1次，疗程至少4个月；司坦唑、达那唑对肝脏有损害，治疗过程中应关注肝功能检查结果。

（4）免疫抑制剂：常用抗胸腺细胞球蛋白（ATG）和抗淋巴细胞球蛋白（ALG）是目前治疗重型再障的主要药物，ATG和ALG治疗可出现超敏反应、出血加重和血清病（如猩红热样皮疹、发热、关节痛）等不良反应，用药期间应注意保护性隔离，预防出血和感染，密切观察病人有无药物的不良反应出现；环孢素（CYA）选择性作用于T淋巴细胞，可用于急、慢性再障。

（5）造血细胞因子在免疫抑制剂治疗的同时或以后应用，有促进血象恢复的作用。包括粒细胞集落刺激因子、粒-巨噬细胞集落刺激因子、红细胞生成激素和白介素。

（6）骨髓移植护理：主要用于重型再障。临床多采用 HLA(人类白细胞抗原)配型相合的同种异基因骨髓移植。

（7）胎肝细胞输注、脐血输注护理。

（8）其他：脾切除护理按“普通外科疾病护理常规”护理。

（9）密切监测血红蛋白、白细胞、血小板、网织红细胞计数。

5.并发症的预防观察和护理：

（1）贫血护理：按“贫血护理规范”护理。

（2）出血护理：按“急性白血病护理规范”护理。

（3）预防感染：

①呼吸道感染的预防：保持病室内空气清新、物品清洁，定期消毒。秋冬季注意保暖，防止受凉。限制探视人数及次数。严格执行无菌操作。粒细胞绝对值$\leq 0.5\times 10^9$g/L者给予保护性隔离，并向病人及家属解释其必要性，使其自觉配合。

②口腔感染的预防：督促病人养成进餐前后、睡前、晨起用生理盐水、氯己定、碳酸氢钠交替漱口的习惯。若口腔已发生溃疡，可增加漱口的次数，并局部应用维生素E或溃疡膜等涂敷。

③皮肤感染的预防：保持皮肤的清洁、干燥，勤沐浴、更衣和更换床上用品。勤剪指甲，避免抓伤皮肤。执行各种损伤性穿刺时，局部要严格消毒。女病人尤其要注意会阴清洁卫生，适当局部皮肤清洗。

④肛周感染的预防：睡前、便后用1∶5000高锰酸钾溶液坐浴，每次 15～20min。保持大便通畅，避免用力排便而诱发肛裂，从而增加局部感染的概率。

（4）高热护理：按“发热护理规范”护理。

（5）成分输血的护理：

①遵医嘱给予输血。

②取回血液后，应尽快输注，避免剧烈冲击或振荡，以免泡沫形成而影响注射。

③在输血过程中加强巡视，以尽早发现异常情况，一定程度上上也可以消除病人对输血的恐惧和顾虑。

④输血时应严密观察病人的生命体征及一般情况，经常询问病人，密切观察病人是否出现迟发性的输血反应。

（四）健康指导

1.避免接触有毒、有害的化学物质及放射性物质，警惕家用染发剂、杀虫剂毒性对人体的损害，避免应用某些抑制骨髓造血功能的药物如氯霉素、保泰松等。

2.预防感染和出血，坚持治疗，不擅自停药，定期门诊复查血象，不适随诊。

3.适当锻炼，增强体质，保持心情舒畅，适当参加户外活动，如散步、打太极拳。

4.学会自我照顾及防止出血的简单方法。避免外伤，注意个人及饮食卫生，禁吃生冷食物，饮食要清淡、营养。

5.注意劳逸结合，避免受凉，预防感冒。

急性白血病护理规范

一、目的

为规范护理行为，指导临床护士运用专业技术知识，对患者实施整体的专业照顾，加强护理管理、提高护理质量，进一步保障患者安全。

二、范围

适用范围：临床护理单元。

三、参考文献

吴惠平，付方雪.现代临床护理常规[M].北京：人民卫生出版社，2018.

四、规定

按血液内科系统疾病一般护理规范护理。

（一）护理关键点

1.高热。

2.贫血。

3.出血。

4.感染。

5.疼痛。

6.高尿酸血症。

7.DIC。

（二）护理评估

1.了解有无引发白血病的病因，如感染、接受电离辐射、化学物质苯及抗肿瘤药物等，有无家族史及其他血液病。

2. 评估其主要表现如肝脾和淋巴结肿大、贫血、出血及继发感染等。

3. 评估患者心理状况及承受能力、对疾病认知程度和家庭经济情况等。

（三）护理措施

1. 轻度或经治疗缓解者，可适当下床活动。严重贫血、高热及有出血倾向者，应绝对卧床休息。

2. 给予高蛋白、高热量、丰富维生素及易消化的饮食。化疗期间给予清淡可口食物，鼓励患者少食多餐，保证充足的饮水量并碱化尿液。

3. 遵医嘱执行一般治疗，包括防止感染、纠正贫血、控制出血、防治高尿酸症性肾病、维持营养及积极采用化疗治疗，密切观察各种药物作用和副作用。

4. 及时评估患者病情变化，发热时判断是否有继发感染和其部位，预防败血症。有出血时，评估出血部位及其特点，警惕颅内出血和DIC。

5. 做好口腔护理，保持皮肤及外阴的清洁，避免擦伤和碰伤。有痔疮者用1∶5000PP粉溶液坐浴。

6. 针对患者不同心理状况及承受能力，给予相应的心理护理。

7. 患者化疗期间、贫血及高热时分别按相应的护理常规护理。

（四）健康指导

1. 向患者讲解白血病致病因，脱离或消除可能致病的因素。

2. 保持乐观情绪，树立治疗信心。

3. 注意休息，避免交叉感染。

慢性粒细胞白血病护理规范

一、目的

为规范护理行为，指导临床护士运用专业技术知识，对患者实施整体的专业照顾，加强护理管理、提高护理质量，进一步保障患者安全。

二、范围

适用范围：临床护理单元。

三、参考文献

吴惠平，付方雪. 现代临床护理常规[M]. 北京：人民卫生出版社，2018.

四、规定

按血液内科系统疾病一般护理规范护理。

（一）护理关键点

1. 活动无耐力。

2. 营养失调。

3. 疼痛。

4. 潜在尿酸性肾病水肿评估。

（二）护理评估

1. 了解患者有无家族史，血液病及其病情进展速度。

2. 评估其主要表现如脾大，脾大的程度、有无腹胀、压痛。代谢亢进的表现，如乏力、低热、多汗、体重减轻等。有无胸骨压痛。有无白细胞淤滞症表现，如呼吸窘迫、头晕、言语不清、中枢神经系统出血、阴茎勃起等。

3. 评估患者血象、骨髓及细胞遗传学检查情况，了解白细胞增高、骨髓增生活跃程度及血细胞中是否有PH染色体。

4. 评估患者心理状况及承受能力、对疾病的认识和家庭经济状况等。

（三）护理措施

1. 轻度经治疗缓解者，可适当下床活动。病情恶化或出现急性变化者。应绝对卧床休息。

2. 给予高蛋白、高热量、丰富维生素及易消化的食物。化疗期间给予清淡可口食物，鼓励患者少食多餐，保证充足饮水量并碱化尿液，保持尿量＞1500mL/d。

3. 遵医嘱积极采用化疗，密切观察各种药物作用和副作用。如白消安可出现骨髓抑制，也可出现皮肤色素沉着，类似慢性肾上腺皮质功能减退的表现。靛玉红可能出现腹痛、腹泻。化疗期间加用嘌醇，防止高尿酸血症性肾病。

4. 及时评价患者病情变化，预防病情变化。如不明原因的发热、脾脏迅速增大、进行性贫血、出血加重、持续或游走性骨关节痛等，警惕慢性白血病急性发作。如出现局部疼痛、静脉迂曲、出血等，应警惕栓塞。

5. 针对患者不同心理状态及承受能力，给予相应的心理护理。

6. 患者化疗期间及急性期间分别按急慢性白血病护理常规及化疗护理常规护理。

（四）健康指导

1. 指导患者注意休息，及时防治上呼吸道感染，避免交叉感染和加重病情。

2. 保持乐观情绪，树立治疗信心。

特发性血小板减少性紫癜（ITP）护理规范

一、目的

为规范护理行为，指导临床护士运用专业技术知识，对患者实施整体的专业照顾，加强护理管理、提高护理质量，进一步保障患者安全。

二、范围

适用范围：临床护理单元。

三、参考文献

吴惠平，付方雪.现代临床护理常规[M].北京：人民卫生出版社，2018.

四、规定

按血液内科系统疾病一般护理规范护理。

（一）护理关键点

1. 出血或出血倾向。

2. 感染。

3. 高血压。

4. 高血糖。

5. 水钠潴留。

（二）护理评估

1. 了解患者起病前有无与ITP发病有关的因素，如上呼吸道感染，特别是病毒感染史。

2. 评估患者有无广泛皮肤、黏膜或内脏出血的临床表现，如鼻腔、牙龈、眼结膜、消化道和泌尿道出血、瘀斑、血肿等。如出现剧烈头痛、喷射状呕吐、视力模糊及烦躁不安等可能发生颅内出血。

3. 评估患者实验室血小板计数、骨髓象等情况。

4. 了解患者对疾病的认识和心理状态。

（三）护理措施

1. 出血严重者应卧床休息。血小板＜50×10^9个/L，限于轻度体力活动，如散步；血小板＜20×10^9个/L，限制活动，卧床休息，警惕内脏和颅内出血。避免外伤。

2. 饮食宜高蛋白、高热量、丰富维生素及易消化少渣的食物。消化道出血时应禁食。

3. 遵医嘱治疗，注意评估药物效果和副作用。长期应用激素者，可能引起库欣综合征、易合并感染、高血压、糖尿病等。

4. 及时评估病情变化，定时测量体温、脉搏、呼吸及血压，观察神志、面色的变化，避免加重病情的因素。

（1）避免使用可能引起血小板减少或抑制其功能的药物，如阿司匹林、保泰松、双嘧达莫、吲哚美辛、右旋糖酐等。

（2）避免增加颅内压的因素，预防便秘。便秘时，可口服液体石或使用开塞露解除便秘。

（3）预防上呼吸道感染，以免剧烈咳嗽，增加颅内压。

5. 给予口腔及皮肤护理，避免外伤。给患者进行检查及治疗时，操作轻柔，穿刺拔针后延长压迫针眼时间，以免出血。

6. 做好心理护理，避免情绪紧张与波动，鼓励患者积极配合治疗。

（四）健康指导

1. 指导患者避免加重病情的因素，养成定时排便习惯，保持大便通畅；注意保暖，避免感冒；避免使用阿司匹林、吲哚美辛等药物。

2. 指导患者如何自我预防出血。

3. 交代患者遵医嘱服药，定期复查血象等，特别是血小板计数。

过敏性紫癜的护理规范

一、目的

为规范护理行为，指导临床护士运用专业技术知识，对患者实施整体的专业照顾，加强护理管理、提高护理质量，进一步保障患者安全。

二、范围

适用范围：临床护理单元。

三、参考文献

吴惠平，付方雪. 现代临床护理常规[M]. 北京：人民卫生出版社，2018.

四、规定

按内科及血液内科系统疾病一般护理规范护理。

（一）护理关键点

1. 出血。

2. 疼痛。

3. 肠梗阻、肠套叠。

4. 发热。

5. 感染。

6. 肾衰竭。

（二）护理评估

1. 询问患者发病是否有呼吸道感染、扁桃腺炎、猩红热、寄生虫等感染。有无食物过敏史。是否使用抗生素、解热镇痛药、磺胺类、异烟肼等药物。有无接触药粉、尘埃、疫苗接种，虫咬、受凉及寒冷等刺激。

2. 评估患者症状和体征的特征，判断过敏性紫癜的类型。如单纯型以皮肤紫癜为主要表现。腹型除皮肤紫癜外，还常见腹痛及消化道症状。关节型除皮肤紫癜外，还常见关节部位血管受累出现关节肿胀、疼痛、压痛及功能障碍。肾型除皮肤紫癜外，可见血尿、蛋白尿等。混合型可见皮肤紫癜合并其他临床表现。

3. 评估患者对疾病的认识和心理状态。

（三）护理措施

1. 急性期应绝对卧床休息，病情缓解后可适当活动。关节肿瘤患者，将受累关节放在合适位置，减少活动，以减轻疼痛。

2. 饮食宜高热量、丰富维生素及易消化的食物。

3. 遵医嘱治疗，禁食评估药物作用和副作用。

4. 密切观察皮肤黏膜紫癜形态、分布及消退情况，主要关节、腹部及肾脏受累症状和体征变化。

5. 保持皮肤清洁，用温水擦洗，勿搔抓皮肤。

6. 给予患者心理安抚和支持，正确认识疾病和应对疾病。

（四）健康指导

1. 嘱咐患者急性期和关节受累期注意休息，减轻关节疼痛。

2. 指导患者避免进食可致敏的食物及药物，预防疾病复发。

3. 对于服用激素患者，交代遵医嘱服药，不得擅自增减停药，以免加重病情。

血栓性血小板减少性紫癜护理规范

一、目的

为规范护理行为，指导临床护士运用专业技术知识，对患者实施整体的专业照顾，加强护理管理、提高护理质量，进一步保障患者安全。

二、范围

适用范围：临床护理单元。

三、参考文献

吴惠平，付方雪.现代临床护理常规[M].北京：人民卫生出版社，2018.

四、规定

按内科及血液内科系统疾病一般护理规范护理。

（一）护理关键点

1.发热。

2.出血。

3.并发症的治疗与护理。

4.教育需求。

（二）护理评估

1.了解患者有无引起血栓的原因、如创伤、感染、免疫疾病、动脉粥样硬化、糖尿病、肾病、妊娠、手术、长期使用避孕药等高凝状态的基础疾病。

2.评估患者有无血栓形成及栓塞的症状和体征，如栓塞局部肿胀、疼痛、皮肤黏膜颜色改变、功能异常、皮肤黏膜及内脏出血等。

3.评估患者对疾病的认知程度和心理状态等。

（三）护理措施

1.栓塞早期应绝对卧床休息，肢体栓塞应局部制动并抬高，病情缓解后可适当活动。

2.给予高蛋白高热量丰富维生素及易消化的饮食。

3.遵医嘱应用抗凝、抗血小板、溶栓及血浆置换治疗，密切观察病情变化，积极做好抢救准备。

4.做好皮肤护理，尽量避免损伤性操作，拔针后延长局部压迫时间，以免出血。

5.给予心理护理，避免情绪紧张与波动，鼓励患者配合治疗。

（四）健康指导

1.向患者强调引起本病的基础疾病的重要性，避免本病的复发。

2.定期复查血象。

第七节 结缔组织病和风湿疾病护理规范

结缔组织疾病和风湿疾病一般护理规范

一、目的

为规范护理行为，指导临床护士运用专业技术知识，对患者实施整体的专业照顾，加强护理管理、提高护理质量，进一步保障患者安全。

二、范围

适用范围：临床护理单元。

三、参考文献

吴惠平，付方雪.现代临床护理常规[M].北京：人民卫生出版社，2018.

四、规定

按内科系统疾病一般护理规范护理。

（一）给予高蛋白、高维生素、高热量、无刺激性及易消化的食物，忌烟酒。痛风患者禁食含嘌呤高的食物。

（二）患者恢复期可适当下床活动。病情危重时应卧床休息，并注意保护关节功能，防止发生关节僵直。

（三）密切观察病情变化，注意评估患者的精神状态、营养状况、皮肤黏膜改变及关节功能状态。重点评估关节疼痛的部位、性质。有无肿胀、活动受限程度。有无畸形、晨僵的程度等。

（四）预防关节废用。有晨僵症状的患者晨起用热水泡僵硬的关节，晚夜间睡眠时戴弹力护套保暖和关节功能，指导患者做肢体屈伸、散步、手部抓握、提举等活动，必要时配合理疗和按摩。

（五）及时完成专科各项检验和治疗护理，做好患者健康指导。

（六）及时防治口腔感染。患者有口腔黏膜破损时，每日晨起、睡前和进食前后漱口。

（七）减轻或避免皮肤受损。有皮疹、红斑或光敏感者，避免阳光直接照射裸露皮肤，外出时穿长袖、长裤、戴宽边帽子。忌日光浴。避免接触刺激性物品，如染发、烫发剂、定型发胶、农药等。

（八）严格遵医嘱按时按量给药，注意患者服药后的反应，不可擅自改变药物剂量和突然停药。注意观察药物疗效和不良反应。

（九）保证急救药品、物品完好，以便随时使用。

类风湿性关节炎护理规范

一、目的

为规范护理行为，指导临床护士运用专业技术知识，对患者实施整体的专业照顾，加强护理管理、提高护理质量，进一步保障患者安全。

二、范围

适用范围：临床护理单元。

三、参考文献

吴惠平，付方雪.现代临床护理常规[M].北京：人民卫生出版社，2018.

四、规定

按结缔组织病和风湿疾病一般护理规范护理。

（一）护理关键点

1.疼痛。

2.废用综合征。

3.自理能力下降/缺陷。

4.躯体移动障碍。

（二）护理评估

1.询问患者有无家族史、起病时间、病程、治疗用药情况，有无副作用等。

2.评估患者关节病临床表现体征及关节外表现。受累关节疼痛、肿胀及功能障碍程度，有无关节僵直及活动受累的情况。关节外有无类风湿性结节、类风湿血管炎、肺部病变等脏器系统受累表现。

3.了解患者血沉、类风湿因子（RF）等检查情况。

4.评估患者对疾病的认识及心理状态。

（三）护理措施

1.患者急性期、发热，以及脏器明显受累时应卧床休息，关节制动。恢复期应适当休息，逐步进行功能锻炼，可给予物理降温治疗。

2.给予高蛋白、高热量、含丰富维生素、无刺激及易消化的饮食，忌吸烟酒。

3.减轻关节疼痛和功能保护。如患者有关节僵直时，鼓励温水浴或温水浸泡僵直的关节15min后进行日常活动锻炼。夜间睡眠时可戴大小合适的弹性护套保护关节，以缓解症状。指导患者肢体屈曲、散步、手部抓握、提举等活动，必要时配合理疗和按摩。

4.指导和督促患者遵医嘱服药、密切观察药物疗效，注意减轻不良反应。如非甾体抗炎药应饭后服用并鼓励多饮水，减轻胃肠道不良反应和肾损害。抗风湿药使用后应注意肝损害、胃肠道反应、骨髓抑制等不良反应。应用糖皮质激素者，应严格按医嘱不得随意增减。

5.给予患者心理支持和鼓励生活自理，必要时使用辅助器如坐便器、拐杖等。

（四）健康指导

1.向患者及家属讲解疾病知识及治疗方案，交代严格遵医嘱用药和注意事项，减少复发。

2.交代患者注意保暖，避免感染、寒冷、潮湿、过度疲劳等加重病情和诱发复发。

3.指导患者合理休息和功能锻炼，保护关节功能，防治废用。

4.定时复查肝肾功能、血常规等。

痛风的护理规范

一、目的

为规范护理行为，指导临床护士运用专业技术知识，对患者实施整体的专业照顾，加强护理管理、提高护理质量，进一步保障患者安全。

二、范围

适用范围：临床护理单元。

三、参考文献

吴惠平，付方雪.现代临床护理常规[M].北京：人民卫生出版社，2018.

四、规定

按结缔组织病和风湿疾病一般护理规范护理。

（一）护理关键点

1. 疼痛。

2. 皮肤受损。

3. 活动无耐力。

4. 教育需求。

（二）护理评估

1. 了解患者的生活习惯，有无痛风家族史。

2. 评估关节疼痛的部位、性质、间隔时间、有无夜间因剧烈疼痛而惊醒，有无痛风结节形成及周围皮肤病损等。

3. 了解血尿酸、肌酐和电解质、尿酸水平及尿PH等。

4. 评估患者对疾病的认识和心理状态。

（三）护理措施

1. 患者急性期应卧床休息，抬高患肢，避免受累关节负重。

2. 饮食宜清淡和易消化。忌食高蛋白、含高嘌呤的食物，如动物内脏、海鲜、黄花菜等。忌烟酒。鼓励多饮水，保持每日尿量2000mL左右，减少尿酸结晶形成。

3. 遵医嘱予以消炎、镇痛、促进尿酸排泄等药物，评估病情变化。

4. 注意患部的皮肤保护，保持患部皮肤清洁，避免感染发生。

（四）健康指导

1. 指导患者预防本病的复发，避免进食含高嘌呤类食物、忌烟酒。避免过多劳累等。

2. 鼓励多饮水促进尿酸排泄，预防泌尿道结石。

3. 定期复查血尿酸。

多发性肌炎/皮肌炎护理规范

一、目的

为规范护理行为，指导临床护士运用专业技术知识，对患者实施整体的专业照顾，加强护理管理、提高护理质量，进一步保障患者安全。

二、范围

适用范围：临床护理单元。

三、参考文献

吴惠平，付方雪. 现代临床护理常规[M]. 北京：人民卫生出版社，2018.

四、规定

按结缔组织病和风湿疾病一般护理规范护理。

（一）护理关键点

1. 躯体移动障碍。

2. 皮肤受损。

3. 低效性呼吸形态。

4. 疼痛。

5. 营养失调。

6. 感染。

7. 焦虑/恐惧。

（二）护理评估

1. 询问患者起病前有无感染、免疫疾病等诱因。

2. 评估患者临床表现及特征，如有无对称性四肢近端肌无力，有无呼吸困难、吞咽困难，有无皮疹，皮疹的部位及特征，有无伴发热、乏力、体重下降等。

3. 了解实验室检查如血沉、血肌酶谱、肌电图情况。

4. 评估患者对疾病的认识及心理反应。

（三）护理措施

1. 患者急性期应卧床休息，以减轻关节和肌肉负重和避免损伤。

2. 饮食宜高蛋白、高热量、无刺激及易消化的食物。咀嚼和吞咽困难者，给予流质或半流质饮食，进食宜细嚼慢咽，以免呛咳引起吸入性肺炎。必要时给予鼻饲。

3. 遵医嘱治疗，准确评估肌力的变化。

（1）0级：肌肉对刺激不发生任何收缩反应。

（2）1级：肌肉对刺激可有轻微的收缩。

（3）2级：肌力很差，不能克服重力而抬起。

（4）3级：肌力出现抗重力能力，可以抬起（离开床面）。

（5）4级：肌力较好，能抵抗阻力。

（6）5级：肌力正常。

4. 应用糖皮质激素、细胞毒等药物时，及时观察药物疗效和不良反应，注意预防感染，严密监测血常规、肝肾功能等。

5. 给予局部皮肤护理，保持局部皮肤清洁、干燥。有感染者予以清创换药，防止压疮。

6. 做好对症护理，呼吸困难者予以吸氧，辅助呼吸，必要时行气管插管或切开呼吸及辅助通气。发生心肌受累、心律失常、心力衰竭时配合抢救，实施相应护理常规。

7. 给予患者和家属心理支持，鼓励患者积极治疗疾病。

（四）健康指导

1. 向患者及家属介绍本病的有关知识和自我护理方法，避免复发的诱因，如感染、寒冷、创伤等。育龄妇女避免妊娠和接种，以免加重病情。

2. 指导患者遵医嘱服药，定期复查。出现四肢无力、呼吸困难、吞咽困难等症状时，立即就医。

系统性红斑狼疮护理规范

一、目的

为规范护理行为，指导临床护士运用专业技术知识，对患者实施整体的专业照顾，加强护理管理、提高护理质量，进一步保障患者安全。

二、范围

适用范围：临床护理单元。

三、参考文献

吴惠平，付方雪.现代临床护理常规[M].北京：人民卫生出版社，2018.

四、规定

按结缔组织病和风湿疾病一般护理规范。

（一）护理关键点

1.皮肤黏膜完整性受损。

2.体温过高。

3.体液过度。

4.自我形象紊乱。

5.感染。

（二）护理评估

1.评估家族史、过敏史、生育史、对疾病的认知。

2.评估基础生命体征、疼痛。

3.评估心理状况：有无紧张、焦虑、犹豫。

4.评估病情及主要症状：

（1）全身表现：发热、疲倦、乏力、体重变化，淋巴结肿大。

（2）皮肤黏膜：表现为皮肤损害 长红斑，手指末端和甲周的红斑、皮疹、光过敏现象，脱发、网状青斑、口腔溃疡、雷诺现象。

（3）关节与肌肉：关节痛、肌痛。

（4）肾脏损害：蛋白尿、血尿、管型尿、水肿，甚至肾衰竭。

（5）神经系统：头痛、躁动、幻觉、性格改变、记忆力减退、认知障碍、重者抽搐、昏迷。

（6）血液系统：淋巴结肿大、贫血、白细胞减少、血小板减少、出血。

（7）肺部：胸膜炎，肺炎、肺间质纤维化、呼吸困难。

（8）心脏：心包炎、心肌炎、心律失常、胸闷气促、心衰。

（9）消化系统：食欲、腹痛、腹泻、恶心呕吐、皮肤巩膜黄疸、腹水。

（10）眼：眼底出血、视盘水肿、视网膜渗出、视力减退。

5.评估实验室和特殊检查结果：血常规、尿常规、大便常规+潜血、肝肾功能、电解质、血沉、C反应蛋白，抗核抗体（ANA），抗Sm抗体，抗双链DNA抗体等免疫学检查，X光检查、B超肺功能、CT等。

（三）护理措施

1.体位和活动急性期卧床休息，减少消耗，保护脏器功能，预防并发症，缓解期动静结合。

2.饮食护理维持患者的饮食平衡。病情活动期鼓励进食高糖、高蛋白和高维生素饮食，少食多餐，宜软食，以促进组织愈合。忌食芹菜、无花果、蘑菇、烟熏食物及辛辣等刺激性食物。肾功能受损时给予优质低蛋白饮食。

3.皮肤黏膜护理注意保持口腔、外阴清洁，每天晨起、睡前和进餐前后漱口；有口腔溃疡者可局部用药；对有皮肤感染病灶者，遵医嘱局部使用抗生素。

4. 心理护理：按“风湿免疫病一般护理常规”护理。

5. 药物治疗的护理按本节“风湿免疫病一般护理常规”的要求执行。使用抗疟药物治疗：主要不良反应是眼底病变，用药超过6个月者，应每半年检查眼底。有心动过缓或有传导阻滞者禁用。

6. 发热护理：按“发热护理规范”护理。

7. 疼痛护理：按“疼痛护理规范”护理。

8. 并发症的观察及护理：

（1）慢性肾衰、肾功能不全：按“慢性肾衰竭护理规范”护理。

（2）狼疮危象：严密观察病情，做好抢救准备，对症支持治疗维持脏器功能激素冲击治疗时密切观察药物不良反应。

（3）白细胞减少：按“急性白血病护理规范”护理。

（4）血小板减少：按“特发性血小板减少性紫癜护理规范”护理。

9. 避免诱因：日光照射、妊娠、分娩，药物及手术。

10. 劳逸结合，避免过度劳累。

（四）健康指导

1. 了解疾病的表现、治疗方案，疾病进展和诱发因素。避免日光照射、妊娠、分娩，药物及手术。

2. 正确认识疾病，树立对抗疾病的信心。

3. 注重个人卫生和口腔卫生，预防皮肤黏膜溃烂和感染。

4. 掌握正确服用药物的方法，了解药物的作用及副作用，不擅自改变剂量或停药。生育指导注意避孕，减少妊娠次数，病情稳定、心肾功能正常时在医生指导下适时受孕。

5. 学会自我病情的观察，出现发热、水肿、高血压、血尿、蛋白尿等，应及时就诊复查，坚持定期复查，坚持随诊。

第八节　代谢及内分泌系统疾病护理规范

内分泌系统疾病护理规范

一、目的

为规范护理行为，指导临床护士运用专业技术知识，对患者实施整体的专业照顾，加强护理管理、提高护理质量，进一步保障患者安全。

二、范围

适用范围：临床护理单元。

三、参考文献

吴惠平，付方雪.现代临床护理常规[M].北京：人民卫生出版社，2018.

四、规定

按内科系统疾病一般护理规范护理。

（一）重症患者绝对卧床休息，轻型患者适当休息活动。粒细胞减少的患者住单间。

（二）遵医嘱给予饮食护理。糖尿病患者需要给予糖尿病饮食。

（三）评估患者病情变化，遵医嘱测量生命体征、神志、尿量、身高、体重等，严密观察内分泌系统疾病各种危象的先兆表现。

（四）及时做好专科检查前后准备，正确采集各种化验标本，熟悉各项检查的临床意义。

（五）针对专科疾病，实施患者健康教育。指导糖尿病患者的运动治疗。

（六）保持急救物品、药品的完好。

糖尿病护理规范

一、目的

为规范护理行为，指导临床护士运用专业技术知识，对患者实施整体的专业照顾，加强护理管理、提高护理质量，进一步保障患者安全。

二、范围

适用范围：临床护理单元。

三、参考文献

吴惠平，付方雪.现代临床护理常规[M].北京：人民卫生出版社，2018.

四、规定

按内科及内分泌系统疾病护理规范护理。

（一）护理关键点

1.高血糖/低血糖。

2.糖尿病酮症酸中毒。

3.高渗性高血糖状态。

4.乳酸性酸中毒。

5.大血管病变。

6.微血管病变。

7.糖尿病神经病变。

8.糖尿病足。

9.感染。

10.用药观察。

11.教育需求。

（二）护理评估

1.了解患者生活方式、饮食习惯、有无糖尿病家族史等，了解可能的病因。

2.评估糖尿病的临床表现，如有无多饮、多食、多尿、体重减轻的典型症状，有无乏力、头晕、头痛、视力障碍，有无皮肤干燥和瘙痒、皮肤疖和溃疡等感染灶等。

3.了解患者实验室检验结果，如空腹血糖、餐后血糖、糖耐量试验、糖化血红蛋白等，以便了解病情。

4.评估患者对糖尿病知识的了解程度及心理状态。

（三）护理措施

1.患者血糖控制基本平稳的情况下可进行日常活动和工作，避免过度疲劳。如果出现任何症状加重或感觉不适，应适当休息。

2.严格饮食管理，给予糖尿病饮食。

3.遵医嘱糖尿病治疗，观察降糖药的副作用，及时处理低血糖。如出现心慌、脉速、出汗、饥饿感，甚至昏迷等低血糖反应时，及时报告医生并抢救处理。其处理：一旦确诊低血糖发生，立即口服能快速升高血糖的物品，如一杯饮料（雪碧、可乐、果汁等）、糖果（水果糖、奶糖、巧克力糖）、糖水（温开水冲白糖或葡萄糖25～50g）或口服葡萄糖片、一勺蜂蜜或果酱等。如果5min内症状仍无改善，应再服糖1次。若10min仍无改善，考虑静脉输注葡萄糖溶液。切不可用低热量饮料或甜味剂食品治疗低血糖。

4.评估病情变化，注意监测生命体征、血糖、血酮、尿酮、电解质及体重等情况，预防糖尿病并发症。若出现异常，及时报告医生并处理。

5.指导患者进行运动疗法，注意运动安全。如患者出现下列情况，应禁止运动：血糖＞16.7mmol/L或空腹血糖＜4.5mmol/L应适当在加餐后运动，尿中有酮体，足部或下肢感觉异常，心悸、气促、恶心、眩晕，身体突然发生剧烈疼痛，视物模糊等。

6.协助口腔及皮肤护理。注意保护足部，避免穿过紧的鞋、袜，防外伤致足部感染。

7.向患者及家属提供系统规范化的糖尿病健康教育。

（四）健康指导

1.向患者及家属讲解糖尿病知识，提供遵医行为。

2.引导患者生活规律，戒烟酒。避免过度劳累，保持情绪稳定。

3.向患者讲解运动疗法的方法及注意事项。外出随身携带识别卡，以便发生紧急情况时及时处理。

4.指导患者糖尿病自我照顾，包括口服降糖药的副作用和不良反应观察、胰岛素注射、低血糖反应防治、足部护理及血糖检测等。

5.交代患者去医院定期复查和体检。告诉患者如出现任何症状加重或特殊不适，及时就诊。

糖尿病酮症酸中毒（DKA）护理规范

一、目的

为规范护理行为，指导临床护士运用专业技术知识，对患者实施整体的专业照顾，加强护理管理、提高护理质量，进一步保障患者安全。

二、范围

适用范围：临床护理单元。

三、参考文献

吴惠平，付方雪.现代临床护理常规[M].北京：人民卫生出版社，2018.

四、规定

按内科及内分泌系统疾病护理规范护理。

（一）护理关键点

1. 糖尿病代谢紊乱。

2. 高血糖和高渗透性。

3. 失水、血容量不足。

4. 高酮血症。

5. 酸中毒。

6. 电解质平衡紊乱。

7. 昏迷。

8. 用药观察。

9. 教育需求。

（二）护理评估

1. 了解患者以往有无糖尿病史，有无糖尿病症状加重的表现。

2. 了解患者有无感染、胰岛素中断或适当增减、饮食不当、创伤、手术、妊娠和分娩等诱发因素。

3. 评估体温、脉搏、呼吸、血压、意识、面色、末梢温度及尿量，特别注意呼吸频率、深度及有无烂苹果味。

4. 了解血糖、血酮等检测结果。

5. 了解患者及家属的认知及心理反应。

（三）护理措施

1. 患者绝对卧床休息，注意保暖。

2. 患者清醒，可给予含低脂肪、低糖的食物，鼓励饮水。

3. 迅速建立静脉通道，遵医嘱快速补充血容量，确保胰岛素及时输入，纠正水电解质紊乱和调节酸碱平衡。输液时应根据患者年龄、心、肺、肾功能情况。酌情调整补液成分及速度，避免发生心力衰竭、肺水肿等并发症。

4. 给予吸氧。

5. 密切观察病情变化，给予心电监护。观察体温、脉搏、呼吸、血压、神志、瞳孔、尿量等，准确记录出入水量。

6. 根据血压、心率、每小时尿量、末梢循环情况决定输液量和速度。一般在无心力衰竭时应先快后慢，用生理盐水改善血容量，输胶体溶液纠正休克。

7. 遵医嘱测量血糖、血酮及生化检测，及时报告医师调整医嘱。

8. 昏迷者按昏迷护理常规护理。

9. 高热按高热护理常规护理。

（四）健康指导

1. 指导患者正确使用胰岛素，避免随意停用或突然减量。

2. 避免受凉、精神创伤及过度疲劳，积极治疗各种感染。

3. 交代患者口渴、多饮、多尿等症状加重伴有恶心、呕吐时，立即就诊。

低血糖症护理规范

一、目的

为规范护理行为，指导临床护士运用专业技术知识，对患者实施整体的专业照顾，加强护理管理、提高护理质量，进一步保障患者安全。

二、范围

适用范围：临床护理单元。

三、参考文献

吴惠平，付方雪.现代临床护理常规[M].北京：人民卫生出版社，2018.

四、规定

按内科及内分泌系统疾病护理规范护理。

（一）护理关键点

1.营养失调。

2.有受伤的危险。

3.低血糖。

4.自主神经过度兴奋表现。

5.脑功能障碍的表现。

6.昏迷。

7.用药观察。

8.教育需求。

（二）护理评估

1.评估患者有无肌肉颤抖、心悸、出汗、饥饿感、软弱无力、紧张、焦虑、性格改变、神志改变、认知障碍、抽搐、昏迷。

2.评估饮食、睡眠、排泄方法，活动形态，生活规律及习惯。

3.评估观察患者血糖监测结果。

（三）护理措施

1.早期、轻度低血糖：仅有出汗、心慌、乏力、饥饿等症状，神志清醒时，应立即监测血糖，指导病人卧床休息，口服15～20g糖类食品（葡萄糖为佳）。15min后监测血糖，如血糖≤3.9mmol/，再给予15g葡萄糖；如血糖≥3.9mmol/L，但离下一次就餐要在1h以上，给予含淀粉或蛋白质食物，如三块饼干、一只鸡蛋等。

2.严重低血糖：病人神志已发生改变，应立即50%葡萄糖20mL静脉注射或胰高血糖素0.5～1mg肌内注射。15min后监测血糖，如血糖≤3.0mmol/L，再给予50％葡萄糖60ml静脉注射，并遵医嘱用5％～10％葡萄糖持续静脉滴注或加用肾上腺皮质激素，以防低血糖的再次发生。

3.及时汇报医生，了解低血糖发生原因，调整用药。动态监测血糖，做好护理记录。

4.监测生命体征、注意低血糖诱发的心脑血管并发症。

5.心理护理，安慰病人，做好解释，减轻恐惧与焦虑感。

（四）健康指导

1.开展健康教育，告知低血糖症状、原因、处理方法及低血糖危害。做好低血糖预防如定时监测血糖，随身备好糖、饼干等食物，携带糖尿病急救卡等。

2. 合理使用胰岛素和口服降压药。

3. 掌握各种胰岛素的特点及正确的注射技术，定期轮换注射部位，防止产生皮下硬结，影响胰岛素吸收。

4. 生活规律，养成良好生活习惯。1糖尿病代谢紊乱。

非酮症高渗性糖尿病昏迷（NHHDC）护理规范

一、目的

为规范护理行为，指导临床护士运用专业技术知识，对患者实施整体的专业照顾，加强护理管理、提高护理质量，进一步保障患者安全。

二、范围

适用范围：临床护理单元。

三、参考文献

吴惠平，付方雪.现代临床护理常规[M].北京：人民卫生出版社，2018.

四、规定

按内科及内分泌系统疾病一般护理规范护理。

（一）护理关键点

1. 高血糖。
2. 脱水。
3. 意识障碍。
4. 昏迷。
5. 电解质紊乱和酸碱平衡失调。
6. 感染。
7. 补液及胰岛素治疗。
8. 胃管护理。
9. 尿管护理。
10. 皮肤护理。
11. 教育需求。

（二）护理评估

1. 气道通畅情况。
2. 生命体征、血糖。
3. 意识、瞳孔。
4. 有无癫痫发作及发作时的表现。
5. 用药的观察。
6. 记录24h尿量。
7. 实验室和特殊检查结果。
8. 皮肤弹性和受压状况。
9. 心理状况：有无紧张、焦虑等心理反应。

10.家庭支持和经济情况。

（三）护理措施

1.体位：平卧，头偏向一侧，清除口、鼻咽分泌物，保持气道通畅，抽搐发作时不要搬动，预防窒息，必要时放置口咽通气管或气管插管。

2.给氧，持续心电监护及血氧饱和度监测。

3.积极补液，纠正脱水开放2路静脉通道，必要时放置深静脉。按医嘱予以大量快速补液。注意输液速度、量及质的合理安排。静脉输入等渗盐水，以便较快或长微循环而於充血容量，迅速纠正血压，待循环血量稳定后酌情以低渗盐水缓慢静脉滴注。防止因输液过多、过速而发生脑水肿、肺水肿等并发症，视病情可考虑同时给予胃肠道补液。

4.遵医嘱予监测血糖、血常规、凝血功能、电解质、动脉血气分析等实验室检查。

5.胰岛素滴注的护理：小剂量胰岛素持续静脉输注。同时做好床边血糖监测，根据血糖情况随时调整胰岛素剂量和滴速。防止因血糖下降太快、太低而发生脑水肿。

6.留置胃管的护理：1～2h胃管内注入温开水100～200mL，直至意识完全清醒能主动饮水为止。每次注水前常规抽胃内容物，以排除胃扩张，并确认补水已被吸收。注意留置胃管过程中胃管有无移位、松脱。做好口腔护理。

7.留置导尿，关注24h尿量、颜色、性状及记录24h出入量。做好尿道口护理。

8.遵医嘱用药，纠正脱水，纠正电解质紊乱和酸碱失衡，控制感染，防止心力衰竭、肾衰竭、脑水肿的发生。密切观察病情变化，发现问题及时处理。

9.关注各项检查及实验室结果，发现异常及时通知医生。

10.去除诱因，治疗并发症。

11.做好心理护理。

12.皮肤护理：保持皮肤清洁干燥，定时翻身，防压疮发生。

13.安全护理：床栏拉起，防止坠床。抽搐时，齿之间放置牙垫，防止咬伤。注意保暖。

（四）健康指导

1.保持情绪稳定，避免不良刺激。

2.外出携带糖尿病急救卡。

3.进行血糖自我监测。

4.注意预防感染，戒烟酒。

5.制定食谱及饮食计划，并遵照执行。

6.适当锻炼，劳逸结合。

7.按医嘱用药。掌握注射胰岛素的方法、低血糖的症状及处理和药物的作用、副作用及使用注意事项。

8.每天检查足部情况，做好足部护理。

9.定期随访，定期复查代谢指标，不适随诊。

甲状腺功能亢进护理规范

一、目的

为规范护理行为，指导临床护士运用专业技术知识，对患者实施整体的专业照顾，加强护理管理、提高护理质量，进一步保障患者安全。

二、范围

适用范围：临床护理单元。

三、参考文献

吴惠平，付方雪.现代临床护理常规[M].北京：人民卫生出版社，2018.

四、规定

按内科及内分泌系统疾病护理规范护理。

（一）护理关键点

1. 高代谢综合征。
2. 精神、神经系统症状。
3. 心血管系统症状。
4. 消化系统症状。
5. 突眼。
6. 营养失调。
7. 甲亢危象。
8. 用药观察。
9. 131碘（131I）治疗。
10. 教育需求。

（二）护理评估

1. 了解患者基础体重、饮食习惯及大小便规律等、判断有无电解质紊乱。

2. 评估患者有无高代谢综合征的症状，如消瘦、乏力、多汗等。评估患者有无甲亢危象的表现、如体温升高、心率增快、意识改变等。

3. 评估患者的心理状态，了解对突眼、甲状腺肿大等影响自我形象因素的认知程度。

4. 评估药物疗效及副作用。

（三）护理措施

1. 嘱患者适当休息，保证充足睡眠。

2. 给予高蛋白、丰富维生素、高热量及矿物质饮食，以保证摄入足够的热量。减少食物中纤维素的含量，避免增加腹泻机会，避免吃生、冷、浓茶、咖啡等刺激性食物。

3. 遵医嘱使用抗甲状腺药物，密切观察药物的疗效及副作用。不可自行减量或停药。用药期间应定期检测血常规、肝功能、甲状腺激素水平。

4. 眼部护理：

（1）保护眼睛，带有色眼镜防止强光及粉尘刺激，睡眠使用抗生素软膏、纱布或眼罩。防止结膜炎、角膜炎、复视者戴单眼罩。

（2）取高枕卧位，限制食盐的摄入。遵医嘱应用点眼药，减轻水肿和眼局部刺激征状。

（3）当眼部有异物感时，勿用手直接揉眼睛。

5.密切观察生命体征及神志改变。若出现高热、心率＞140次/min、恶心、呕吐、腹泻、突眼等症状加重，应警惕甲状腺危象发生的可能，立即报告医师并做好抢救准备。

6.保持环境安静，给予心理支持，遵医嘱治疗。精神紧张、不安或失眠者，可遵医嘱给予镇静药物。

7.需要手术者，做好术前准备。

8.高热者按高热护理常规护理。

9.昏迷者按昏迷护理常规护理。

（四）健康指导

1.指导患者坚持长期用药，并按时按量服药，不可随意减量或停药。用药期间定期监测血象、体重、甲状腺激素水平、肝功能等。

2.指导患者护理突眼。

3.交代患者保持心情愉快，避免过度劳累、精神刺激等，避免复发。

4.告诉患者若出现高热、恶心、呕吐、腹泻、突眼症状加重等，应警惕患者甲状腺危象发生，应立即就医。

甲状腺危象先兆及甲状腺危象护理规范

一、目的

为规范护理行为，指导临床护士运用专业技术知识，对患者实施整体的专业照顾，加强护理管理、提高护理质量，进一步保障患者安全。

二、范围

适用范围：临床护理单元。

三、参考文献

吴惠平，付方雪.现代临床护理常规[M].北京：人民卫生出版社，2018.

四、规定

按内分泌疾病护理常规及甲状腺功能亢进护理规范护理。

（一）护理关键点

1.体温升高。

2.中枢神经系统症状。

3.循环系统症状。

4.消化系统症状。

5.电解质紊乱。

6.营养失调。

7.用药观察。

8.教育需求。

（二）护理评估

1.询问患者病情是否加重，有无服药过量，严重精神创伤、手术史等诱发甲状腺危象的诱因。

2.评估患者体温、心率、呼吸、血压、神志等变化。一旦患者出现高热、心率>140次/min，伴房颤或房扑、体重锐减、烦躁不安、呼吸急促、大汗淋漓、畏寒、恶心、呕吐、腹泻等，甚至虚脱、休克、嗜睡、谵妄或昏迷等甲状腺危象。

3.评估实验室检查结果。白细胞、中性粒细胞数以及FT3、FT4、TT3、TT4是否增高，TSH是否降低。

4.了解患者及家属对疾病的认识和心理反应。

（三）护理措施

1.保持病室安静，患者绝对卧床休息，专人护理，安抚患者，给予心理支持。对于躁动不安者使用床栏，以免发生坠床。

2.呼吸困难者，取半卧位，并吸氧。

3.立即建立静脉通道，遵医嘱补液和给药。已出现危象者，立即遵医嘱给予治疗。

4.给予心电监护，监护心、肝、肾功能变化。

5.根据病情和医嘱，做好腹膜透析准备。

6.出现高热、昏迷等情形时，按相应的护理常规。

（四）健康指导

1.嘱患者遵医嘱服药，切勿自行增减药物剂量或停药。避免劳累、感染、精神创伤等诱发因素。

2.交代患者定期门诊复查血象、肝、肾功能、甲状腺激素水平等。

3.告诉患者出院后、若高热、恶心、呕吐、腹泻、突眼症状加重等，应及时就诊。

甲状腺功能减退症护理规范

一、目的

为规范护理行为，指导临床护士运用专业技术知识，对患者实施整体的专业照顾，加强护理管理、提高护理质量，进一步保障患者安全。

二、范围

适用范围：临床护理单元。

三、参考文献

吴惠平，付方雪.现代临床护理常规[M].北京：人民卫生出版社，2018.

四、规定

按内科及内分泌系统疾病护理规范护理。

（一）护理关键点

1.甲状腺激素减少症群。

2.黏液性水肿昏迷。

3.用药观察。

4.教育需求。

（二）护理评估

1.评估甲状腺功能减退者典型表现：一般表现，如怕冷、少汗、乏力、少言懒动、反应迟动、动作缓慢等。黏液性水肿表现，如表情淡漠、面色苍白、眼睑水肿、皮肤干燥、毛发脱落等。精神神经系统症状，如记忆力减退、智力低下等。肌肉与关节症状。如肌肉软弱无力、进行性肌萎缩等。心血管系统症状、如心动过缓。消化系统症状，如厌食、腹胀、便秘等。内分泌系统症状，如性欲减退，男性出现阳痿，女性月经失调等。

2.评估有无黏液性水肿昏迷先兆表现，如嗜睡、呼吸徐缓、心动过缓、血压下降、四肢肌肉松弛等。

3.评估患者的心理状态，有无反应迟钝、抑郁、多虑等神经质表现。

（三）护理措施

1.鼓励患者适当活动，以刺激肠蠕动，促进排便。

2.给予高蛋白、低脂肪、低钠、低热量的饮食。指导患者细嚼慢咽、少量多餐。便秘者、多摄入粗纤维食物，保持大便通畅。

3.严密观察生命体征及全身黏液性水肿情况，每日测量并记录患者体重、24h出入量或尿量，警惕黏液性水肿昏迷。如发现体温＜35C°、心动过缓、呼吸过慢、血压降低、嗜睡、四肢肌肉松弛等，立即报告医师。及时保暖，保持呼吸道通畅。

4.及时评估药物疗效及用药过量的症状。如出现多食、消瘦、脉搏增快（＞100次/min）、体重减轻、发热等情况，报告医师及时调整药物剂量。慎用安眠、镇静、止痛、麻醉等药物。

5.加强皮肤护理，预防压疮。对于皮肤干燥者可涂润肤液。

6.给予患者心理支持，鼓励参与社交活动，减轻抑郁、孤独等。

（四）健康指导

1.嘱患者遵医嘱按时按量服药，切勿自行增减药物剂量或停药。指导患者自我监测药物的疗效及过量的症状。如发生骨折、冠心病加重，提示可能药物过量。

2.指导避免影响用药的因素，如各种应激、腹泻、吸收不良、使用某些药物（糖皮质激素、利福平、苯妥英钠等）须报告医师，以便调整剂量。

3.指导便秘者行腹部按摩。

4.对于长期替代治疗者，交代患者需要检测体重、心功能、TSH等。患者一旦出现心动过缓、低血压、低体温等不适，应及时就诊。

原发性甲状旁腺功能亢进症护理规范

一、目的

为规范护理行为，指导临床护士运用专业技术知识，对患者实施整体的专业照顾，加强护理管理、提高护理质量，进一步保障患者安全。

二、范围

适用范围：临床护理单元。

三、参考文献

吴惠平，付方雪.现代临床护理常规[M].北京：人民卫生出版社，2018.

四、规定

按内科及内分泌系统疾病护理规范护理。

（一）护理关键点

1. 高钙血症。

2. 骨痛、病理性骨折。

3. 精神改变。

4. 反复发作的肾结石。

5. 消化性溃疡。

6. 高钙危象的护理。

7. 身体意象紊乱。

（二）护理评估

1. 评估本病可能的主要临床表现：高钙血症引起的多系统症状，如中枢神经系统有无记忆力减退、情绪不稳定。神经肌肉系统有无倦怠、四肢乏力，甚至肌萎缩。消化系统有误食欲减退、腹胀、消化不良、便秘、恶心、呕吐、有无皮肤瘙痒等。骨骼系统如骨痛、骨骼畸形、病理性骨折等。泌尿系统如肾小管浓缩功能受损，多尿、夜尿、口渴、血尿、尿痛、排尿困难、肾结石等。

2. 了解PTH、血钙、尿钙等检测的结果。

3. 评估患者的心理状态及对疾病的认识。

（三）护理措施

1. 给予低钙高磷饮食，鼓励多饮水。有溃疡性疾病者给予溃疡病饮食。

2. 根据病情适当限制活动，睡硬板床，限制剧烈活动和过度负重、以免发生骨折。对于长期卧床者，协助床上肢体被动运动。对于已发生病理性骨折者，按骨折患者护理常规。

3. 观察病情变化，及时发现高钙血症发生。当出现神经系统及消化系统等症状加重及血钙＞3.75mmol/L时，应警惕高钙血症，立即遵医嘱给予紧急处理，迅速建立静脉通路，及时准确地执行医嘱。

4. 观察药物的疗效及不良反应。如应用西咪替丁者，注意观察停药后有无反跳现象。

5. 对于留置导尿管者，及时观察尿量、颜色等，预防泌尿系统感染。

6. 对于需要手术治疗者，做好手术准备。

7. 对于皮肤瘙痒者，保持皮肤清洁，避免使用碱性清洁皮肤用品。

8. 给予心理支持，鼓励积极治疗。

（四）健康指导

1. 指导患者进食低钙高磷饮食。常见的低钙食物：鸡、鸭、鹅、带鱼、鲳鱼、猪肉、牛肉、羊肉、西红柿、辣椒。高磷食物、小米、大米、玉米、花生米、西瓜子、葵花子、核桃等。

2. 一般患者确诊后尽可能手术治疗，少数患者不宜手术需终身服药治疗，应向其解释治疗的必要性，重要性，不可随意中断治疗，定期门诊复查。

3. 向患者讲解避免高钙血症复发的预防措施，出现可能系高钙血症的症状时，及时与医师联系和就医。

甲状旁腺功能减退症护理规范

一、目的

为规范护理行为，指导临床护士运用专业技术知识，对患者实施整体的专业照顾，加强护理管理、提高护理质量，进一步保障患者安全。

二、范围

适用范围：临床护理单元。

三、参考文献

吴惠平，付方雪.现代临床护理常规[M].北京：人民卫生出版社，2018.

四、规定

按内科及内分泌系统疾病护理规范护理。

（一）护理关键点

1.电解质紊乱。

2.头疼、球结膜水肿。

3.手足抽搐。

4.呼吸困难。

5.窒息。

6.用药观察。

7.教育需求。

（二）护理评估

1.评估患者有无反复手足抽搐、癫痫样发作、低钙血症和高磷血症的临床表现。

2.了解实验室检验结果，如血钙、血磷及尿钙、尿磷等水平。

3.评估患者及家属对疾病的认识和目前的心理反应。

（三）护理措施

1.给予高钙、高磷饮食，适当限制乳制品与肉类摄入。

2.患者反复手足抽搐、癫痫样发作期间，绝对卧床休息，床旁守护。同时加床档，防坠床和外伤。

3.观察病情变化及时处理。发生抽搐和痉挛时，遵医嘱补充钙剂和降磷处理，如给予葡萄糖酸钙等药物。喉痉挛、呼吸困难、癫痫发作时，应保持呼吸道通畅，遵医嘱给予镇静剂等药物。

4.观察药物疗效及副作用。静脉注射钙剂时速度宜慢。口服钙剂应嚼碎后服。氯化钙水剂对胃肠道刺激大，宜加水稀释后服。碳酸钙不宜长期服用，以免引起碱中毒，反而加重低钙血症。慢性低钙血症或较重患者则需要加用维生素D治疗，治疗期间以保持血钙2.13～2.25mmol/L之间。一方面可防止手足抽搐，另一方面使尿钙不至于过高，引起结石。

5.协助患者做好各项检查和留取各项标本，如24h尿液标本等。

（四）健康指导

1.指导患者进食高钙、低磷的食物，适当限制含磷高的食物如乳制品及肉类。

2.交代患者遵医嘱治疗和用药，勿自行中断治疗。

3. 定期门诊复查。若出现手足抽搐，立即就医。

甲状腺炎护理规范

一、目的

为规范护理行为，指导临床护士运用专业技术知识，对患者实施整体的专业照顾，加强护理管理、提高护理质量，进一步保障患者安全。

二、范围

适用范围：临床护理单元。

三、参考文献

吴惠平，付方雪. 现代临床护理常规[M]. 北京：人民卫生出版社，2018.

四、规定

按内科及内分泌系统疾病护理规范护理。

（一）护理关键点

1. 发热。

2. 咽痛。

3. 乏力。

4. 甲状腺部位疼痛。

5. 甲状腺肿大。

6. 短暂甲亢表现。

7. 用药观察。

8. 教育需求。

（二）护理评估

1. 生命体征、氧饱和度。

2. 进食和睡眠状况。

3. 心理状况有无紧张、焦虑等心理反应。

4. 家庭支持和经济情况。

5. 自我对疾病的认知程度。

6. 病情及主要症状。

（1）急性炎症的全身症状：咽痛、发热、乏力、全身不适、食欲减退、肌肉疼等。

（2）甲状腺区明显疼痛，可发射至同侧耳部、枕部、下颌及咽后部，转颈、吞咽时疼痛加重，少数声音嘶哑、吞咽困难。

（3）短暂甲亢表现：心动过速，多汗，烦躁等。

（4）甲状腺轻、中度肿大，中等硬度，触痛显著；可有结节，质地偏硬，无震颤及血管杂音。

（5）甲状腺肿痛常先累及一叶，后扩展到另一叶。

（6）颈淋巴结可伴有肿大。

7. 辅助检查及实验室检查结果。

8. 治疗用药情况及药物的不良反应。

（三）护理措施

1. 急性发作期增加卧床休息的时间，提供安静舒适的病房环境，保证充足的睡眠。疾病缓解期适当增加活动量，循序渐进，避免劳累。

2. 指导患者忌碘饮食，如禁食海鲜、海带等海产品和咖啡、浓茶等刺激性饮料，忌辛辣、油腻食物。每日饮水1500～2000mL左右。

3. 遵医嘱用药。告知患者药物的用法、用量和主要的不良反应，亚急性甲状腺炎使用激素类及止痛药物时宜饭后服。注意观察激素类药物的常见不良反应，如血压、血糖升高，电解质紊乱、加重或引起消化性溃疡等。使用β受体阻滞剂者注意监测心率。桥本甲亢患者使用抗甲状腺药物时注意监测血象等。对使用甲状腺制剂的患者注意监测甲状腺功能。

4. 发热患者遵医嘱给予物理和药物降温，加强生活护理。疼痛患者指导其分散注意力的方法，颈部衣领勿过紧，避免压迫甲状腺。

5. 密切观察患者体温、脉搏、血压、血糖的变化。正确采集标本，观察患者FT3、FT4、TSH水平的变化。

6. 做好心理护理，告知患者疾病的发展过程，重视患者的主诉，安慰关心患者，减少恐惧心理。

（四）健康指导

1. 了解该病的病因，分期及临床表现，更好地配合治疗。

2. 指导患者根据病情控制碘摄入量，避免服用过量的碘，要少吃含碘高的食物。注意是海藻类与贝壳类食物：如紫菜、海带等海产品。

3. 在生活中要注意避免劳累，保持心情愉快，注意锻炼身体，增强体质。

慢性肾上腺皮质功能减退症护理规范

一、目的

为规范护理行为，指导临床护士运用专业技术知识，对患者实施整体的专业照顾，加强护理管理、提高护理质量，进一步保障患者安全。

二、范围

适用范围：临床护理单元。

三、参考文献

吴惠平，付方雪. 现代临床护理常规[M]. 北京：人民卫生出版社，2018.

四、规定

按内科及内分泌系统疾病护理规范护理。

（一）护理关键点

1. 体液不足。

2. 营养失调。

3. 知识缺乏。

4. 活动无耐力。

5. 自我形象紊乱。

6. 肾上腺危象。

7. 水电解质紊乱。

（二）护理评估

1. 了解患者有无引起肾上腺皮质功能分泌不足的因素，如自身免疫性疾病，结核、真菌等感染、白血病等。

2. 评估患者有无醛固酮、皮质醇缺乏的临床表现，如食欲减退、消化不良、腹泻、腹胀、体重减轻、乏力、淡漠、疲劳、嗜睡、精神失常、头昏眼花、直立性低血压、皮肤色素沉着，女性阴毛、腋毛减少或脱落、稀疏，月经失调，男性性功能减退等症状。

3. 观察有无肾上腺危象症状，如恶心、呕吐、腹痛、严重脱水，血压下降、心率快、发热、精神失常、休克、昏迷等。

4. 了解实验室结果。如血液生化、血常规、激素检查等。

5. 了解患者对疾病的认识和心理状况。

（三）护理措施

1. 患者一般情况下注意休息。出现肾上腺危象先兆时，应绝对卧床休息。有精神症状时，加床栏，必要时使用约束带，防止坠床。

2. 给予高糖、高蛋白、丰富维生素、高盐（8～10g/d）、低钾、易消化饮食。遵医嘱肾上腺皮质替代治疗、观察药物疗效及副反应。如出现水肿、头痛、血压升高、精神兴奋等，应及时报告医护人员，切勿随意停药。

3. 注意病情变化，及时防治肾上腺危象。如出现头痛、乏力、腹痛、腹泻、呕吐、恶心、高热、神志不清时应及时通知医生。立即建立静脉通路，给予糖皮质激素，补充盐水、葡萄糖和处理各种应激。记录24h出入水量，观察皮肤的颜色、温度及弹性，注意有无脱水的表现。

4. 给予心理支持，鼓励战胜疾病，促进患者遵医嘱终身使用肾上腺皮质激素替代治疗。

（四）健康指导

1. 向患者讲解疾病发生的原因，指导患者坚持终身激素替代治疗，严格遵医嘱，切勿自行增减量或停药。

2. 指导患者避免感染、创伤、过度劳累等加重本病的因素。

3. 交代患者注意外出安全，随身携带疾病卡，定期复查。

原发性醛固酮增多症护理规范

一、目的

为规范护理行为，指导临床护士运用专业技术知识，对患者实施整体的专业照顾，加强护理管理、提高护理质量，进一步保障患者安全。

二、范围

临床护理单元。

三、参考文献

吴惠平，付方雪.现代临床护理常规[M].北京：人民卫生出版社，2018.

四、规定

按内科及内分泌系统疾病护理规范护理。

（一）护理关键点

1.高血压。

2.低钾血症。

3.立卧位试验。

4.用药观察。

5.教育需求。

（二）护理评估

1.了解有无引起患者醛固酮分泌增多的疾病，如醛固酮瘤、特发性醛固酮增多的主要临床表现为高血压。神经肌肉功能障碍，如肌肉无力及周围性麻痹、肢端麻木、手足抽搐。肾脏表现，如多尿、口渴。心脏表现，如低血钾心电图形、心律失常等。

2.了解实验室检查结果。如血液生化、醛固酮测定、肾素、血管紧张素测定等。

3.了解患者对疾病的认识和心理状况。

（三）护理措施

1.一般情况下注意休息，有不适感应卧床休息。出现低钾周期性瘫痪时，绝对卧床休息，并加床栏。防坠床、跌倒。

2.给予高蛋白、低钠、低脂、高钙、高钾及丰富维生素饮食。合并糖尿病时，应根据病情限制食物和热量。

3.遵医嘱治疗。对于拟手术治疗者，做好术前准备。对于药物治疗者，注意药物的疗效和不良反应。如长期应用螺内酯可出现男子乳房发育、阳痿、女性月经不调，及时报告医生并处理。应用激素者严格遵医嘱，切勿自行增减量或停药。

4.观察病情变化如出现血压升高、心律不齐等症状，应及时通知医师处理。记录24h出入量，注意尿比重、呕吐物量和性质的改变。

5.给予心理支持，鼓励患者积极治疗。

（四）健康指导

1.嘱患者避免劳累、寒冷、进食高糖食物，使用排钾利尿药物等加重病情的因素。

2.交代患者定时定量服药并观察用药后的反应。定期复查。如出现低钾、高血压等，立即就医。

尿崩症护理规范

一、目的

为规范护理行为，指导临床护士运用专业技术知识，对患者实施整体的专业照顾，加强护理管理、提高护理质量，进一步保障患者安全。

二、范围

适用范围：临床护理单元。

三、参考文献

吴惠平，付方雪.现代临床护理常规[M].北京：人民卫生出版社，2018.

四、规定

按内科及内分泌系统疾病护理规范护理。

（一）护理关键点

1. 多尿、烦渴及多饮。

2. 水电解质失衡。

3. 禁水加压试验。

4. 脱水。

5. 教育需求。

（二）护理评估

1. 了解患者有无颅内肿瘤、头部创伤、脑部感染等引起尿崩症的病因。

2. 评估患者有无多尿、烦渴、多饮等症状。

3. 了解患者实验室检查结果。如尿比重。尿渗透压等。

4. 评估患者对疾病的认识和心理状态。

（三）护理措施

1. 适当休息，多饮、多尿症状严重时应卧床休息。

2. 给予低盐、易消化及营养丰富的饮食，保证足够的饮水，忌用浓茶、咖啡等。

3. 遵医嘱给予激素替代及其他治疗，注意药物疗效和不良反应。应用激素时，严格遵医嘱，切勿自行减量或停药。应用氢氯噻嗪时，应注意有无低血钾、高尿酸血症。应用氯磺丙脲时，应防止低血糖及水中毒。

4. 密切观察病情变化，预防高钠血症。当患者及时补充水分，出现极度软弱、发热、精神症状时，应高度警惕，及时通知医师进行抢救，以免发生谵妄甚至死亡。

5. 准确记录出入量，注意尿量、尿比重、体重等变化。

6. 协助患者留取尿标本，及时采血和送检。

7. 给予心理支持，鼓励积极治疗。

（四）健康指导

1. 鼓励患者积极治疗原发症，争取治愈本病。对于永久性的，指导患者饮水的需要量和遵医嘱治疗，维持正常的生活。

2. 指导患者定期复查。如出现病情加重的任何迹象，及时就诊。

第九节　神经系统疾病护理

神经系统疾病一般护理规范

一、目的

为规范护理行为，指导临床护士运用专业技术知识，对患者实施整体的专业照顾，加强护理管理、提高护理质量，进一步保障患者安全。

二、范围

适用范围：临床护理单元。

三、参考文献

吴惠平，付方雪.现代临床护理常规[M].北京：人民卫生出版社，2018.

四、规定

按神经系统疾病一般护理规范护理。

（一）按内科疾病一般护理常规护理。

（二）按医嘱给予饮食，戒烟、酒。

（三）患者恢复期可下床活动，病情危重时应绝对卧床休息。

（四）密切观察体温、脉搏、呼吸、血压、神志、瞳孔的变化，评估患者头痛、呕吐、抽搐等症状及其特点，有无脑疝形成。

（五）及时做好专科各项检查或治疗护理，做好健康指导。

（六）凡有意识不清、定向力障碍、精神症状及癫痫病史者，应加床栏，防止坠床。必要时加约束带。

（七）保持呼吸道通畅。帮助或协助患者翻身、拍背、排出痰液。痰液黏稠不易咳出者，给予雾化吸入。出现神志不清、反射减弱应及时吸痰并报告的医师，必要时气管插管或气管切开。

（八）保持大便通畅，留置导尿管者，4h放尿1次。尿引流管按要求更换。便秘超过3d者给予相关措施。

（九）腰椎穿刺后，取枕平卧4～6h。

（十）高热、昏迷、压力性损伤者按高热、昏迷及压力性损伤诊疗规范。

（十一）保持瘫痪肢体功能位，根据病情做适当功能锻炼，防止足下垂等各种并发症。

（十二）保持急救药品、物品的完好。

瘫痪护理规范

一、目的

为规范护理行为，指导临床护士运用专业技术知识，对患者实施整体的专业照顾，加强护理管理、提高护理质量，进一步保障患者安全。

二、范围

适用范围：临床护理单元。

三、参考文献

吴惠平，付方雪.现代临床护理常规[M].北京：人民卫生出版社，2018.

四、规定

按神经系统疾病一般护理规范护理。

（一）护理关键点

1.躯体移动障碍。

2.失用综合征。

3.压力性损伤。

4.肺部感染。

5.尿路感染。

6.下肢深静脉血栓形成。

7.外伤、坠床。

8.抑郁。

（二）护理评估

1.评估病人瘫痪程度。

2.平衡和协调能力。

3.是否伴有感觉障碍和并发症。

（三）护理措施

1.心理护理：因突然的生活不能自理，会使病人急躁、对生活失去信心。鼓励病人正确对待疾病，给病人多提供治疗及预后的有关信息，关心、尊重病人，做各种护理时不要产生厌烦情绪。

2.保持肢体功能位：为防止瘫痪肢体挛缩、关节畸形、足下垂等并发症的出现，应在瘫痪早期为患肢摆放良好的肢体位置。

3.加强生活护理：协助病人洗漱、进食、如厕、穿脱衣服、翻身、更换床单等生活护理。教会病人使用呼叫器、便器等设施。

4.加强安全护理：病人床边要加护栏，防止坠床。穿防滑底鞋，保持地面干燥、平整、无障碍。行走不稳者活动时要有人陪同。伴有感觉障碍的病人，要注意防止烫伤、刺伤，不可用暖水袋，洗漱时要先试水温。

5.预防皮肤损伤：应1～2h协助病人翻身1次，避免拉、拽等暴力动作，同时摆放肢体功能位。注意观察病人有无出现压力性损伤的危险，必要时使用气垫床，保持皮肤清洁，防止医源性压力性损伤的发生。

6.排尿障碍：男性尿失禁病人可用接尿器，女性尿失禁病人使用尿不湿。保持会阴区清洁。尿潴留病人留置导尿管。

7.肢体功能训练：早期进行被动运动加主动运动，结合理疗、按摩、针灸等辅助治疗，使肢体恢复最佳的功能。

8.预防深静脉血栓：卧床病人进行下肢屈伸运动、足部内外翻运动、下肢肌肉按摩，尽量不在下肢进行有创操作，鼓励病人早期下床活动。

脑梗死护理规范

一、目的

为规范护理行为，指导临床护士运用专业技术知识，对患者实施整体的专业照顾，加强护理管理、提高护理质量，进一步保障患者安全。

二、范围

适用范围：临床护理单元。

三、参考文献

吴惠平，付方雪.现代临床护理常规[M].北京：人民卫生出版社，2018.

四、规定

按神经系统疾病一般护理规范护理。

（一）护理关键点

1.躯体移动障碍。

2.吞咽困难。

3.交流障碍。

4.颅内压增高。

5.脑疝。

6.抑郁。

7.肺部感染。

8.消化道出血。

9.尿路感染。

10.压力性损伤。

11.下肢深静脉血栓形成。

12.外伤、坠床。

13.气切护理。

14.经鼻胃管/胃肠造瘘管饲护理。

（二）护理评估

1.病情评估。

（1）生命体征。

（2）偏瘫程度。

（3）有无抽搐症状。

2.心理状况。

3.自理能力。

（三）护理措施

1.按上述评估中所列各项观察病情。

2.卧床休息，做好基础护理。病情平稳后应尽早协助进行肢体功能锻炼和语言训练。按分级护理要点逐步增加活动范围。

3. 保持呼吸道通畅，遵医嘱给予氧气吸入，必要时吸痰。

4. 高热者，按高热患者护理常规执行。

5. 偏瘫者，按瘫痪病人护理常规执行。

6. 抽搐者，应做好安全护理，防止受伤 ，并按医嘱给予处理。

7. 意识障碍者，按意识障碍病人护理常规执行。

8. 合并高血压、心脏病或糖尿病者，按相关护理要点执行。

9. 准确记录24h出入量。

10. 按医嘱给予低盐、低脂饮食。不能进食者给予鼻饲饮食。

11. 遵医嘱进行溶栓、抗脑水肿、改善微循环、抗凝及扩血管等药物治疗。正确掌握给药方法和观察药物的不良反应，尤其注意有无颅内出血及因栓子脱落而引起其他部位栓塞的症状。

12. 了解病人心理状态，鼓励家属及朋友关心病人，帮助克服自卑情绪，坚持肢体功能锻炼和语言训练，提高自理能力和生活质量。

（四）健康指导

1. 积极治疗原发病，如高血压、高血脂、糖尿病等，对短暂性脑缺血发作应及时就医，以减少发病因素。

2. 低脂、低胆固醇、低盐饮食为宜，忌烟、酒。

3. 坚持进行肢体功能锻炼和语言训练，促进康复。

4. 对长期卧床的病人，应指导其家属掌握预防压力性损伤、肺炎、尿路感染等并发症的方法。

脑出血护理规范

一、目的

为规范护理行为，指导临床护士运用专业技术知识，对患者实施整体的专业照顾，加强护理管理、提高护理质量，进一步保障患者安全。

二、范围

适用范围：临床护理单元。

三、参考文献

吴惠平，付方雪.现代临床护理常规[M].北京：人民卫生出版社，2018.

四、规定

按神经系统疾病一般护理规范护理。

（一）护理关键点

1. 颅内压增高。

2. 肢体瘫痪。

3. 语言障碍。

4. 脑神经损伤。

5. 再出血。

6. 呼吸道管理。

7. 气管切开护理。

8. 康复锻炼。

（二）护理评估

1. 病情评估：

（1）生命体征。注意高热程度及呼吸深度与节律变化。

（2）头痛、呕吐、意识障碍、肢体瘫痪、失语、瞳孔变化等症状。

（3）有无合并脑水肿及消化道出血症状。

2. 心理状况。

3. 自理能力。

（三）护理措施

1. 按上述评估中所列各项观察病情。

2. 急性期卧床休息，减少搬动，更换体位时保护头部避免震动，做好基础护理。

3. 保持环境安静，避免各种刺激。

4. 加强对神经功能的监测，包括意识、瞳孔、肢体运动、感觉等变化及语言反应，并做好记录。发现异常应及时向医生报告，迅速处理。

5. 保持呼吸道通畅，必要时给予氧气吸入，及时吸痰，备好气管切开所需用物。

6. 高热者，按发热病人护理常规执行。

7. 对躁动不安者，加强安全护理，必要时遵医嘱给予镇静药。

8. 意识障碍者，按意识障碍病人护理常规执行。

9. 瘫痪者，按瘫痪病人护理常规执行。

10. 便秘者，遵医嘱应用缓泻剂或开塞露，嘱病人排便时切勿用力。

11. 行脑室引流者，按脑室引流病人护理常规执行。

12. 不能进食者，按医嘱给予静脉补充液体及电解质或给予鼻饲饮食。

13. 鼻饲前应抽吸胃液，若发现胃液呈咖啡色，或解黑色大便时，要警惕消化道出血的发生，及时向医生报告并给予处理。

14. 遵医嘱进行控制脑水肿，预防或控制感染等对症治疗。正确掌握用药方法。

15. 准确填写护理记录单上各项内容。

16. 病情平稳后，应尽早进行瘫痪肢体功能锻炼和语言训练。恢复期，按病情逐渐增加活动范围，血压较高及心脏病者活动量不宜过大。

17. 给病人关心与安慰，讲解本病的基础知识，使之保持情绪稳定，积极配合治疗。

18. 需手术者遵医嘱转至神经外科治疗。

（四）健康指导

1. 积极治疗原发病，如高血压和动脉粥样硬化等。

2. 避免情绪激动、过度兴奋、劳累、脑力紧张活动、用力排便等，以减少发病诱因。

3. 协助家人做好各种基础护理、指导瘫痪肢体功能锻炼和语言训练的方法。

蛛网膜下腔出血护理规范

一、目的

为规范护理行为，指导临床护士运用专业技术知识，对患者实施整体的专业照顾，加强护理管理、提高护理质量，进一步保障患者安全。

二、范围

适用范围：临床护理单元。

三、参考文献

吴惠平，付方雪.现代临床护理常规[M].北京：人民卫生出版社，2018.

四、规定

按神经系统疾病一般护理规范护理。

（一）护理关键点

1.头痛。

2.发热。

3.意识障碍。

4.颅内压增高。

5.脑疝。

6.癫痫。

7.再出血。

8.脑血管痉挛。

9.便秘。

10.睡眠障碍。

11.精神症状。

（二）护理评估

1.病情评估

（1）生命体征。

（2）意识状况。

（3）头痛、恶心及呕吐的严重程度。

2.心理状况。

3.自理能力。

（三）护理措施

1.按上述评估中所列各项观察病情。

2.急性期绝对卧床休息4～6周，做好基础护理。对头痛和躁动者，按医嘱给予镇静剂。

3.意识障碍者，按意识障碍病人护理常规执行。

4.避免用力过度，如用力排便等，以防造成再出血。

5.指导进低盐、低脂、富含维生素的饮食。

6.遵医嘱进行止血、抗脑水肿等对症治疗。

7.向病人讲解本病的基础知识，避免因情绪激动而加重病情，消除紧张、恐惧等不良反应，积极配合治疗。

（四）健康指导

1. 积极治疗原发病，如颅内动脉瘤及动静脉畸形、高血压、动脉粥样硬化等。

2. 避免剧烈运动、排便用力或情绪激动等诱发因素。

3. 女性病人1～2年内避免妊娠。

急性炎症性脱髓鞘性多发性神经病护理规范

一、目的

为规范护理行为，指导临床护士运用专业技术知识，对患者实施整体的专业照顾，加强护理管理、提高护理质量，进一步保障患者安全。

二、范围

适用范围：临床护理单元。

三、参考文献

吴惠平，付方雪. 现代临床护理常规[M]. 北京：人民卫生出版社，2018.

四、规定

按神经系统疾病一般护理规范护理。

（一）护理关键点

1. 低效型呼吸形态。

2. 吞咽障碍。

3. 应激性溃疡。

4. 便秘、尿潴留。

5. 压力性损伤。

6. 深静脉血栓。

7. 营养失调。

8. 坠积性肺炎。

9. 烦躁、依赖、恐惧。

10. 气切护理。

11. 经鼻胃管/胃肠造瘘管饲护理。

（二）护理评估

1. 病情评估。

（1）生命体征，有无呼吸肌麻痹。

（2）肢体运动障碍和感觉障碍的程度。

（3）有无脑神经受损症状如双侧面瘫。

（4）无多汗、皮肤潮红等自主神经功能障碍。

2. 心理状况。

3. 自理能力。

（三）护理措施

1. 按上述评估中所列各项观察病情。

2. 急性期卧床休息、做好基础护理，按病情协助肢体主动或被动运动。恢复期应加强肢体功能锻炼。

3. 因呼吸肌运动障碍致呼吸肌麻痹者，应及时吸痰，保持呼吸道通畅，必要时给予氧气吸入，随时准备好气管插管、气管切开及呼吸机等急救用品。

4. 瘫痪者，按瘫痪病人护理常规执行。

5. 对感觉障碍的肢体给予保暖，严防烫伤。

6. 对出汗多者，加强皮肤护理，保持内衣和床单的清洁与干燥，避免受凉。

7. 遵医嘱给予高热量、高蛋白、高维生素、易消化的饮食。吞咽困难者给予鼻饲饮食。

8. 遵医嘱给予药物治疗。对使用激素者，密切观察有无消化道出血，警惕应激性溃疡的发生。

9. 了解病人心理状况，给予安慰和耐心的解释，减轻紧张的情绪，树立战胜疾病的信心。

（四）健康指导

1. 遵医嘱按时服药，加强肢体的功能锻炼。

2. 坚持适当的运动，保证足够的营养，增强体质，提高免疫力。

3. 预防上呼吸道及肠道病毒的感染，减少发病因素。

急性脊髓炎护理规范

一、目的

为规范护理行为，指导临床护士运用专业技术知识，对患者实施整体的专业照顾，加强护理管理、提高护理质量，进一步保障患者安全。

二、范围

适用范围：临床护理单元。

三、参考文献

吴惠平，付方雪.现代临床护理常规[M].北京：人民卫生出版社，2018.

四、规定

按神经系统疾病一般护理规范护理。

（一）护理关键点

1. 截瘫（脊髓休克）。

2. 感觉障碍。

3. 尿失禁、排尿困难（自主神经功能障碍）。

4. 吞咽困难。

5. 构音不清。

6. 束带感。

7. 肺部感染。

8. 皮肤干燥、脱屑及水肿。

9. 抑郁。

10. 尿路感染。

11. 压力性损伤。

12. 外伤/坠床。

13. 气切护理。

14. 经鼻胃管/胃肠造瘘管饲护理。

15. 留置尿管护理。

(二) 护理评估

1. 病情评估

(1) 生命体征。

(2) 肢体运动与感觉障碍的部位、平面和程度。

(3) 有无尿潴留或尿、便失禁。

2. 心理状况。

3. 自理能力。

(三) 护理措施

1. 按上述评估中所列各项观察病情。

2. 卧床休息，保持肢体功能位，做好基础护理，预防肺炎和压力性损伤。急性期过后，协助肢体及躯干的功能锻炼，促进肌力恢复。

3. 按瘫痪病人护理常规执行。

4. 有呼吸困难者，及时吸痰以保持呼吸道通畅，遵医嘱给予氧气吸入。备好气管插管、气管切开及呼吸机等急救用品。

5. 对尿潴留者，遵医嘱给予留置导尿管，定时放尿，训练膀胱排尿功能。

6. 遵医嘱给予高热量、高蛋白、高维生素和纤维素丰富的饮食，鼓励多饮水。

7. 遵医嘱给予药物治疗，大剂量使用抗生素时，应观察粪便颜色，注意有无消化道出血。

8. 做好心理护理，鼓励病人保持良好的心态，树立战胜疾病的信心。病情稳定后坚持尽早进行瘫痪肢体的功能训练。

(四) 健康指导

1. 加强营养，增强体质，提高免疫力。

2. 加强肢体锻炼，促进肌力康复。

3. 预防上呼吸道及肠道病毒感染，减少发病因素。

4. 防止受凉、疲劳及外伤，减少诱因。

急性病毒性脑膜炎护理规范

一、目的

为规范护理行为，指导临床护士运用专业技术知识，对患者实施整体的专业照顾，加强护理管理、提高护理质量，进一步保障患者安全。

二、范围

适用范围：临床护理单元。

三、参考文献

吴惠平，付方雪.现代临床护理常规[M].北京：人民卫生出版社，2018.

四、规定

按神经系统疾病一般护理规范护理。

（一）护理关键点

1.头痛。

2.发热。

3.精神障碍。

4.意识障碍。

5.癫痫发作。

6.言语交流障碍。

7.颅内高压。

8.脑疝。

9.坠床/跌倒。

10.营养失调。

（二）护理评估

1.病情评估。

（1）生命体征，注意发热程度。

（2）头痛、呕吐症状。

（3）精神状态及意识变化。

（4）有无癫痫发作。

2.心理状况。

3.自理能力。

（三）护理措施

1.按上述评估中所列各项观察病情。

2.卧床休息，做好基础护理。恢复期病人协助肢体功能锻炼。

3.保持室内安静、温度适宜。

4.高热者，按高热患者护理常规执行。

5.精神失常者，加强安全护理，防止自伤或伤人。

6.意识障碍者，按意识障碍病人护理常规执行。

7.癫痫发作者，遵医嘱及时给药，尽快控制发作，并按癫痫病人护理要点执行。

8.瘫痪者，按瘫痪病人护理常规执行。

9.遵医嘱给予高热量、清淡、易消化的饮食。不能进食者给予鼻饲饮食。

10.遵医嘱给予药物治疗。

11.做好心理护理，加强与病人交流，讲解本病的基本知识，树立战胜疾病的信心。

（四）健康指导

1.向病人及家属讲解本病的防治及急救知识。

2.指导病人及家属掌握语言训练、肢体运动和功能锻炼的方法。

震颤麻痹（帕金森病）护理规范

一、目的

为规范护理行为，指导临床护士运用专业技术知识，对患者实施整体的专业照顾，加强护理管理、提高护理质量，进一步保障患者安全。

二、范围

适用范围：临床护理单元。

三、参考文献

吴惠平，付方雪.现代临床护理常规[M].北京：人民卫生出版社，2018.

四、规定

按神经系统疾病一般护理规范护理。

（一）护理关键点

1.生活自理能力评估。

2.环境安静、安全。

3.跌倒、坠床、烫伤。

4.误吸。

5.自卑、抑郁、悲观。

6.尿便护理。

（二）护理评估

1.病情评估。

（1）生命体征。

（2）震颤、肌强直、运动减少和体位不稳的程度。

2.心理状况。

3.自理能力。

（三）护理措施

1.按上述评估中所列各项观察病情。

2.严重震颤麻痹和肌强直者卧床休息，加用床挡以防坠床，做好基础护理。

3.加强安全护理，防止病人跌伤或撞伤等躯体损伤，有精神症状者不可单独离开病区活动。

4.鼓励并指导病人提高自理能力，在不引起疲劳的条件下进行适当活动，必要时应给予协助。

5.遵医嘱给予高热量的半流质饮食。

6.遵医嘱执行药物治疗。对服用左旋多巴类药物者，应密切观察其副作用，如出现舞蹈样动作、手足徐动症、直立性低血压、呕吐、厌食以及幻觉狂躁等症状时，应向医生报告给予处理。

7.加强与病人交流，给予关心和鼓励，使之克服自卑心理，增强治疗的信心。对有精神症状如忧郁、痴呆的病人，要注意防止发生意外，按照相关护理常规执行。

（四）健康指导

1.指导合理饮食，加强营养，提高体质。

2. 遵医嘱坚持用药，使之了解药物副作用，有不良反应时及时就医。

3. 指导病人适当活动和生活自理能力训练。

癫痫护理规范

一、目的

为规范护理行为，指导临床护士运用专业技术知识，对患者实施整体的专业照顾，加强护理管理、提高护理质量，进一步保障患者安全。

二、范围

临床护理单元。

三、参考文献

吴惠平，付方雪.现代临床护理常规[M].北京：人民卫生出版社，2018.

四、规定

按系统专科疾病一般护理规范护理。

（一）护理关键点

1. 痫性发作。

2. 窒息的危险。

3. 受伤的危险。

4. 抗癫痫药物不良反应。

5. 癫痫持续状态。

6. 脑水肿。

7. 水电解质紊乱。

8. 感染。

9. 高热。

（二）护理评估

1. 病情评估

（1）生命体征。注意呼吸道堵塞及发绀的表现。

（2）瞳孔大小及对光反应的变化。

（3）运动、感觉、意识障碍及行为异常的症状。

（4）癫痫发作的频率、持续时间以及发作后的精神、躯体情况。

（5）有无口腔分泌物及尿失禁。

2. 心理状况。

3. 自理能力。

（三）护理措施

1. 按上述评估中所列各项观察病情。

2. 病人有发作前的先兆症状如头晕时，应立即卧床休息。

3. 发作时病人的护理。

（1）立即让病人平卧，解开衣领和衣扣，头偏向一侧，及时清除口腔分泌物，保持呼吸道通畅，给予吸氧。

（2）上下牙之间置以软质牙垫，防止舌和颊部被咬伤。

（3）加床档以免跌伤。对抽搐的肢体不可用力按压，以防骨折或脱臼等。

（4）按医嘱给予镇静、抗癫痫药物，以防再次发作。

4.癫痫持续状态病人护理措施。

（1）做好上述发作时（1）～（2）护理的同时，应迅速遵医嘱静脉滴入或肌肉注射镇静、抗癫痫药物以控制发作，防治脑水肿。

（2）准备好气管切开所需用物，必要时协助医生作气管切开，行人工辅助呼吸。

（3）保持环境安静，避免强光刺激。

（4）昏迷者，按意识障碍病人护理常规执行。

5.发作间歇期病人的护理。

（1）按医嘱定时给予抗癫痫药物。

（2）病人应适当卧床休息，限制在病区内活动。发作较频者仍应加床档保护，以防跌伤。

（3）避免情绪紧张和过度疲劳，预防再次发作。

6.按医嘱正确执行抗癫痫药物的应用。

7.按医嘱给予高热量、高蛋白、高维生素的饮食。

8.做好心理护理，帮助病人克服自卑、恐惧的消极心态，使之树立战胜疾病的信心。

（四）健康指导

1.积极进行病因治疗。

2.遵医嘱坚持按时服药，以免发病。

3.避免过度疲劳、便秘、睡眠不足和情绪激动等诱发本病的因素。

4.有发作的先兆症状如头晕时应立即平卧，以防摔伤。

5.发作间歇期可参加适当的体育活动，但不可参加高空作业、游泳、驾车和操作机器等工作，以免发生危险。

6.嘱病人外出时，随身带有注明姓名、单位、住址的诊断卡，以便发作时为急救者提供信息。

重症肌无力护理规范

一、目的

为规范护理行为，指导临床护士运用专业技术知识，对患者实施整体的专业照顾，加强护理管理、提高护理质量，进一步保障患者安全。

二、范围

适用范围：临床护理单元。

三、参考文献

吴惠平，付方雪.现代临床护理常规[M].北京：人民卫生出版社，2018.

四、规定

按神经系统疾病一般护理规范护理。

（一）护理关键点

1. 呼吸肌麻痹。

2. 自理能力缺陷。

3. 误吸。

4. 感染。

5. 胃管鼻饲护理。

6. 跌倒/坠床。

7. 药物不良反应。

8. 焦虑/恐惧。

（二）护理评估

1. 病情评估。

（1）生命体征，注意呼吸困难的程度。

（2）上睑下垂、视觉障碍、四肢无力、说话声音减低及咀嚼与吞咽困难的程度。

2. 心理状况。

3. 自理能力。

（三）护理措施

1. 按上述评估中所列各项观察病情。

2. 重症病人卧床休息，取半坐卧位，避免疲劳，协助做肢体被动运动。

3. 做好基础护理，避免因肢体无力造成躯体的损伤。

4. 及时给予吸痰、雾化吸入，保持呼吸道通畅，预防感染。

5. 对危象病人，应协助医生积极抢救与治疗。

（1）呼吸困难时，应立即给予氧吸入。必要时行气管切开、人工辅助呼吸。

（2）遵医嘱调整药物剂量。

6. 给予高热量、高蛋白、高维生素的饮食。吞咽困难或咀嚼无力者，给予流质或半流质饮食，必要时给予鼻饲饮食。

7. 遵医嘱给予药物治疗。应用抗胆碱酯酶药时，要密切观察有无恶心、呕吐、腹痛、出汗等不良反应。

8. 主动了解病人心理状况，帮助克服自卑、焦虑等消极情绪、树立战胜疾病的信心。

（四）健康指导

1. 在医生指导下合理应用药物。

2. 生育年龄的妇女应避免妊娠和人工流产，以预防危象的发生。

3. 进行适当活动锻炼、增加营养、增强体质、提高抗病能力。

4. 预防各种感染，避免劳累、外伤、精神创伤，保持情绪稳定，以减少本病的诱发因素。

缺血性脑血管病护理规范

一、目的

为规范护理行为，指导临床护士运用专业技术知识，对患者实施整体的专业照

顾，加强护理管理、提高护理质量，进一步保障患者安全。

二、范围

适用范围：临床护理单元。

三、参考文献

吴惠平，付方雪.现代临床护理常规[M].北京：人民卫生出版社，2018.

四、规定

按神经系统疾病一般护理规范护理。

（一）护理关键点

1.躯体移动障碍。

2.吞咽困难。

3.语言沟通障碍。

4.颅内压增高。

5.脑疝。

6.焦虑/抑郁。

7.肺部感染。

8.皮肤、消化道出血。

9.尿路感染。

10.压力性损伤。

11.下肢深静脉血栓形成。

12.跌倒、坠床。

13.失用综合征。

14.药物副作用。

（二）护理评估

1.观察颅内压升高的症状，偏瘫的部位和程度，感知觉障碍，认知、语言能力。

2.了解既往史，服药史，危险因素，自理能力，生活习惯。

3.有无焦虑、担忧等不良情绪。

（三）护理措施

1.保持室内空气清新，避免着凉。卧床病人协助翻身，做好皮肤护理。急性期卧床休息，平卧或低枕位，头部禁止使用冰袋。保持大便通畅，做好会阴部护理。

2.给予低盐低脂饮食，如有吞咽困难、呛咳者给予糊状流食或半流食小口慢食，必要时鼻饲进食。

3.监测生命体征，神经系统功能及有关检查的生化指标。

4.保持呼吸道通畅，清除呼吸道分泌物，遵医嘱给予氧气吸入。

5.意识障碍：按意识障碍护理规范执行。

6.准确记录出入量。对于呕吐、大汗、高热等症状应及时遵医嘱补液。

7.发热的患者按高热护理常规执行。

8.病人抽搐时注意安全。

9.应用抗凝纤溶药物治疗时，严格掌握药物剂量，注意观察有无出血倾向。

10. 静脉应用血管扩张药，滴速稍慢，注意血压变化。

11. 观察下肢皮肤颜色、温度及足背动脉搏动等情况。

12. 瘫痪病人注意保持肢体功能位置，早期进行肢体功能训练。

13. 了解病人心理，鼓励家属关心病人，使病人愉快、平静地面对生活。

（四）健康指导

1. 介绍缺血性脑血管病的危险因素及预防方法。

2. 告知病人改变姿势时动作要缓慢，防止直立性低血压。

3. 适当参加体育活动，促进血液循环。

4. 告知长期卧床病人并发症的预防措施。

出血性脑血管病护理规范

一、目的

为规范护理行为，指导临床护士运用专业技术知识，对患者实施整体的专业照顾，加强护理管理、提高护理质量，进一步保障患者安全。

二、范围

适用范围：临床护理单元。

三、参考文献

吴惠平，付方雪. 现代临床护理常规[M]. 北京：人民卫生出版社，2018.

四、规定

按神经系统疾病一般护理规范护理。

（一）护理关键点

1. 急性意识障碍。

2. 头痛。

3. 再出血。

4. 脑疝。

5. 上消化道出血。

6. 自理缺陷。

7. 失用综合征。

8. 语言障碍。

9. 压力性损伤。

10. 再出血。

11. 卧位与安全。

12. 康复锻炼。

（二）护理评估

1. 生命体征、意识状态、瞳孔变化。神经功能缺损的程度及脑瘫的前驱症状。

2. 有无呼吸道阻塞，自理能力和生活习惯的改变。

3. 有无焦虑、恐惧、担忧等心理改变。

（三）护理措施

1. 保持安静，急性期卧床休息，减少搬动，置头高脚低位或半卧位。躁动者慎用床挡。

2. 保持情绪稳定、避免激动。

3. 给予低盐低脂易消化富含纤维素的食物。保持大便通畅，便秘者可用缓泻剂或开塞露，排便时避免屏气用力，禁止灌肠。大便失禁者注意防止肛周皮肤受损。

4. 监测意识、瞳孔、生命体征、神经功能及病情变化。

5. 保持呼吸道通畅，意识障碍者头偏向一侧。取下义齿，清除呕吐物和分泌物，必要时给予氧气吸入、人工通气护理。

6. 维持血压稳定，颅内压增高者遵医嘱给予脱水药。

7. 建立静脉通道，遵医嘱用药，静脉用脱水药时速度要按医嘱执行。

8. 加强对各脏器衰竭的预防性护理，及时观察脑疝和消化道出血的症状和体征。

9. 观察发热的类型及原因，高热时按照高热护理常规执行。

10. 保持良好肢体位置，做好早期康复护理。

（四）健康指导

1. 介绍引起出血性脑血管疾病的危险因素和预防方法。

2. 养成良好的排便习惯，保持大便通畅。

3. 指导家属做好各种基础护理，普及护理知识。

4. 指导家属协助病人进行瘫痪肢体的功能锻炼。

低钾性周围性瘫痪护理规范

一、目的

为规范护理行为，指导临床护士运用专业技术知识，对患者实施整体的专业照顾，加强护理管理、提高护理质量，进一步保障患者安全。

二、范围

适用范围：临床护理单元。

三、参考文献

吴惠平，付方雪. 现代临床护理常规[M]. 北京：人民卫生出版社，2018.

四、规定

按神经系统疾病一般护理规范护理。

（一）护理关键点

1. 电解质紊乱。

2. 肢体无力。

3. 心律失常。

4. 呼吸肌麻痹。

5. 外伤/坠床。

6. 教育需求。

（二）护理评估

1. 评估发作诱因、运动、感觉障碍程度和范围，特别是膈肌、呼吸肌、膀胱括约肌、心肌受累情况。

2. 评估自理能力、饮食结构及焦虑、担忧等异常心理状态。

（三）护理措施

1. 卧床休息，加强生活护理。

2. 适当的控制碳水化合物类饮食，以少量多餐为宜，切忌暴饮暴食。

3. 严密观察肢体和呼吸肌的瘫痪情况。监测呼吸、心率、血压及血钾、钠，如有异常，应即刻报告医师，并做好抢救的准备。

4. 发作控制后，可适当地鼓励病人自行活动，以加速肢体功能的恢复。但须加强行走、站立中的安全防护。

5. 遵医嘱给予补钾，输液补钾时注意浓度、速度。

（四）健康指导

1. 注意饮食结构，少食多餐，忌高糖饮食，限制钠盐，多服高钾饮食和饮料。

2. 避免过饱、受寒、饮酒、过劳等诱发因素。

3. 如出现周身无力，应及时就诊。

4. 出院前，做好出院指导。

椎动脉供血不足护理规范

一、目的

为规范护理行为，指导临床护士运用专业技术知识，对患者实施整体的专业照顾，加强护理管理、提高护理质量，进一步保障患者安全。

二、范围

适用范围：临床护理单元。

三、参考文献

吴惠平，付方雪.现代临床护理常规[M].北京：人民卫生出版社，2018.

四、规定

按神经系统疾病一般护理规范护理。

（一）护理关键点

1. 眩晕。

2. 头痛。

3. 共济失调。

4. 短暂性遗忘。

5. 双眼视力障碍、复视。

6. 恶心呕吐。

7. 吞咽障碍。

8. 构音不清。

9. 意识障碍。

10. 面、口周麻木。

11. 跌倒发作。

12. 交叉性瘫痪。

13. 交叉性感觉障碍。

14. 抑郁。

15. 外伤/坠床。

（二）护理评估

1. 病情评估。

（1）生命体征。

（2）意识状况。

（3）自理能力。

2. 病因评估。

3. 心理状况。

（三）护理措施

1. 眩晕者指导患者仰卧位注视天花板，眼睛上下左右地顺序移动，观看，长期坚持直至眩晕症状消失。

2. 指导患者坐位，左右手传球，睁眼和闭眼重复训练。适应坐位后站立位练习。

3. 指导患者进行先坐位左右转身后站立转身运动练习。

4. 在患者站立于床旁时，患者家属及医护人员应在患者身旁给予适当保护，防止发生跌倒及意外。

5. 心理护理：眩晕不同类型有不同的心理反应，护士应主动热情和患者交流，针对不患者的心理特点，消除思想负担，让患者以积极的心态接受治疗和护理。

6. 饮食护理：病愈后仍需注意饮食调养，应以清淡、细软、富有营养为原则，忌酗酒和进食辛辣刺激，以清淡可口为宜。

（四）健康指导

1. 患者生活方式指导：待患者的病情得到一定的缓解后，要根据患者的情况讲解该疾病的主要病因，以及临床的相应知识，同时告知患者如何能够减少和避免患者出现眩晕的情况。

2. 日常生活应慎起居，避风寒，防外邪，畅情志。注意劳逸结合，避免过劳和纵欲过度。缓解期加强体育锻炼，增强体质。

3. 营养支持原则以膳食补充营养为主，选用易消化的食物，少食多餐，鼓励食疗。

眩晕综合征护理规范

一、目的

为规范护理行为，指导临床护士运用专业技术知识，对患者实施整体的专业照顾，加强护理管理、提高护理质量，进一步保障患者安全。

二、范围

适用范围：临床护理单元。

三、参考文献

吴惠平，付方雪.现代临床护理常规[M].北京：人民卫生出版社，2018.

四、规定

按神经系统疾病一般护理规范护理。

（一）护理关键点

1.眩晕。

2.恶心、呕吐。

3.听觉损害。

4.其他神经系统症状和体征。

5.坠床/跌倒。

（二）护理评估

1.病史评估。

（1）职业、文化水平。

（2）有无呕吐症状。

（3）自理能力评估。

2.身体评估。

3.心理状况。

（三）护理措施

1.患者头昏头晕发作时，应卧床休息，避免头部活动及声光刺激，密切观察及记录患者的一般情况，如瞳孔、意识、语言、体温、血压、心率等。

2.呕吐时立即让患者头偏向一侧，及时清理呕吐物，避免呕吐物导致患者出现窒息的情况，并记录呕吐物的量和呕吐次数。

3.发作性头晕患者，因其平衡能力的改变，导致患者极易发生摔伤。护理人员须向头晕患者及家属提供安全教育和护理指导。

4.由于患者经常出现头晕，因此要在病床旁加设护栏，患者的床铺、座椅不要晃动。病房要布局合理、安全、无障碍物，地面保持干燥，床头呼叫铃设置在触摸方便的地方。

5.跌倒最易发生于起床、下床、站立、坐下、如厕等体位改变时，日常活动中，指导患者在改变体位时动作宜慢，尽量避免转体活动。

6.保持正确的睡姿，避免突然颈部转动、过度持久地仰头或低头，睡眠时避免枕头过高或过低。

（四）健康指导

1.定期对患者及其家属讲解疾病的相关知识、预防和急救，对不同临床症状程度的患者进行个性化健康教育。

2.生活要有规律，保证睡眠时间，避免失眠。睡前可用温水泡脚或听轻音乐放松心情。

3.遵医嘱给患者讲解药物的用法、用量，治疗时可能出现的不良反应。

4.放松训练：指导患者平卧或闭眼静坐，以意念控制肌肉与神经的紧张性。学会自头皮、额部、面部，然后到上下肢、全身肌肉进行逐步放松，每天坚持1～3次，每次持续练习10～20min。

迷走神经性晕厥护理规范

一、目的

为规范护理行为，指导临床护士运用专业技术知识，对患者实施整体的专业照顾，加强护理管理、提高护理质量，进一步保障患者安全。

二、范围

适用范围：临床护理单元。

三、参考文献

吴惠平，付方雪.现代临床护理常规[M].北京：人民卫生出版社，2018.

四、规定

按神经系统疾病一般护理规范护理。

（一）护理关键点

1.晕厥。

2.恶心、呕吐。

3.坠床/跌倒。

（二）护理评估

1.生命体征。

2.意识状况。

3.心理状况。

4.病因评估。

（三）护理措施

1.晕厥前驱症状：突感无力、出汗、头晕眼花等。

2.晕厥时症状：面色苍白、出汗、短暂意识丧失、跌倒、血压急剧下降、心率由快减慢。

3.将患者安置于检查床上，用绷带稍微固定好患者，并嘱其握住扶手。

4.让病人避免促发因素，如避免饥饿、疲劳、酗酒、长时间站立、久坐、高空作业、长时间开车以及到太拥挤闷热的场所等。

5.如有出现突感无力、出汗、头晕眼花、胸闷心悸、面色苍白等晕厥前驱症状时立即平卧休息。

6.心理护理：晕厥的心理反应，护士应主动热情和患者交流，针对不同患者的心理特点，消除思想负担，让患者以积极的心态接受治疗和护理。

7.饮食护理：病愈后仍需注意饮食调养，应以清淡、细软、富有营养为原则。

（四）健康指导

1.用药：按时按量服药，不可随意停药。若在用药期间出现恶心、呕吐、腹胀等不良反应及时报告医生。

2.平日注意加强体育锻炼，但要避免长时间剧烈运动。

3. 营养支持原则以膳食补充营养为主，选用易消化的食物，少食多餐，鼓励食疗。

4. 如发作频繁，且越来越严重要立即就诊。

肌营养不良护理规范

一、目的

为规范护理行为，指导临床护士运用专业技术知识，对患者实施整体的专业照顾，加强护理管理、提高护理质量，进一步保障患者安全。

二、范围

适用范围：临床护理单元。

三、参考文献

吴惠平，付方雪.现代临床护理常规[M].北京：人民卫生出版社，2018.

四、规定

按神经系统疾病一般护理规范护理。

（一）护理关键点

1. 躯体运动障碍。

2. 有受伤的危险。

3. 营养失调。

4. 焦虑。

5. 康复训练。

（二）护理评估

1. 肌力情况。

2. 实验室检查肌电图。

3. 评估患者及家属对疾病的认识和心理状态。

（三）护理措施

1. 保持床位整洁，加强生活护理， 协助洗漱、服药及个人卫生。

2. 保持肢体功能位，协助定时翻身拍背。

3. 鼓励摄取充足的水分和均衡的饮食，养成定时排便的习惯 。

4. 鼓励进行力所能及的锻炼，上肢可练习抬举、俯卧撑、扩胸等；腰部可练习仰卧起坐；下肢可练习起蹲、上楼、跳跃、侧压腿等；注意防止挛缩，对膝关节跟腱关节热敷后适当牵引；肥大部位的按摩以揉法为主；防止脊柱畸形保持良好坐姿，劳累后宜平卧休息。

5. 加强心理护理， 鼓励病人克服困难，增强自我照顾能力的信心，满足患者合理的期望，但应避免过度保护。

6. 指导患者早期治疗，控制病情发展，提高生存质量。特别是家族中有类似病史的，更要引起注意，及早检查诊断。

（四）健康指导

1. 给患者进高蛋白、高维生素、高热量、富含钾钙的软食或半流食，避免干硬或粗糙食物，少吃或忌食过辣、过咸、生冷等不易消化和刺激性食品，禁忌烟酒。

2. 给家属提供有关疾病、治疗及预后的可靠信息，关心尊重病人，多与家属交流，避免任何不良刺激和伤害病人自尊的言行，正确对待病人所出现的各种心理。

3. 了解病人吞咽情况和进食能力。根据病情，制定合理饮食计划。

4. 保持环境清洁安静，注意防潮防寒，积极预防和治疗呼吸道感染等并发症。

布加氏综合征护理规范

一、目的

为规范护理行为，指导临床护士运用专业技术知识，对患者实施整体的专业照顾，加强护理管理、提高护理质量，进一步保障患者安全。

二、范围

适用范围：临床护理单元。

三、参考文献

吴惠平，付方雪. 现代临床护理常规[M]. 北京：人民卫生出版社，2018.

四、规定

按神经系统疾病一般护理规范护理。

（一）护理关键点

1. 休克。

2. 肝、脾肿大。

3. 颈静脉怒张。

4. 消化道出血。

5. 肝性脑病。

（二）护理评估

1. 患者生命体征情况，面色、皮肤温度、弹性及色泽变化，有无出血性休克表现，有无肝性脑病及肝性脑病先兆症状。有无黄疸、肝掌、蜘蛛痣及皮下出血点，下肢有无水肿等。

2. 观察腹部情况：有无腹痛、有无腹部膨隆、腹壁静脉怒张，肝大小，脾大的程度和质地，有无腹腔积液及其程度，腹围大小，有无移动性浊音。

（三）护理措施

1. 密切观察病情变化　有上腹不适、恶心、心悸、脉快、黑便等症状出现时，立即通知医师给予处理。

2. 心功能不全的患者，应取半卧位，减少活动，有下肢并发症者抬高患肢，高于心脏水平20～30cm。

3. 指导病人做深呼吸运动，以减少呼吸道并发症。

4. 遵医嘱给予保肝药物，慎用巴比妥等对肝功能有损害的镇静或安眠药物。

5. 饮食宜清淡，以低蛋白、高维生素、高热量为主，减少高脂肪食物摄入，禁食辛辣刺激、粗糙、过硬食物，忌烟酒。

6. 加强心理护理　鼓励患者树立战胜疾病的信心，积极配合治疗。

（四）健康指导

1. 行为指导：避免劳累和过度活动，保证充足休息。

2. 心理指导：保持心情舒畅，避免情绪波动及引起腹内压增高的因素，以免诱发出血。

3. 饮食指导：合理饮食，避免食用粗糙、坚硬、多刺、油炸和辛辣的食物、戒烟酒。

4. 遵医嘱指导患者按时、准确服药。

5. 定期复查：指导出院后每1～2个月定期复查彩超、肝功能等。

抑郁症护理规范

一、目的

为规范护理行为，指导临床护士运用专业技术知识，对患者实施整体的专业照顾，加强护理管理、提高护理质量，进一步保障患者安全。

二、范围

适用范围：临床护理单元。

三、参考文献

吴惠平，付方雪.现代临床护理常规[M].北京：人民卫生出版社，2018.

四、规定

按神经系统疾病一般护理规范护理。

（一）护理关键点

1. 情绪。

2. 自杀。

3. 厌食、拒食。

4. 睡眠障碍。

5. 人格改变。

6. 行为异常。

（二）护理评估

1. 观察情绪低落程度，有无悲观厌世、自杀意念等。

2. 观察有无异常言语、哭泣行为。

3. 观察伴随的肢体症状。

（三）护理措施

1. 建立良好的护患关系，护士用温和、接受的态度照顾患者。

2. 心理护理：鼓励患者抒发自身感受，阻断负性思考，协助回顾自身的优点、长处和成就，增加患者对自身和外界的正向认识。

3. 适应能力培养：病情稳定时鼓励参加娱乐活动，转移注意力。

4. 安全护理：保持环境安全，避免使用刀、剪等危险性物品，及时发现患者异常行为。

（四）健康指导

1. 保持心情舒畅，避免过度兴奋、激动等不良情绪。

2. 戒烟酒，有规律生活，进低盐低脂饮食，糖尿病患者进糖尿病饮食。

3. 进行心理疏导，避免长时间独处。

4. 危险因素的控制：按医嘱服药，不要擅自停药或改药，掌握常用药物作用及副作用。

5. 出现心慌、心悸、胸闷、乏力、出冷汗等症状及时就诊。

头痛护理规范

一、目的

为规范护理行为，指导临床护士运用专业技术知识，对患者实施整体的专业照顾，加强护理管理、提高护理质量，进一步保障患者安全。

二、范围

适用范围：临床护理单元。

三、参考文献

吴惠平，付方雪.现代临床护理常规[M].北京：人民卫生出版社，2018.

四、规定

按神经系统疾病一般护理规范护理。

（一）护理关键点

1. 搏动性头痛。
2. 嗜睡。
3. 烦躁。
4. 恶心、呕吐。
5. 短暂记忆力减退、遗忘、言语不清。
6. 短暂眩晕、耳鸣。
7. 短暂双侧手足或口周麻木。
8. 疲乏。

（二）护理评估

1. 头痛的性质、程度、部位、时间、诱因及其他伴随症状。
2. 瞳孔、生命体征。
3. 心理状态及家庭社会支持情况。
4. 对疼痛的耐受情况。

（三）护理措施

1. 保持充足的睡眠，头痛剧烈时应卧床休息，变换体位时动作缓慢。
2. 进低盐低脂富含维生素类、纤维素类食物。
3. 减少和去除增加头痛的外界因素，保持环境的舒适、安静。
4. 查找头痛的病因，遵医嘱给予药物治疗。
5. 加强心理护理 分散转移注意力，减轻心理压力。

（四）护理措施

1. 指导患者保持情绪稳定，有良好的心态。

2. 注意劳逸结合，避免过度劳累。

3. 注意安全，预防头痛发作时出现意外。

4. 注意头部保暖。

5. 宣教药物作用，让患者了解药物成瘾性或依赖性的特点。

面神经炎护理规范

一、目的

为规范护理行为，指导临床护士运用专业技术知识，对患者实施整体的专业照顾，加强护理管理、提高护理质量，进一步保障患者安全。

二、范围

适用范围：临床护理单元。

三、参考文献

吴惠平，付方雪.现代临床护理常规[M].北京：人民卫生出版社，2018.

四、规定

按神经系统疾病一般护理规范护理。

（一）护理关键点

1. 单侧面部表情肌完全性瘫痪。

2. 流涎。

3. 泪液外溢。

4. 食物滞留。

5. Bell现象。

6. 味觉障碍。

7. 听觉过敏。

8. 亨特综合征。

9. 耳后疼痛。

10. 抑郁。

11. 口腔护理。

12. 外伤/坠床。

（二）护理评估

1. 了解患者的生活史和家族史、起病时间、原因及诱因。主要症状的特点，有无伴随症状或并发症出现等。

2. 评估患者身体状况（意识障碍、言语障碍、感觉障碍、运动障碍）、自理能力、营养状况等。

3. 评估患者及家属对疾病的认识和心理状态。

（三）护理措施

1. 急性期绝对卧床休息，取平卧位，头偏向一侧，以利口内分泌物流出。

2. 根据病情给高热量、高蛋白、高维生素、易消化饮食，有吞咽困难者给予鼻饲流质饮食。

3. 密切观察病人呼吸困难的程度和缺氧症状。

4. 保持皮肤清洁干燥，注意保暖但禁用暖水袋，每2h更换体位一次，防止压力性损伤发生。

5. 对患侧肌肉进行被动和主动训练。

6. 保持病室清洁、空气清新，注意口腔和眼部护理、预防感染。

（四）健康指导

1. 告知病人及家属疾病的相关知识与自我护理方法。

2. 生活有规律，坚持适当运动。每晚睡前用温开水泡脚，增进睡眠。

3. 保持心态平衡，克服自卑心理。

4. 定期复查。

运动障碍（共济失调）护理规范

一、目的

为规范护理行为，指导临床护士运用专业技术知识，对患者实施整体的专业照顾，加强护理管理、提高护理质量，进一步保障患者安全。

二、范围

适用范围：临床护理单元。

三、参考文献

吴惠平，付方雪. 现代临床护理常规[M]. 北京：人民卫生出版社，2018.

四、规定

按神经系统疾病一般护理常规护理。

（一）护理关键点

1. 肌张力、肌力、肌容积。

2. 共济运动。

3. 不自主运动。

4. 跌倒。

（二）护理评估

1. 生活习惯、环境及家族史等。

2. 自理能力、营养状况。

3. 心理状态。

（三）护理措施

1. 加强平衡功能的康复训练，注意关节活动范围和肌力。

2. 给予高蛋白、高热量、高维生素、低脂、易消化饮食，少食多餐。

3. 加强生活护理，适当协助病人洗漱、进食。

4. 鼓励病人自我护理，多做主动运动，加强安全防护。

5. 心理护理　鼓励病人表达恐惧、自卑心理，给予安抚和支持，做好疏导工作。

6. 遵医嘱给予药物治疗，加强用药指导。

7. 预防并发症　鼓励病人翻身，做主动或被动运动，防止关节固定、压力性损伤及坠积性肺炎。

（四）健康指导

1. 指导患者按医嘱正确服药，了解用药的副作用，定期复查肝、肾功能和血常规，定期监测血压变化。

2. 坚持适当的运动和体育锻炼，根据气候调整室温、增减衣服，决定活动的方式、强度与时间；

3. 注意安全，防止伤害事故发生。外出时须有人陪伴。

4. 保持平衡心态，避免情绪紧张、激动。

5. 生活有规律，合理饮食，保证足够营养供给。

6. 加强护理与病情观察，预防并发症。

植物神经功能紊乱的护理规范

一、目的

为规范护理行为，指导临床护士运用专业技术知识，对患者实施整体的专业照顾，加强护理管理、提高护理质量，进一步保障患者安全。

二、范围

适用范围：临床护理单元。

三、参考文献

吴惠平，付方雪.现代临床护理常规[M].北京：人民卫生出版社，2018.

四、规定

按神经系统疾病一般护理规范护理。

（一）护理关键点

1. 焦虑。

2. 失眠。

（二）护理评估

1. 病因。

2. 生活习惯。

3. 心理状态。

（三）护理措施

1. 密切观察病情变化 及时发现患者因情绪不稳，烦燥焦虑，引起的记忆力减退，注意力不集中，反应迟钝等神经系统症状。

2. 规律饮食，不可暴饮暴食，避免引起胃肠功能紊乱。

3. 培养良好的生活习惯，帮助患者规律作息，做到早睡早起。

4. 鼓励家属多陪护和关心患者，缓解心理压力。

（四）健康指导

1. 鼓励患者进行自我调节。遇到烦心事情绪低落时，多找朋友倾诉或者大哭一场，把心理的郁闷疏泄出来。

2. 饮食疗法 指导患者注意常吃蘑菇、小麦、羊肉、胡萝卜等含高维生素、健胃和具有安神作用的食物。

3.指导患者保持良好的睡眠、规律作息，睡前少吃刺激性或者具有兴奋神经系统的食物。

4.鼓励患者多进行一些户外活动，多参加体育锻炼，如散步，打羽毛球，游泳等。

认知障碍护理规范

一、目的

为规范护理行为，指导临床护士运用专业技术知识，对患者实施整体的专业照顾，加强护理管理、提高护理质量，进一步保障患者安全。

二、范围

适用范围：临床护理单元。

三、参考文献

吴惠平，付方雪.现代临床护理常规[M].北京：人民卫生出版社，2018.

四、规定

按神经系统疾病一般护理规范护理。

（一）护理关键点

1.早期识别。

2.记忆力减退。

3.情感反应。

4.行为异常。

5.走失。

6.跌倒、坠床。

7.烫伤。

8.用药。

（二）护理评估

1.认知障碍的分型。

2.病情评估 包括记忆障碍、失语、计算力障碍、失认等方面的评估。

（三）护理措施

1.轻度认知障碍患者的护理：

（1）早期识别：对轻度认知障碍患者重视不够就会发展为老年痴呆。

（2）防止认知功能下降的煅炼，包括咀嚼、运动健身、激发智力的小游戏等。

2.痴呆患者的护理：

（1）防走失：告知家属须24h陪护患者。在床头放置风险标识。严格床头交接班。

（2）防烫伤：避免患者自行拿暖瓶或进餐，应由家属或护士摆好餐具协助其进食。

（3）用药安全：各班严格执行查对制度。护士发放口服药做好“发药到口，咽下再走，确认签字”。

3.血管性认知障碍患者的护理：

（1）防跌倒：住在带有床栏的病床上。走廊及厕所等应有扶手、光线充足，保持地面清洁干燥。对于合并高血压、心脏病、眩晕症状、行走不便等容易跌倒的患者，应加强巡视、重点防护，或者设专人护理。

（2）行为异常的护理：避免一切刺激患者的因素，尽量满足患者的生理需要，对有过激行为的患者试图用其它方法转移患者的注意力。

（四）健康指导

1. 生活能自理的患者，可组织各种有趣活动，如打牌、下棋、看电视、听音乐，摆拼图等。

2. 患者可在亲属的陪伴下适当进行户外活动。

3. 对于易走失的患者 可随身携带手表带、联系卡等，在手表带或者联系卡上面注明患者的姓名、地址和电话。

4. 饮食指导 指导患者进食清淡易消化的饮食，避免过饱过饥。

5. 日常生活的护理指导 保持口腔、会阴和皮肤清洁，细心观察患者大小便，有便秘者应调节饮食。

6. 长期卧床患者应定时翻身叩背，防止压力性损伤、坠积性肺炎的发生。

带状疱疹护理规范

一、目的

为规范护理行为，指导临床护士运用专业技术知识，对患者实施整体的专业照顾，加强护理管理、提高护理质量，进一步保障患者安全。

二、范围

适用范围：临床护理单元。

三、参考文献

吴惠平，付方雪. 现代临床护理常规[M]. 北京：人民卫生出版社，2018.

四、规定

按神经系统疾病一般护理规范护理。

（一）护理关键点

1. 疼痛。

2. 发热。

3. 瘙痒。

4. 焦虑。

（二）护理评估

1. 一般情况。

2. 疼痛。

3. 心理状况。

（三）护理措施

1. 监测体温 及时发现患者出现发热不适，遵医嘱给予对症处理。

2. 穿宽大衣裤，防止衣服过小摩擦患处增加疼痛，气温高时可暴露患处，免去衣服摩擦。

3. 协助病人采用保护性体位以减轻疼痛。

4. 遵医嘱应用止痛及神经营养药、抗生素预防感染。

5. 保持病室内空气清新、温度、湿度适宜。

6. 饮食给予高蛋白、高维生素、多食蔬菜、水果，多饮水，保持大便通畅，忌牛羊肉、辣椒、酒等。

7. 剪短指甲、避免搔抓、摩擦及肥皂、热水烫洗、保持皮肤清洁。

8. 休息 发热及全身不适者，应卧床休息。

9. 对疼痛剧烈者，遵医嘱给予药物治疗。

（四）健康指导

1. 用药：指导患者按时按量服药，不可随意停药，若在用药期间出现恶心、呕吐、腹胀等不良反应及时报告医生。

2. 生活起居：养成健康生活方式，保证睡眠充足，保持个人清洁卫生，预防疾病感染。

3. 饮食：进清淡易消化的高维生素高蛋白高热量饮食，如瘦肉、鸡蛋、黑木耳、玉米大豆等，多吃水果蔬菜保持大便通畅。

颅内感染护理规范

一、目的

为规范护理行为，指导临床护士运用专业技术知识，对患者实施整体的专业照顾，加强护理管理、提高护理质量，进一步保障患者安全。

二、范围

适用范围：临床护理单元。

三、参考文献

吴惠平，付方雪. 现代临床护理常规[M]. 北京：人民卫生出版社，2018.

四、规定

按神经系统疾病一般护理规范护理。

（一）护理关键点

1. 颅内压增高。

2. 脑疝。

3. 抽搐。

4. 发热。

5. 精神错乱、躁动不安。

6. 便秘。

7. 压力性损伤。

（二）护理评估

1. 病情评估。

2. 心理状况。

3. 自理能力。

（三）护理措施

1.按上述评估中所列各项观察病情。

2.卧床休息，做好基础护理。恢复期应协助病人肢体功能锻炼。

3.保持室内安静、温度适宜。

4.高热者：按高热患者护理常规执行。

5.精神失常者：要加强安全护理，防止自伤或伤人。

6.意识障碍者：按意识障碍病人护理常规执行。

7.癫痫发作者：按医嘱及时给药，尽快控制发作，并按癫痫病人护理要点执行。

8.瘫痪者：按瘫痪病人病人护理常规执行。

9.给予高热量、高维生素、清淡、易消化的饮食，不能进食者给予鼻饲饮食。

10.遵医嘱给予药物治疗。

11.做好心理护理，加强与病人交流，讲解有关本病的基本知识，树立战胜疾病的信心。

（四）健康指导

1.向病人及家属讲解本病的防治及急救知识。

2.指导病人及家属掌握语言训练、肢体运动，脑血管介入性治疗护理常规和功能锻炼的方法。

脑血管介入性治疗护理规范

一、目的

为规范护理行为，指导临床护士运用专业技术知识，对患者实施整体的专业照顾，加强护理管理、提高护理质量，进一步保障患者安全。

二、范围

适用范围：临床护理单元。

三、参考文献

吴惠平，付方雪.现代临床护理常规[M].北京：人民卫生出版社，2018.

四、规定

按神经系统疾病一般护理规范护理。

（一）护理关键点

1.躯体运动障碍。

2.有受伤的危险。

3.营养失调。

4.焦虑。

5.康复训练。

（二）护理评估

1.意识、瞳孔、生命体征。

2.患者对介入性治疗的认识，有无紧张、焦虑情绪。

3.双侧足背动脉搏动次数，皮温、颜色。

4. 穿刺部位。

（三）护理措施

1. 术前护理。

（1）心理护理：减轻患者的焦虑、紧张情绪。

（2）术前做碘过敏试验。

（3）备皮(去除双侧腹股沟区的毛发)，告知患者洗澡，术前更换衣服。

（4）遵医嘱禁食、禁水：局麻者4～6h，全麻者9～12h。

（5）在穿刺肢体的对侧上肢建立静脉留置针通道，以利于治疗。

（6）取下活动性假牙、饰品及磁性金属性物品。

（7）练习床上排便，必要时留置尿管，定时放尿。

（8）监测生命体征，护送患者入导管室。

2. 术后护理：

（1）严密观察意识、瞳孔和生命体征变化。

（2）观察股动脉穿刺处有无皮下血肿或出血，穿刺处敷料加压包扎是否完好，有无渗出。

（3）观察足背动脉搏动及下肢皮温肤色，严密观察病情并详细记录。

（4）局麻患者协助多饮水利于造影剂的排出，全麻患者根据医嘱补液。

（5）嘱患者术后平卧6h，术侧肢体制动24h，必要时使用约束带。

（6）心电监测，遵医嘱按时监测心率、呼吸、血压、血氧饱和度变化，准确记录。

（7）严密观察全身皮肤，有无皮疹、荨麻疹等迟发碘过敏反应。

（8）运用抗凝药物时注意观察有无出血倾向。

（9）留置尿管者定时放尿，保持会阴部清洁，预防尿路感染。

（10）卧床期间协助生活护理。

（11）及时巡视病房，观察病情变化并做好床头交接工作。

（四）护理措施

1. 避免情绪激动，保持心情舒畅。

2. 饮食清淡，多吃含水分、含纤维素高的食物，多食蔬菜、水果，忌烟酒及辛辣等刺激性强的食物。

3. 生活要有规律，养成定时排便的习惯，切忌大便时用力过度和憋气。

4. 术后如有不适，及时告知医护人员。

第十节　传染科疾病护理规范

感染性疾病一般护理规范

一、目的

为规范护理行为，指导临床护士运用专业技术知识，对患者实施整体的专业照顾，加强护理管理、提高护理质量，进一步保障患者安全。

二、范围

适用范围：临床护理单元。

三、参考文献

吴惠平，付方雪.现代临床护理常规[M].北京：人民卫生出版社，2018.

四、规定

感染科疾病一般护理规范护理。

1.按内科疾病一般护理规范护理。

2.饮食护理：高热者须给足水分。呕吐、腹泻严重者，应及时补充水分与电解质。肾衰、心衰、肺水肿或脑水肿者，应严格限制进水量与控制输液速度，准确记录出入量。

3.休息与活动：急性期患者应卧床休息，防止并发症。恢复期及病情轻者可予适当活动。

4.排泄护理：准确、及时留取尿、便标本，以协助诊断。

5.专科观察要点：

（1）监测患者生命体征情况。

（2）注意判断患者有无意识障碍、惊厥、剧烈头痛、严重呕吐或腹泻，大出血、苍白、发绀、淋巴结肿大等情况，及时报告医生。

（3）全身皮肤出疹情况。

（4）大小便的性状、量。

6.心理护理　做好感染性疾病知识宣教，解释指导个人防护，鼓励安慰患者及家属，树立战胜疾病的信心。

7.健康教育：

（1）了解感染性疾病的预防、传播途径等知识，保护易感者，做好一级预防。

（2）了解手卫生的必要性及正确方法。

（3）了解疾病的相关知识、治疗方案及药物的作用、副作用。

（4）注意休息，均衡饮食，劳逸结合，每日开窗通风两次。

麻疹护理规范

一、目的

为规范护理行为，指导临床护士运用专业技术知识，对患者实施整体的专业照顾，加强护理管理、提高护理质量，进一步保障患者安全。

二、范围

适用范围：临床护理单元。

三、参考文献

吴惠平，付方雪.现代临床护理常规[M].北京：人民卫生出版社，2018.

四、规定

按感染科疾病一般护理规范护理。

（一）护理关键点

1.体温过高。

2.皮疹。

3.隔离。

4.并发症。

5.教育需求。

（二）护理评估

1.了解患者发病前是否接触过类似病例。

2.评估皮疹出现的部位、颜色、大小、出诊的时间、顺序、特点及皮疹分布情况。

3.评估患者生命体征，监测体温、脉搏、呼吸变化，观察有无继发性肺炎，如高热、气急、肺部啰音增多等。

4.评估患者对疾病的认识，应对方式及心理状态。

（三）护理措施

1.给予呼吸道隔离，一般隔离至出疹后第5d，并发肺炎者延长至出疹后10d。

2.急性期患者应卧床休息至皮疹消退、体温正常。注意保暖，防止着凉。

3.饮食宜富有营养、含丰富维生素、易消化的流质或半流质饮食，多饮水，促进降温和出疹。

4.遵医嘱治疗，及时观察药物疗效和不良反应。

5.密切观察体温、脉搏、呼吸及皮疹的变化，并发喉炎、肺炎或心力衰竭的患者应严格卧床休息，保持安静。

6.做好皮肤、口腔、眼、鼻护理，预防并发症。

7.对体温过高或有高热惊厥者，可给予物理降温，忌用酒精擦浴。

8.给予心理安抚和支持，积极应对和诊疗疾病。

（四）健康指导

1.指导患者注意休息，加强营养，保持皮肤清洁。

2.指导易感人群正确接种麻疹疫苗。

流行性腮腺炎护理规范

一、目的

为规范护理行为，指导临床护士运用专业技术知识，对患者实施整体的专业照顾，加强护理管理、提高护理质量，进一步保障患者安全。

二、范围

适用范围：临床护理单元。

三、参考文献

吴惠平，付方雪.现代临床护理常规[M].北京：人民卫生出版社，2018.

四、规定

按感染科疾病一般护理规范护理。

（一）护理关键点

1.体温过高。

2.腮腺肿大、疼痛。

3.潜在并发症、脑膜脑炎、睾丸炎。

（二）护理评估

1.了解患者发病前是否接触过类似病例。

2.评估腮腺肿胀、疼痛的程度，有无发热、睾丸疼痛及肿胀。观察有无脑膜炎并发症，如感染、剧烈头痛、嗜睡、脑膜刺激征等症状。

3.评估患者对疾病的认识，应对方式及心理状态。

（三）护理措施

1.给予呼吸道隔离，隔离至腮腺肿胀消退和其他症状消失为止，一般不少于10d。

2.患者卧床休息至腮腺肿胀消退后为止，视病情逐渐恢复活动。

3.急性期应卧床休息。嘱患者勤刷牙、常用温开水漱口，保持口腔清洁卫生，防止继发细菌感染。

4.给予清淡、易消化的流质或半流质饮食，不宜给予酸、辣、甜、硬而干燥的食物，以免加重腮腺肿痛。

5.遵医嘱治疗，及时观察药物疗效和不良反应。

6.观察体温、脉搏、呼吸、腮腺肿胀及疼痛等病情变化，预防并发症。发热、睾丸肿胀及疼痛，应警惕睾丸炎。高热、剧烈头痛、嗜睡、脑膜刺激等症状，应警惕脑膜炎。

7.高热按高热护理常规。

8.给予心理安抚和支持，积极应对和诊疗疾病。

（四）健康指导

1.嘱患者注意休息，宜清淡易消化的食物。避免刺激性食物。

2.流行期间不串门，外出戴口罩。

3.指导易感人群注射腮腺炎减毒活疫苗或注射丙种球蛋白，以预防或减轻症状。

百日咳护理规范

一、目的

为规范护理行为，指导临床护士运用专业技术知识，对患者实施整体的专业照顾，加强护理管理、提高护理质量，进一步保障患者安全。

二、范围

适用范围：临床护理单元。

三、参考文献

吴惠平，付方雪.现代临床护理常规[M].北京：人民卫生出版社，2018.

4规定

按感染科疾病一般护理规范护理。

（一）护理关键点

1.咳嗽。

2.有窒息的危险。

3.潜在并发症。

4.教育需求。

（二）护理评估

1.了解患者发病前是否接触过类似病例。

2.评估患者现有的症状，如有无痉挛性咳嗽、呕吐及其程度，面色是否红润，有无窒息感，痰的性状，能否有效地咳出痰液。

3.评估患者对疾病的认识，应对方式及心理状态。

（三）护理措施

1.给予患者呼吸道隔离，隔离至起病后40d或出现痉挛性咳嗽后30d，保持病室安静，空气新鲜，避免一切不良刺激，保证充足的睡眠时间，以减少痉挛性咳嗽发作。

2.保证营养供给和维生素的摄入量，宜少食多餐，耐心喂食，注意口腔护理。

3.按时给药，及时观察药物的疗效及不良反应。

4.密切观察病情，预防肺炎、肺气肿、肺不张、脐疝、腹股沟疝、脱肛等并发症。

5.给予患者及家属心理支持，积极应对和治疗疾病。

（四）健康指导

1.嘱咐患者加强营养，预防感冒，避免不良刺激，以免诱发痉咳。

2.指导易感人群正确接种疫苗。

白喉病护理规范

一、目的

为规范护理行为，指导临床护士运用专业技术知识，对患者实施整体的专业照顾，加强护理管理、提高护理质量，进一步保障患者安全。

二、范围

适用范围：临床护理单元。

三、参考文献

吴惠平，付方雪.现代临床护理常规[M].北京：人民卫生出版社，2018.

四、规定

按感染科疾病一般护理规范护理。

（一）护理关键点

1.体温过高。

2.呼吸道阻塞。

3.潜在并发症，心肌炎、喉梗阻、神经麻痹等。

4.教育需求。

（二）护理评估

1.了解患者发病前是否接触过类似病例及起病的情况。

2.评估患者气道是否通畅，是否有喉梗阻的迹象，有无心肌炎或多发性神经炎发生。

3.评估患者对疾病的认识，应对方式及心理状态。

（三）护理措施

1.给予患者呼吸道隔离，隔离至症状消失。停用抗生素后隔日咽拭子培养，连续2次阴性者方可出院。

2.给予高热量、含丰富维生素的流质半流质饮食。

3.绝对卧床休息，一般至少3周，有心肌炎者延至6周以上。

4.按医嘱尽早、足量注射抗毒素，注意药物的疗效和不良反应。

5.密切观察体温、脉搏、呼吸、血压、心率及精神变化，监测心电图，预防中毒性心肌炎、周围神经麻痹、喉梗阻等并发症。一旦发现并发症先兆，及时报告医师处理。

6.做好口腔护理。

7.给予心理支持，积极应对和治疗疾病。

（四）健康指导

1.交待患者绝对卧床休息，直至症状消失及心电图恢复正常。

2.指导易感人群正确接种疫苗。

流行性脑脊髓膜炎护理规范

一、目的

为规范护理行为，指导临床护士运用专业技术知识，对患者实施整体的专业照顾，加强护理管理、提高护理质量，进一步保障患者安全。

二、范围

适用范围：临床护理单元。

三、参考文献

吴惠平，付方雪.现代临床护理常规[M].北京：人民卫生出版社，2018.

四、规定

按感染科疾病一般护理规范护理。

（一）护理关键点

1. 发热。

2. 咳嗽、咳痰、咽痛。

3. 脑膜刺激征。

4. 教育需求。

（二）护理评估

1. 了解患者发病前是否接触过类似病例，有无流行病学史。

2. 评估患者有无突发高热、剧烈头痛、呕吐、皮肤黏膜瘀点、瘀斑及脑膜刺激征，有无休克、神志障碍、循环衰竭、惊厥、呼吸衰竭发生。

3. 了解血常规、脑脊液等检查结果。

4. 了解患者及家属对疾病的认识，应对方式及心理状态。

（三）护理措施

1. 给予呼吸道隔离，隔离至症状消失后3d，但不少于发病后7d。

2. 病情轻者注意休息，勿进入人多的公共场所。重症患者绝对卧床休息，病室进行空气消毒，保持室内安静、空气流通。

3. 给予高热量、高蛋白、含丰富维生素易消化的流质或半流质饮食，鼓励患者少量多次饮水，保证入水量2000mL/d～3000mL/d。

4. 遵医嘱给予对症治疗，积极抗休克、减轻脑水肿、纠正呼吸衰竭。应用青霉素、氯霉素、磺胺类药物时，应注意过敏反应。应用磺胺药还应注意肾脏的损害。

5. 严密观察病情变化，包括生命体征、意识、瞳孔、面色、皮肤黏膜、抽搐等，记录24h出入量，预防并发症。一旦发现颅内高压、脑疝的症状及体征，及时报告医师进行抢救。

6. 高热、昏迷者按高热及昏迷护理常规护理。

7. 协助患者完成腰穿等检查。对有颅神经损害、肢体运动障碍等后遗症的患者尽早进行语言和运动康复训练。

8. 给予患者心理安抚和支持，鼓励患者积极应对和治疗疾病。

（四）健康指导

1. 注意卫生，流行季节可进行免疫接种。对于密切接触者建议药物预防，如复方磺胺甲恶唑，连服3d，并医学观察7d。

2. 指导有颅神经损害、肢体运动障碍等后遗症的患者加强功能锻炼，提高患者自我管理能力。

病毒性肝炎护理规范

一、目的

为规范护理行为，指导临床护士运用专业技术知识，对患者实施整体的专业照顾，加强护理管理、提高护理质量，进一步保障患者安全。

二、范围

适用范围：临床护理单元。

三、参考文献

吴惠平，付方雪.现代临床护理常规[M].北京：人民卫生出版社，2018.

四、规定

按感染科疾病一般护理规范护理。

（一）护理关键点

1.营养失调。

2.活动无耐力。

3.焦虑。

4.知识缺乏。

5.有皮肤完整性受损的危险。

6.潜在并发症 肝性脑病、腹水、出血、肾功能不全。

（二）护理评估

1.了解患者发病的经过，有无类似病例接触史，既往有无肝炎病史、有无接受注射、输血、使用血制品、职业暴露、共用注射针头史等。

2.评估患者的症状和体征，如有无乏力、厌食、恶心、黄疸、皮肤瘙痒、肝大伴压痛、腹胀、腹水、性格行为改变等。

3.了解血常规、肝功能检测等结果。

4.评估患者对日常活动的耐受水平及日常生活的自理程度。

5.了解患者乙肝疫苗接种情况，了解患者对疾病的认知和心理状态。

（三）护理措施

1.甲肝、戊肝患者按消化道隔离，隔离期为自发病日起3周。乙肝、丙肝、丁肝按血液一体液隔离，隔离期由急性期至病毒消失。

2.急性肝炎早期卧床休息至黄疸减轻、症状好转及肝功能改善后方可轻微活动1h/d～2h/d，以不感觉疲劳为度。肝功能正常1～3个月后可恢复日常活动及工作，但仍应避免过度劳累和重体力劳动。慢性肝炎以不感疲劳为度。重症肝炎绝对卧床休息。

3.饮食宜富含丰富维生素、低脂、清淡易消化为主，减少胆固醇的摄入，但应保持足够的热量。

4.病情观察：

（1）观察临床症状，如食欲缺乏、恶心、呕吐、乏力、腹胀、肝区痛等变化。

（2）观察尿液的颜色及皮肤黄疸的消退情况。

（3）有无皮肤瘙痒等症状。

（4）注意肝功能的变化。

5.用药护理：按医嘱应用护肝药，不滥用药物，特别要禁用损害肝脏的药物。

（1）常用护肝药：多烯磷脂胆碱、甘草酸二铵、还原型谷胱甘肽。

（2）药物不良反应的观察：

①多烯磷脂胆碱在大剂量时偶尔会出现胃肠道紊乱（腹泻）。

②甘草酸二铵不良反应有食欲缺乏、恶心、呕吐、腹胀，以及皮肤瘙痒、荨麻疹、口干和水肿，严重低钾血症、高钠血症、高血压、心衰、肾衰竭患者禁用。

③还原型谷胱甘肽偶有食欲缺乏、恶心、呕吐、胃痛等消化道症状，停药后消失。

6. 给予患者心理支持，鼓励积极治疗疾病，树立战胜疾病的信心。

（四）健康指导

1. 指导患者及时正确掌握各型肝炎的消毒隔离和防护知识，及时进行预防接种。

2. 嘱患者保持乐观情绪，避免劳累、营养不良、嗜酒、服用肝损害药物，妊娠或合并感染等加重病情或诱发重症肝炎。

3. 定期复查，及时就医。

药物性肝炎护理规范

一、目的

为规范护理行为，指导临床护士运用专业技术知识，对患者实施整体的专业照顾，加强护理管理、提高护理质量，进一步保障患者安全。

二、范围

适用范围：临床护理单元。

三、参考文献

吴惠平，付方雪.现代临床护理常规[M].北京：人民卫生出版社，2018.

四、规定

按感染科疾病一般护理规范护理。

（一）护理关键点

1. 发热。

2. 皮肤护理。

3. 消化道反应。

4. 黄疸。

5. 教育需求。

（二）护理评估

按病毒性肝炎护理规范护理评估。

（三）护理措施

1. 立即停用有关或可疑肝损害的药物。

2. 卧床休息。

3. 饮食调节，患者应该多吃高蛋白质，限制高糖、高脂肪类食物的摄入，多食用一些新鲜蔬菜水果。

4. 深度黄疸应静滴葡萄糖、维生素C，维持电解质平衡。

5. 根据药物情况给予相应的解毒剂。

6. 明显淤胆者可予泼尼松治疗。

7. 并发暴发性肝衰竭，应按暴发性肝炎的原则处理，可采用人工肝或人工肾清除药物、并应用特殊解毒剂；对乙酰氨基酚引起肝坏死，可用N-乙酸半胱氨酸解毒。

8. 用药护理：按病毒性肝炎护理规范用药护理。

（四）健康指导

1. 服用对肝有损伤作用的药物时，服药期间务必注意两点：

（1）用药剂量不宜过大，必须严格遵守医嘱，不要道听途说自行买药服用。

（2）注意观察不良反应，如需长期使用，还应用定期随访肝功能试验，以便及早发现肝损。早期发现肝损害，及时停用有关药物，定期复查。

2. 给予易消化、清淡、富含维生素的饮食，但应保证足够的热量。忌食油炸、油腻、辛辣、刺激性的食物。

3. 避免过度劳累、情绪激动，平时适当锻炼，避免剧烈运动。

4. 定期复查，及时就医。

脊髓灰质炎护理规范

一、目的

为规范护理行为，指导临床护士运用专业技术知识，对患者实施整体的专业照顾，加强护理管理、提高护理质量，进一步保障患者安全。

二、范围

适用范围：临床护理单元。

三、参考文献

吴惠平，付方雪.现代临床护理常规[M].北京：人民卫生出版社，2018.

四、规定

按感染科疾病一般护理规范护理。

（一）护理关键点

1. 发热。

2. 疼痛。

3. 肢体功能障碍。

4. 清理呼吸道无效。

5. 教育需求。

（二）护理评估

1. 了解患者脊髓灰质炎疫苗接种史及流行病学史。

2. 评估患者现有症状和体征，如有无肢体功能减退、肌肉萎缩及畸形，甚至四肢瘫痪，有无呼吸肌麻痹、呼吸肌循环衰竭表现。

3. 了解患者血常规、脑脊液等检查结果。

4. 评估患者心理状态及活动耐受情况。

（三）护理措施

1. 给予患者呼吸道隔离，隔离期不少于40d。

2. 急性期卧床休息，保持肢体功能位，防止受压畸形。活动障碍者，使用床边护栏，防坠床和跌倒。

3. 给予流质或半流质饮食，吞咽肌麻痹者给鼻饲。

4. 遵医嘱治疗，观察药物疗效和病情改善情况。

5. 密切观察病情变化，如体温、脉搏、呼吸、血压、神志及肢体功能情况。如体温升高、头痛、肢体疼痛、感觉过敏，提示可能发生瘫痪。如出现面瘫、吞咽困难、呛咳、痰液阻塞应注意发生窒息。如出现鼻翼翕动、呼吸困难、发绀、咳嗽无力，提示可能呼吸肌麻痹。如呼吸不规则、面色苍白、口唇青紫、血压下降、脉搏细速，提示呼吸及循环衰竭的可能。发现以上情况，立即通知医师，并配合抢救。

6. 高热按高热护理执行。

7. 提供患者需要的各项生活护理，给予心理支持，鼓励患者战胜疾病的信心。

（四）健康指导

1. 做好家庭护理指导，如日常生活护理，注意安全，防止跌伤。

2. 指导家属协助患者做瘫痪肢体的康复锻炼。

3. 对后遗症患儿做好自我保健指导，保持健康的心理，坚持残肢的主动与被动锻炼。

急性细菌性痢疾护理规范

一、目的

为规范护理行为，指导临床护士运用专业技术知识，对患者实施整体的专业照顾，加强护理管理、提高护理质量，进一步保障患者安全。

二、范围

适用范围：临床护理单元。

三、参考文献

吴惠平，付方雪.现代临床护理常规[M].北京：人民卫生出版社，2018.

四、规定

按感染科疾病一般护理规范护理。

（一）护理关键点

1. 腹泻。

2. 体温过高。

3. 腹痛。

4. 组织灌注量改变。

5. 营养失调。

（二）护理评估

1. 了解患者卫生、生活、饮食等习惯，患病的经过，是否接触类似病例等流行病学特点。

2. 评估患者现有症状和体征，有无发热、寒战、腹泻、里急后重和黏液脓血便，有无休克、周围循环衰竭、呼吸衰竭等。

3. 了解实验室检查血常规、粪便检查等结果。

4. 了解患者对疾病的认识、应对方式和心理状态。

（三）护理措施

1. 消化道隔离。隔离期为大便正常后1周或症状消失或大便培养2次阴性，方可解除隔离。

2. 严重腹泻者禁食，能进食者给予高热量、高蛋白、丰富维生素、少渣、清淡易消化流质或半流质饮食，保证足够的水分。

3. 患者高热、休克、呼吸循环衰竭时，绝对卧床休息。休克时取中凹位。

4. 遵医嘱给予治疗，观察药物疗效和副作用。应用喹诺酮治疗时，注意孕妇不宜使用，儿童应慎用或短期使用。

5. 严密观察病情变化，如体温、脉搏、呼吸、血压、意识、瞳孔、面色、尿量、四肢温度、精神状况等变化，详细记录24h出入量，保持水电解质平衡。如发现高热、抽搐、昏迷、休克、应立即报告医师，并按相应护理常规护理。

6. 及时采集和送检黏液脓血便标本，注意大便次数、颜色、量、性状及伴随症状。

7. 给予心理支持和护理，鼓励患者积极治疗。

（四）健康指导

1. 指导患者掌握菌痢的消毒隔离知识，养成良好的个人卫生习惯。尽早彻底治愈细菌性痢疾，防止转变成慢性。

2. 交待患者避免进食生冷食物、过度疲劳、受凉、暴饮暴食、过度紧张和劳累，以免再次发作。

3. 指导患者及家属做好饮水、食品、粪便的卫生处理及防蝇工作。

伤寒及副伤寒护理规范

一、目的

为规范护理行为，指导临床护士运用专业技术知识，对患者实施整体的专业照顾，加强护理管理、提高护理质量，进一步保障患者安全。

二、范围

适用范围：临床护理单元。

三、参考文献

吴惠平，付方雪.现代临床护理常规[M].北京：人民卫生出版社，2018.

四、规定

按感染科疾病一般护理规范护理。

（一）护理关键点

1. 体温过高。

2. 舒适的改变、腹胀、腹痛。

3. 便秘。

4. 营养失调。

5. 潜在并发症：肠穿孔、肠出血、中毒性心肌炎。

（二）护理评估

1. 评估流行病学史及预防接种史，了解患者卫生、生活环境及饮食习惯，有无伤寒患者接触史。

2. 评估腹部有无压痛及其部位、性质、程度，有无腹膜刺激征及伴随症状。评估患者是否有肠出血、肠穿孔的症状，如腹痛、便血、呕血。

3.了解血常规伤寒杆菌培养、肥大反应等结果。

4.评估患者心理状态及社会支持情况。

（三）护理措施

1.给予消化道隔离。隔离期限为症状消失后15d或连续2次（间隔3～5d）粪便培养阴性。

2.发热期绝对卧床休息，不宜使用退热发汗药，可给予物理降温。

3.给予高蛋白、丰富维生素、易消化、不产气、少渣或无渣流质或半流质饮食，多饮水，退热后1周根据病情进食低渣半流质或软食。饮食量逐渐增加，防止过量以免诱发肠穿孔。肠出血者，暂禁食或给少量流质。肠穿孔者禁食，保证每日液体入量2500～3000mL。

4.遵医嘱用药，注意药物的疗效和副作用。孕妇和幼儿慎用喹诺酮类及磺胺类等，应注意过敏反应、肝肾损害、粒细胞减少等。

5.密切观察病情变化，监测体温、脉搏、呼吸、血压、面色、神志、精神状态、腹痛、腹胀、大便颜色及形状等，预防肠出血、肠穿孔及中毒性心肌炎等并发症。如生命体征、面色、神志改变或出现腹痛、便血等，立即报告医师及时处理。

6.患者腹胀者，不宜进食牛奶和糖类食物，忌用新斯的明，以免引起剧烈肠蠕动，诱发肠穿孔，可用松节油热敷腹部或肛管排气。便秘者，则用开塞露或等渗盐水低压灌肠，禁用泻药，以免大便过度用力，防止剧烈肠蠕动或肠腔内压力过高造成不良后果。

7.给予心理支持，鼓励患者积极治疗疾病。

（四）健康指导

1.指导患者和带菌者正确进行消化道隔离，做好饮水、食品、粪便的卫生管理及防蝇工作，注意个人卫生。

2.嘱患者出院后仍应休息1～2周，逐渐增加活动量和工作量，避免粗纤维和多渣饮食，定期复查。

3.带菌者不可从事餐饮业，须用抗生素治疗。

手足口病护理规范

一、目的

为规范护理行为，指导临床护士运用专业技术知识，对患者实施整体的专业照顾，加强护理管理、提高护理质量，进一步保障患者安全。

二、范围

适用范围：临床护理单元。

三、参考文献

吴惠平，付方雪.现代临床护理常规[M].北京：人民卫生出版社，2018.

四、规定

按感染科疾病一般护理规范护理。

（一）护理关键点

1.体温过高。

2. 皮肤黏膜完整性受损。

3. 心力衰竭。

4. 肺水肿。

5. 脑炎。

（二）护理评估

1. 监测体温变化，评估是否出现潜在的感染。

2. 了解患儿的年龄、性别、身高、体重、饮食及睡眠习惯、既往身体状况，周围儿童或在读的幼儿园有无类似病例，当地是否有手足口病的流行，有无药物过敏史、预防接种的情况。

3. 评估患儿发热的起始时间、持续时间、热型等，是否伴有咳嗽、头痛、呕吐，痰液及呕吐物的量、性状、颜色等。多数病人突然起病，部分患者初期有轻度上感症状，如咳嗽、流涕、恶心、呕吐等，约半数病人于发病前1～2d或发病的同时有发热，多在38℃左右。

4. 查看患儿有无皮疹，了解出疹的时间、顺序、皮疹的大小、颜色及数量，有无水疱及脓点，口腔黏膜有无疱疹及溃疡。皮疹主要侵犯手、足、口、臀四个部位，临床上更有不痛、不痒、不结痂、不结疤的“四不”特征。手、足等远端部位出现或平或凸的斑丘疹或疱疹，皮疹不痒，斑丘疹在5d左右由红变暗，然后消退；疱疹呈圆形或椭圆形扁平凸起，内有混浊液体，长径与皮纹走向一致，如黄豆大小不等，一般无疼痛及痒感，愈合后不留痕迹。水疱和皮疹通常在1周内消退。

5. 了解患病后患儿的睡眠、两便及进食情况，有无烦躁、睡眠不安稳、便秘、食欲下降或由于口腔溃疡疼痛，出现流涎拒食现象。

6. 观察患儿有无神志改变，如昏睡、谵妄、昏迷，有无抽搐、颈部僵硬、脑膜刺激征及病理证等中枢神经系统并发症的表现。

7. 评估实验室检查的结果：

（1）血常规：白细胞总数轻度升高。

（2）病原学检查：是确诊肠道病毒71型(EV71)、科萨奇病毒A组16型(CoxA16)或其他肠道病毒感染的依据。

（3）血清学检查：急性期与恢复期血清EV71、CoaxA16或其他肠道病毒中和抗体有4倍或4倍以上升高。

8. 心理评估：了解患儿及家属对疾病知识的认知程度，患儿对治疗护理是否合作，家庭经济情况、家属对患儿的关爱程度、患病后对小孩及家庭成员学习、工作、生活的影响。

（三）护理措施

1. 消毒与隔离：一旦发现感染手足口病，应将患儿隔离，以免引起流行蔓延。直到体温正常，皮疹消退及水疱结痂才能解除隔离，一般需隔离2周。保持空气流通，加强床边隔离，做好手卫生。

2. 一般护理：患儿应卧床休息1周，多饮温开水。小儿患本病易出现因口腔疼痛而拒食、流涎，哭闹不眠等，注意保持患儿口腔清洁，饭前、饭后用0.9%氯化钠溶液漱口，以免感染。给予双料喉风散局部涂抹，以消炎止痛和促进溃疡面愈合。

3. 饮食护理：宜进食营养丰富、刺激性小、易消化的流质或半流质饮食，如牛奶、鸡蛋汤、菜粥等。要保持营养均衡，食物宜温凉、清淡、可口，忌食油腻、冰冷、辛辣等刺激性食物。因口腔疼痛，咀嚼吞咽苦难，唾液经常流出，引起消化液流失，要嘱患儿咽下唾液。对于因拒食、厌食而造成的脱水、酸中毒的患儿，要及时补液，纠正酸碱平衡。

4. 病情观察：密切观察体温、脉搏、呼吸、血压、心率，若发现患儿有高热、剧烈头痛、呕吐、面色苍白、哭闹不安或嗜睡、与体温增高不成比例的心动过速，应警惕病毒侵害脑和心脏的可能，应增加卧床时间，同时做好急救准备工作。

5. 症状护理：

（1）皮疹的护理：患儿衣服、被褥要清洁，衣着应舒适、柔软，经常更换。剪短患儿指甲，必要时包裹患儿双手，防止抓破皮疹。臀部有皮疹的婴儿，应随时清理患儿的大小便，保持臀部清洁干燥。手足部皮疹初期可涂炉甘石洗剂，待有形成或炮疹破溃时可涂0.5%聚维酮碘。注意保持皮肤清洁，防止感染，如有感染遵医嘱使用抗生素。

（2）发热：小儿手足口病一般为低热或中度发热，无需特殊处理，可让病儿多饮水；体温在37.5℃～38.5℃之间的患儿，给予散热、多喝温水、洗温水浴等物理降温。如体温超过38.5℃，可行物理降温或服用小儿退热药。有高热惊厥史的患儿，做好预防措施。

6. 心理护理：由于手、足、口疱疹的疼痛刺激，使患儿产生紧张恐惧心理，常表现为哭闹不安，不能安静地接受治疗。因此医护人员态度要亲切、热情、和蔼，以自己的言行取得患儿的信任，减轻紧张心理。做治疗时采取鼓励表扬法，使患儿保持情绪稳定，避免哭闹，保证患儿充足的休息与睡眠。

7. 用药护理：

（1）临床常用抗病毒口服液，不良反应尚不明确。

（2）丙种球蛋白：一般不会产生不良反应，偶可出现寒战、发热、皮疹等过敏反应。

（四）健康指导

1. 了解本病的有关知识，如本病的传染源、传播途径、易感人群、流行季节等，了解隔离的重要性和暂时性。

2. 了解疾病的发生、病情进展、治疗及预后等知识及各项检查、治疗措施的重要性。

3. 饭前便后、外出后要用肥皂或洗手液等给儿童洗手，不要让儿童喝生水、吃生冷食物，避免接触患病儿童。

4. 本病流行期间不宜带儿童到人群聚集、空气流通差的公共场所，注意保持家庭环境卫生，居室要经常通风，勤晒衣被。儿童出现相关症状要及时到医疗机构就诊。

5. 本病流行季节，托幼机构及小学应每日进行晨检，发现可疑病儿时，及时就诊。病儿所用的物品要立即进行消毒处理。病儿增多时，须及时向卫生和教育部门报告。

水痘护理规范

一、目的

为规范护理行为，指导临床护士运用专业技术知识，对患者实施整体的专业照顾，加强护理管理、提高护理质量，进一步保障患者安全。

二、范围

适用范围：临床护理单元。

三、参考文献

吴惠平，付方雪.现代临床护理常规[M].北京：人民卫生出版社，2018.

四、规定

按感染科疾病一般护理规范护理。

（一）护理关键点

1.体温过高。

2.皮疹。

3.感染。

4.隔离。

5.并发症。

（二）护理评估

1.了解患者的年龄、性别、身高、体重、饮食及睡眠习惯、既往身体状况，周围儿童或在读的幼儿园有无类似病例，当地是否有水痘的流行，有无药物过敏史、预防接种的情况。

2.评估患儿发热的起始时间、持续时间、热型等，是否伴有咳嗽、头痛、呕吐，痰液及呕吐物的量、性状、颜色等。

3.评估患者皮疹的形态、分布及发展过程。在发病24h内出现皮疹，迅即变为米粒至豌豆大的圆形紧张水疱，周围明显红晕，有水疱的中央呈脐窝状。2～3d水疱干涸结痂，痂脱而愈，不留疤痕。皮疹呈向心性分布，先自前颜部始，后见于躯干、四肢。数目多少不定，以躯干为多，次为颜面、头部，四肢较少，掌跖更少。黏膜亦常受侵，见于口腔、咽部、眼结膜、外阴、肛门等处。皮损常分批发生，因而丘疹、水疱和结痂往往同时存在，病程经过2～3周。

4.评估患者生命体征和神志变化。

5.评估患者有无喷射性呕吐、头痛、抽搐、谵妄、昏迷等脑炎的症状。

6.评估患者是否使用过激素类药物。

（三）护理措施

1.呼吸道隔离，隔离期为出疹后7d，或至全部疱疹干燥结痂为止。病室定时通风换气，每日4次，或用紫外线消毒。轻型水痘可在家中护理治疗。

2.给予富有营养、易消化的流质、半流质饮食。鼓励患者进食，重型水痘患者因口腔疼痛、进食困难，应选择患者喜爱、无辛酸辣味、易咀嚼消化，富有营养的蛋羹、牛奶、粥等半流质饮食，温热为宜。

3.皮疹的护理：

（1）防止疱疹感染的措施：忌搔抓。保持手的清洁、常为儿童修剪指甲，婴幼儿可包裹双手或戴布手套，避免抓破皮疹，直接接触的床单、被单、内衣、尿布应平整、干净、柔软、勤晒洗。发疹重及疱疹感染者，上述用物每日煮沸消毒15min或 0.2%过氧乙酸浸泡消毒15～30min后清洗备用。

（2）观察皮疹发展情况，若发现有继发感染症状要及时通知医师给予处理。

（3）口腔疱疹每天用淡盐水或2%～3%碳酸氢钠液含漱1min，有鹅口疮时用2%～3%碳酸氢钠液漱口后，涂抹真菌素粉剂。

4.密切观察病情变化，防止并发症的发生。患者伴有咳嗽、胸痛、咯血、呼吸困难等肺炎的表现，或有头痛、抽搐、谵妄、昏迷等脑炎症状时，应积极救治。绝对卧床休息，住单人间，由专人照顾，减少与他人接触，以防感染其他疾病。

（四）健康指导

1.正确掌握水痘的消毒隔离和防护知识，及时进行预防接种。

2.隔离时间不得少于发病后14d，至水痘疱疹完全结痂为止。接触者医学观察3周，免疫力低者可应用丙种球蛋白。

艾滋病护理规范

一、目的

为规范护理行为，指导临床护士运用专业技术知识，对患者实施整体的专业照顾，加强护理管理、提高护理质量，进一步保障患者安全。

二、范围

适用范围：临床护理单元。

三、参考文献

吴惠平，付方雪.现代临床护理常规[M].北京：人民卫生出版社，2018.

四、规定

按感染科疾病一般护理规范护理。

（一）护理关键点

1.营养失调。

2.感染。

3.皮肤黏膜受损。

4.气体交换受损。

5.腹泻。

6.知识缺乏。

7.心理护理。

（二）护理评估

1.评估患者生命体征，发热情况。

2.评估患者一般情况，是否同性恋，是否患血友病，有无输血史。

3.评估皮肤黏膜完整性，有无病毒、霉菌感染。

4.评估患者的症状与体征有无口腔炎、食管炎或溃疡；有无腹泻和体重减轻；有无肛周疱疹病毒感染和疱疹性直肠炎；有无咳嗽、渐进性呼吸困难。

5.评估实验室检查结果抗HIV抗体、血小板和粒细胞等。

6.用药后的效果与观察。

（三）护理措施

1.高热护理：按发热护理规范护理。

2.腹泻护理：按腹泻护理规范护理。

3.皮肤护理：

（1）艾滋病患者因长期发热、消瘦、皮肤营养差、抵抗力下降，受压部位的皮肤常用热水按摩，以促进血液循环，不能翻身者应定期协助更换体位经常翻身防止褥疮。

（2）保持皮肤清洁，每日用温水擦浴、勤换衣服。皮肤干燥者可涂油滋润，防止皮肤损伤引起感染。

（3）口腔护理：口角炎在HIV（人类免疫缺陷病毒）感染者中十分常见，常伴有口腔念珠菌病及EB病毒引起口腔毛状白斑，故应注意保持口腔的清洁卫生。饭前饭后、晨起睡前给予过氧化氢漱口。

4.抗病毒治疗，积极配合治疗。患者高度的依从性是长期抗病毒治疗的关键，高效抗逆转录病毒治疗（HAART）复杂，价格昂贵，副作用较大，需长期服药。如齐多夫定可引起骨髓抑制，出现贫血、中性粒细胞和血小板减少，也可出现恶心、呕吐、头痛等症状，应注意定期检查血常规。

5.注意追踪实验室检查结果，及时了解患者贫血程度、白细胞计数、尿蛋白情况等。

6.注意做好病情观察，及时发现并发症。

7.心理护理：艾滋病预后不良，加之疾病的折磨，被他人歧视，患者易有焦虑、抑郁、孤独无助或绝望等心理障碍。部分患者可出现报复、自杀等行为。护士应动员亲友和团体给患者提供生活上、精神上最大限度的帮助，与患者进行有效沟通，了解患者的需要、困难，满足合理要求，给予关怀、温暖和同情，及时解除身、心痛苦，增强患者战胜疾病的信心。对有轻生念头的患者，要派专人守护。

8.除注意HIV的消毒隔离外，还应针对患者的并发症的不同病原，作好呼吸道、体液及接触隔离。严格无菌操作，严格消毒隔离。

（四）健康指导

1.掌握艾滋病的预防知识，了解其传播途径，洁身自好，严禁卖淫、嫖娼、吸毒。

2.加强营养，保证休息，提高抗病能力。在病情稳定的前提下，劳逸结合，做一些力所能及的工作，以不疲劳为度。

3.停止高危性行为。对已婚的HIV带毒者或艾滋病患者，必须使用避孕套以预防配偶感染。对于HIV感染者已娩出的婴儿应进行随访监测。

4.排泄物、呕吐物、分泌物等须以含氯消毒剂初步处理后，才能倒入下水道，病人接触过的可能污染的物品和环境，患者使用过的床单、被褥、衣服等，须以含氯消毒剂进行消毒。

5.定期复查，坚持治疗，防止发展，避免继发感染、重复感染。

第九章 外科疾病护理规范

第一节 外科疾病手术一般护理规范

手术前一般护理

一、目的

为规范护理行为，指导临床护士运用专业技术知识，对患者实施整体的专业照顾，加强护理管理、提高护理质量，进一步保障患者安全。

二、范围

适用范围：临床护理单元。

三、参考文献

吴惠平，付方雪.现代临床护理常规[M].北京：人民卫生出版社，2018.

四、规定

按一般患者入院护理规范或急症患者入院护理规范护理。

护理措施

1.做好患者心理护理，减轻其焦虑和恐惧。

（1）向患者介绍麻醉方式、麻醉后反应及注意事项。告诉患者术后会有不同程度的伤口疼痛，但会随着伤口的愈合逐渐好转并消失。

（2）介绍可能留置的引流管、氧气管及其目的、意义、配合要点。

（3）鼓励患者表达自己的想法及期望了解的信息，尽量满足患者的合理要求。

2.给予饮食指导，改善营养状况，提高对手术的耐受力。

3.保证休息和睡眠，必要时遵医嘱给予镇静剂。

4.指导患者充分做好术前准备：包括术前2周开始戒烟，术前1d沐浴、更衣，练习适应术中体位、床上排尿、深呼吸咳嗽、咳痰、翻身、肢体活动等。

5.术前1d备皮（剃术区毛发），完成过敏性药物皮试和配血。

6.术前一般禁食12h、禁饮4h。遵医嘱灌肠、置胃管、置导尿管及给药等。

7.及时观察病情变化，术日晨测体温是否正常，女患者询问月经是否来潮，发现问题及时与医师联系。

8.备好术中所需药品及物品，遵医嘱给予手术前用药。

9. 患者入手术室前贵重物品交家属保管，取下活动义齿并保管好。

10. 急症患者入院后无饮食医嘱时，暂禁食。急腹症患者不得给予止痛剂、热敷或灌肠。如需急症手术，必须迅速做好术前准备。

11. 昏迷、休克、高热患者分别按相应的护理常规进行护理。

手术后一般护理

一、目的

为规范护理行为，指导临床护士运用专业技术知识，对患者实施整体的专业照顾，加强护理管理、提高护理质量，进一步保障患者安全。

二、范围

适用范围：临床护理单元。

三、参考文献

吴惠平，付方雪.现代临床护理常规[M].北京：人民卫生出版社，2018.

四、规定

按一般患者入院护理规范或急症患者入院护理规范护理。

（一）护理措施

1. 病区责任护士与手术室护士进行床头详细交接患者。包括：评估生命体征、意识；查看患者伤口敷料；检查并妥善固定各种引流管，正确标识多根引流管，避免混淆；了解术中情况、明确正在输注的药物；交待好组织标本；了解有无特殊注意事项；调节室温，注意保暖。

2. 根据麻醉方式给予合适的体位，保持呼吸道通畅。呕吐时头偏向一侧，并及时清除呕吐物。评估呼吸的性质及频率，全麻手术患者在未完全清醒时，测量血压、脉搏、呼吸每小时1次，直至全麻清醒后6h为止。如发现异常应及时报告医师并处理。

3. 密切观察伤口情况。查看伤口敷料是否干燥、手术区有无血肿或肿胀。检查伤口引流管是否通畅，有无扭曲、打结、过度牵拉、脱出等，记录渗出物或引流物的性状。

4. 维持静脉输液通畅，注意调节输液速度，及时评估患者术后排尿。鼓励患者自行排尿，术后6～8h未排尿者采用改变排尿姿势、指导患者放松、听流水声、热敷下腹部、温水洗会阴等方式诱导排尿。诱导排尿无效时，给予导尿。

5. 做好尿管的护理。

尿管的护理：①妥善固定尿管，应低于膀胱的位置；②保持尿管通畅，注意无压迫、扭折；③预防感染，密切观察有无感染征象。及时倾倒尿液，防止逆行感染。每天清洁尿道口2次。④做好拔管前准备。拔管前夹闭尿管1～2d，定时开放，以训练膀胱功能。告诉患者有尿时开放导管。腹部手术患者导尿管一般保留5～7d；妇科手术如宫颈癌、剖腹产术患者一般保留1～3d；胸部手术患者导尿管一般保留1～3d；颅脑手术患者一般保留3～5d；膀胱手术患者一般术后2周拔除导尿管。

6. 及时评估伤口疼痛和心理反应，给予术后心理支持，缓解疼痛。询问疼痛的时间、部位、性质及规律并分析原因，必要时遵医嘱给予镇痛药。保持病室安静、舒适，合理安排治疗和护理，尽量减少干扰和刺激。指导患者咳嗽时用手固定伤口，减轻疼痛。

7. 除特殊要求外，术后体位以增进舒适、减轻痛苦、促进引流以及有利呼吸为原则。病情允许时，鼓励患者早期床上运动和下床活动，促进肠蠕动恢复，防止肠粘连和术后并发症的发生。大部分患者术后24～48h后即可下床活动，但全身衰弱、病情危重、严重感染、血栓性静脉炎或四肢关节手术的患者则推迟下床活动的日期。

8. 指导术后饮食。一般局麻手术患者术后即可进食，椎管内麻醉后6h可适当进食；全麻患者待恶心呕吐停止后，宜先给半流质后普食。消化道手术后禁食24～72h，待肠道功能恢复和肛门排气后逐渐进流质、半流质饮食。上消化道术后8～10d或下消化道术后4～5d可改为软食或普食。若患者术后3～4d肠蠕动仍未恢复，报告医师并作出相应的处理，如腹部热敷、置肛管肛门排气、灌肠、给予开塞露等。禁食患者，做好口腔护理。

9. 观察病情变化，预防术后并发症。

（1）术后出血：发现伤口敷料浸湿、渗血，引流量过多、颜色鲜红成血性，生命体征变化（血压下降、脉搏增快等），尿量减少时，立即报告医师。遵医嘱快速补液或输血；给予氧气吸入；积极做好急送手术室彻底止血准备。

（2）切口感染：术后3～5d内，若患者伤口疼痛加重，伤口出现红肿压痛、波动感或渗液，体温升高时，遵医嘱给予理疗、抗生素封闭，协助医师拆除局部缝线、放置引流，定期更换敷料。必要时取分泌物进行细菌培养+药物敏感试验。

（3）切口裂开：术后一周左右，肥胖、营养不良、恶病质等患者易于发生。当患者在一次用力后，突感切口疼痛和松开感；流出大量淡红色液体，浸湿敷料；肠管或系膜从切口脱出提示发生切口裂开。一旦发生切口裂开，立即通知医师，迅速做好入手术室重新缝合准备，同时安抚患者，协助患者卧床休息，交待患者避免咳嗽，禁止饮食；用无菌生理盐水纱布覆盖切口并用胶带包扎；内脏脱出不得病床上还纳。

（4）肺部并发症：鼓励患者深呼吸、咳嗽、排痰，协助患者翻身拍背，促进痰液排出，避免支气管受阻，保持肺泡膨胀。

（5）尿路感染：嘱患者多饮水，使尿量保持在每天1500mL以上；残余尿500mL以上者应放置导尿管持续引流；放置导尿管时应严格无菌操作；遵医嘱给予有效抗生素。

（6）血栓性静脉炎：多发生在术后7～14d，常见于术后长期卧床、活动减少的老人或肥胖者，以下肢深静脉多见。如患肢出现凹陷性水肿，评估深静脉局部皮肤发红、肿胀、局部触痛，可扪及索状变硬静脉，体温升高等提示血栓性静脉炎发生。一旦发生血栓性静脉炎，首先应停止患肢静脉输液；抬高患肢和制动，局部用50%硫酸镁湿敷；遵医嘱全身用药；严禁局部按摩，防止血栓脱落。

第二节　普通外科疾病手术一般护理规范

普通外科疾病手术一般护理规范

一、目的

为规范护理行为，指导临床护士运用专业技术知识，对患者实施整体的专业照顾，加强护理管理、提高护理质量，进一步保障患者安全。

二、范围

适用范围：临床护理单元。

三、参考文献

吴惠平，付方雪.现代临床护理常规[M].北京：人民卫生出版社，2018.

四、规定

按普通外科疾病一般护理规范护理。

（一）护理关键点

1.饮食指导。

2.卧位护理。

3.心理安慰。

（二）普通外科疾病手术一般护理常规

1.按外科疾病手术一般护理常规。

2.胃肠道手术患者术后待肠道功能恢复后，由流质饮食过度到半流质、普食，少量多餐，禁辛酸刺激食物；非胃肠道手术后患者术后6h可恢复普通饮食。

3.全麻术后患者未清醒前取平卧位，头偏向一侧；硬膜外麻醉术后患者去枕平卧6h；颈部手术颈丛麻醉患者术后取半坐卧位；局部麻患者术后体位无特殊要求；腹部手术患者术后6h后可取半卧位。

4.密切观察病情变化，定时测量体温、脉搏、呼吸、血压；保持各种引流管通畅，注意引流液性质和量；注意呕吐物、排泄物的性质和量，发现异常及时报告医师。

5.维持水电解质平衡，遵医嘱予以补液、抗感染治疗。

6.正确采集各种标本，适当使用止痛剂。

7.禁食及留置胃管患者做好口腔护理；留置导尿管的患者做好会阴部护理。

8.保持急救物品、药品的完好。

腹外疝护理规范

一、目的

为规范护理行为，指导临床护士运用专业技术知识，对患者实施整体的专业照顾，加强护理管理、提高护理质量，进一步保障患者安全。

二、范围

适用范围：临床护理单元。

三、参考文献

吴惠平，付方雪.现代临床护理常规[M].北京：人民卫生出版社，2018.

四、规定

按外科疾病手术一般护理规范护理。

（一）护理关键点

1.饮食与活动。

2.心理护理。

3.防止腹内压增高。

4.教育需求。

（二）护理评估

1.了解患者健康史，评估患者是否吸烟，有无咳嗽、便秘、手术等病史，是否腹外疝反复发作。

2.评估疝的大小、质地、有无压痛、能否回纳、有无肠梗阻或肠绞窄征象。

3.评估患者对腹外疝知识掌握程度，有无焦虑等心理。

（三）护理措施

1.术前护理：

（1）减低或消除导致腹内压增高的因素，积极治疗原发病。

（2）嘱患者休息，疝块较大者嘱其多卧床休息。

（3）观察腹部情况，注意是否有疝块突然增大、紧张、发硬、触痛、不能回纳等嵌顿疝的发生。

（4）稳定患者情绪，向其讲解手术目的、方法、注意事项。如须用无张力补片修复，告知该材料的优点及费用等。

2.术后护理：

（1）取平卧位，膝下垫一软枕，以减少切口张力，次日改半坐卧位。

（2）术后6～12h若无恶心、呕吐，可进流质饮食，次日可进软食或普食。行肠切除吻合术者须待肠功能恢复后进流质饮食，再过度到半流质、普食。

（3）采用传统术式者，术后3～5d可离床活动；行无张力疝修补术者，术后可早期离床活动。

（4）监测生命体征，观察切口有无红肿疼痛、阴囊有无水肿，必要时托起阴囊。

（5）防止腹内压增高。咳嗽时协助患者用手按压切口；尿潴留者导尿，便秘者及早给缓泻剂。

（6）预防切口感染，保持伤口敷料清洁干燥。

（四）健康指导

1.出院后适当休息，逐渐增加活动量，3个月内避免重体力劳动。

2.多吃营养丰富的食物，多吃蔬菜、水果，保持大便通畅。

3.预防和及时治疗可导致腹内压增高的各种疾病。

4. 若症复发，及早诊治。

急性阑尾炎护理规范

一、目的

为规范护理行为，指导临床护士运用专业技术知识，对患者实施整体的专业照顾，加强护理管理、提高护理质量，进一步保障患者安全。

二、范围

适用范围：临床护理单元。

三、参考文献

吴惠平，付方雪.现代临床护理常规[M].北京：人民卫生出版社，2018.

四、规定

按外科疾病手术一般护理规范护理。

（一）护理关键点

1. 疼痛。

2. 发热。

3. 急性腹膜炎。

4. 切口感染。

5. 出血。

（二）护理评估

1. 评估患者发生腹痛的时间、部位、性质、程度及范围，有无转移性右下腹痛。

2. 评估患者全身情况，了解是否有乏力、脉速、寒战、高热及感染性休克。

3. 了解患者血常规，有无白细胞计数增高。

4. 了解患者对急性阑尾炎和治疗知晓情况，评估患者有无焦虑和恐惧心理。

（三）护理措施

1. 介绍与疾病有关的知识，讲解手术的必要性，稳定患者情绪。

2. 加强病情观察，定时测量体温、脉搏、呼吸、血压，注意腹部体征，禁用止痛剂。

3. 避免增强肠内压力，禁饮、禁食，给予抗炎补液，禁用泻药及灌肠。

4. 术后护理：

（1）了解麻醉和手术方式以及术中情况。密切监测生命体征及腹部体征变化。

（2）全麻术后清醒或硬膜外麻醉平卧6h后，改为半坐卧位。鼓励患者早期下床活动，预防术后肠粘连。

（3）术后禁食，遵医嘱予以静脉补液、抗炎。待肠蠕动恢复、肛门排气后，可由流质过渡到半流质、普食。

（4）观察有无切口感染、粘连性肠梗阻、术后出血、腹腔感染、阑尾残株炎、粪瘘等并发症发生。若有异常，及时通知医师处理。

（四）健康指导

1. 指导患者术后饮食循序渐进，摄营养丰富的饮食；对非手术治疗者，解释禁食目的。

2. 介绍早期离床活动的意义，鼓励患者尽早下床活动。

3. 患者出院后，若出现腹痛、腹胀，及时就诊。

急性腹膜炎护理规范

一、目的

为规范护理行为，指导临床护士运用专业技术知识，对患者实施整体的专业照顾，加强护理管理、提高护理质量，进一步保障患者安全。

二、范围

适用范围：临床护理单元。

三、参考文献

吴惠平，付方雪. 现代临床护理常规[M]. 北京：人民卫生出版社，2018.

四、规定

按外科疾病手术一般护理规范护理。

（一）护理关键点

1. 腹痛。

2. 腹胀。

3. 发热。

4. 恶心、呕吐。

5. 体液不足。

6. 水电解质紊乱。

7. 肠胃减压。

8. 感染性休克。

（二）护理评估

1. 了解患者健康史，注意有无胃、十二指肠溃疡疾病史及腹部手术史。

2. 观察腹部体征变化，了解腹痛发生的时间、部位、性质、程度、范围、有无腹膜刺激征。

3. 观察全身状况，如精神状态、体温、脉搏、呼吸、血压、有无全身中毒反应及休克表现。

4. 了解血常规、腹平片、腹穿等检查结果。

5. 了解患者对急性腹膜炎的认识，有无焦虑和恐惧心理。

（三）护理措施

1. 术前护理：

（1）密切观察病情，定时测量体温、脉搏、呼吸、血压，观察腹部体征，必要时记录24h出入水量。

（2）维持水、电解质、酸碱平衡，保持静脉输液通畅，维持有效循环血量。

（3）禁食，胃肠减压。

（4）患者取平卧位，休克患者取休克体位（中凹卧位）。

2. 术后护理：

（1）定时监测生命体征及出入量。

（2）禁食，胃肠减压，肠蠕动恢复后逐渐到流质饮食，再过渡到半流质、普食。

（3）全麻清醒或硬膜外6h后改半坐卧位，鼓励患者多翻身，早期下床活动，预防肠粘连。

（4）静脉补液、抗炎和营养支持。

（5）保持伤口敷料干燥，保持引流管通畅。

（四）健康指导

1. 指导患者了解胃肠减压的目的及饮食恢复的注意事项。

2. 指导患者术后早期活动，防止肠粘连。

3. 做好出院指导，定期随访。

甲状腺功能亢进症手术护理规范

一、目的

为规范护理行为，指导临床护士运用专业技术知识，对患者实施整体的专业照顾，加强护理管理、提高护理质量，进一步保障患者安全。

二、范围

适用范围：临床护理单元。

三、参考文献

吴惠平，付方雪.现代临床护理常规[M].北京：人民卫生出版社，2018.

四、规定

按外科疾病手术一般护理规范护理。

（一）护理关键点

1. 疼痛。

2. 呼吸道管理。

3. 出血。

4. 呼吸困难、窒息。

5. 喉上神经损伤。

6. 喉返神经损伤。

7. 甲状腺危象。

8. 低钙抽搐。

9. 病理性骨折。

10. 皮肤瘙痒。

（二）护理评估

1. 了解患者健康史、患甲状腺功能亢进症病程、治疗用药情况，有无吸烟。

2. 评估患者目前的症状与体征，如甲状腺肿大程度、情绪、性格变化情况，是否有怕热、多汗、食欲亢进、消瘦等。测定基础代谢率。

3. 了解患者术前准备情况、T3、T4值和服碘的时间。

4. 了解患者及家属对疾病治疗和预后的认识以及配合程度。

（三）护理措施

1.术前护理：

（1）完善各项检查，做好心理护理，避免不良刺激。戒烟。

（2）给予高蛋白、高碳水化合物及维生素饮食，鼓励多饮水，忌浓茶、咖啡机及辛辣刺激性食物。

（3）指导患者按时按量正确服碘剂，做好术前准备，有利于减少甲状腺充血和预防甲状腺危象。

（4）对于突眼的患者，卧床时垫高头部，保护突眼。

（5）指导患者练习术中体位，即头、颈部过伸体位。

2.术后护理：

（1）术后麻醉清醒后取半坐卧位，床旁备气管切开包，定时测量体温、脉搏、呼吸、血压等。

（2）鼓励患者早期下床活动，注意保护头颈部。

（3）观察伤口渗血、发音情况以及饮水后有无呛咳现象；保持伤口引流通畅。

（4）按医嘱准确服碘。

3.术后并发症的观察和处理。如发生声音嘶哑、呼吸困难、吞咽困难、出血、窒息、手足抽搐、甲状腺危象等并发症时，立即给予吸氧、吸痰、心电监护并及时通知医师，给予对症处理。

（四）健康指导

1.指导患者保持情绪稳定，避免加重病情。

2.指导声嘶者发音训练。

3.交代患者术后严格按医嘱服药，勿增减或停药，以免病情恶化。

4.遵医嘱定期门诊复查，以了解甲状腺的功能。如出现心悸、手足震颤、抽搐等情况及时就诊。

甲状腺癌手术护理规范

一、目的

为规范护理行为，指导临床护士运用专业技术知识，对患者实施整体的专业照顾，加强护理管理、提高护理质量，进一步保障患者安全。

二、范围

适用范围：临床护理单元。

三、参考文献

吴惠平，付方雪.现代临床护理常规[M].北京：人民卫生出版社，2018.

四、规定

按外科疾病手术一般护理规范护理。

（一）护理关键点

1.疼痛。

2.呼吸道管理。

3.出血。

4.呼吸困难、窒息。

5.喉上神经损伤。

6.喉返神经损伤。

7.低钙抽搐。

（二）护理评估

1.了解患者健康史、既往有无甲状腺疾患及治疗情况。询问患者饮食习惯，有无食欲亢进，有无吸烟。

2.评估甲状腺肿块的大小、形状、质地、活动度，了解有无甲亢的全身表现。

3.了解患者术前准备情况、T3、T4值和服碘的时间。

4.了解患者及家属对疾病治疗和预后的认识及配合程度，有无吸烟，家庭和社会支持状况。

（三）护理措施

1.术前护理：

完善术前各项检查，做好心理护理。

（1）嘱患者戒烟。

（2）指导患者练习头颈过伸体位、深呼吸、有效咳嗽。

2.术后护理：

（1）一般护理：取半坐卧位；床旁备气管切开包；定时测体温、脉搏、呼吸、血压；观察伤口渗血、发音感和吞咽情况；保持伤口引流通畅。术后6h无呕吐不适，可进冷、温流质饮食，并注意有无呛咳。术后第2d进半流质饮食。

（2）术后并发症的观察：包括有无伤口出血、呼吸困难和窒息、声音嘶哑、吞咽困难、手足麻木等。

（四）健康指导

1.指导患者自我控制情绪，保持精神愉快、心境平和。

2.指导患者术后早期下床活动，注意保护头颈部；指导声嘶者作发音训练。

3.说明术后继续服药的重要性，强调按时按量正确服药。

4.定期复查，监测甲状腺功能，遵医嘱减药或停药。

乳腺癌手术护理规范

一、目的

为规范护理行为，指导临床护士运用专业技术知识，对患者实施整体的专业照顾，加强护理管理、提高护理质量，进一步保障患者安全。

二、范围

适用范围：临床护理单元。

三、参考文献

吴惠平，付方雪.现代临床护理常规[M].北京：人民卫生出版社，2018.

四、规定

按外科疾病手术一般护理规范护理。

（一）护理关键点

1. 疼痛。

2. 创面出血。

3. 切口感染。

4. 患肢保护及患肢功能锻炼。

5. 患肢水肿。

6. 并发症观察（手术区域感觉异常、皮下积液、皮瓣坏死）。

7. 自我形象改变。

8. 放、化疗。

9. 全身治疗。

（二）护理评估

1. 询问患者健康史，了解乳腺起病时间、肿块的大小，腋窝或其他部位有无淋巴结肿大。

2. 了解乳腺B超及其他检查结果。

3. 了解患者及家属对疾病的认识、家庭和社会的支持状况及患者对手术的心理反应，有无吸烟史。

（三）护理措施

1. 术前完善各项检查，做好心理护理和皮肤准备。

2. 术后准备：

（1）按麻醉术后护理常规，术后6h取半坐卧位，以利呼吸和引流。

（2）麻醉完全清醒后，可正常饮食，保证足够热量和维生素，以利康复。

（3）伤口护理：

①观察伤口渗血及愈合情况并记录；手术部位用胸带加压包扎，松紧适宜，观察患侧上肢远端血液循环，及时调整绷带或胸带的松紧度。

②妥善固定引流管，保证有效的负压引流（压力保持在200mmHg左右）；观察引流液色、量并记录。术后2～3d根据引流情况改为引流袋引流。

③皮瓣红润、创面与皮肤紧贴即可遵医嘱停止引流。

④忌在患侧上肢测血压、采血、静脉或皮下注射，预防患侧上肢肿胀。

⑤功能锻炼：术后3d内患侧上肢限制活动，避免外展上臂；术后2～3d开始手指的主动和被动活动；术后3～5d开始活动肘部；术后1周可活动肩部、手指作爬墙运动直至患侧手能高举过头、自行梳理头发。

⑥给予患者及家属心理上的支持，增加战胜疾病的信心。护理操作中避免过度暴露手术部位，以保护患者隐私。

（四）健康指导

1. 术后近期避免患侧上肢搬动、提取重物。

2. 术后5年内应避免妊娠，以防乳腺癌复发。

3.放疗或化疗期间，注意保护皮肤，定期复查肝功能、血常规，出现骨髓抑制现象应暂停放疗或化疗。

4.指导术后患者乳腺自查1次/月。健侧乳房每年体检1次，发现异常及时赴医院就诊。

胰腺疾病手术护理规范

一、目的

为规范护理行为，指导临床护士运用专业技术知识，对患者实施整体的专业照顾，加强护理管理、提高护理质量，进一步保障患者安全。

二、范围

适用范围：临床护理单元。

三、参考文献

吴惠平，付方雪.现代临床护理常规[M].北京：人民卫生出版社，2018.

四、规定

按外科疾病手术一般护理规范护理。

（一）护理关键点

1.疼痛。

2.糖代谢紊乱。

3.呼吸困难。

4.麻痹性肠梗阻。

5.感染。

6.水电解质失衡。

7.引流管的护理。

8.营养不良。

9.胰瘘、肠漏。

10.出血。

（二）护理评估

1.了解患者健康史，有无胆道疾病、酗酒、暴饮暴食、腹部手术、胰腺外伤、感染及用药等诱发因素。

2.评估患者的临床表现，如腹痛部位、程度，有无放射性疼痛；有无恶心、呕吐、腹胀、黄疸、腹膜炎征象；有无发热、消瘦、乏力、脱水、休克、意识障碍等全身表现等。

3.了解患者血尿常规、胰酶等实验室检查及胸腹部X线、腹部B超，CT、MRI等影像学检查结果。

4.了解患者对疾病的认识，评估患者对手术耐受能力、心理反应及家庭社会支持状态。

（三）护理措施

1.术前护理：

（1）完善各项检查，做好禁食、禁饮、肠道及皮肤准备。

（2）做好心理护理，指导患者练习术后体位、床上大小便、有效呼吸等。

2. 术后护理：

（1）术后了解麻醉方式、手术名称、术中情况、引流管的位置及数量等。

（2）动态评估生命体征变化，观察伤口有无渗血、渗液。

（3）根据患者麻醉方式采取适当的体位。麻醉清醒后取半坐卧位，有利于引流。腹痛时，协助患者变换体位以缓解疼痛。

（4）术后禁饮禁食至血尿淀粉酶恢复正常及腹痛、压痛和肠梗阻症状减轻可逐步恢复饮食。宜少食多餐，高蛋白、高维生素、低脂饮食。

（5）持续胃肠减压，注意胃肠减压吸出的胃液性状、防止呕吐和误吸。

（6）吸氧，雾化吸入，维持有效呼吸。

（7）遵医嘱给抑制胰腺外分泌及胰腺抑制剂和止痛药；补充体液，防止休克；应用抗生素控制感染等。

（8）行完全肠外营养支持患者按其相应的护理常规，维持营养需要量。

（9）保持各引流管有效引流：①保持通畅；②观察并准确记录24h引流液的色、质、量；③动态检测引流液的胰淀粉酶值并细菌培养；④保持引流管周围的皮肤清洁、干燥；⑤做好拔管护理。

（10）了解患者的血清蛋白水平、体重等。密切观察有无发热、急性肾衰、胰腺或腹腔脓肿、术后出血、胰瘘、肠瘘等并发症发生，准确记录24h出入水量。一旦出现上述并发症，应立即通知医师，并按相应护理常规进行护理。

（11）给予患者心理支持和鼓励，积极配合和坚持治疗。

（四）健康指导

1. 指导患者及家属认识胰腺炎易复发的特性，积极治疗基础疾病、戒酒、纠正不良生活方式和饮食习惯，消除诱发胰腺炎的因素。

2. 交代患者养成少食多餐，进食高蛋白、高维生素、低脂饮食习惯。

3. 出院后注意休息4～6周，避免举重物和过度疲劳。注意腹部体征，出现左上腹部疼痛及时就诊。

胆石症、胆道蛔虫及胆道肿瘤手术护理规范

一、目的

为规范护理行为，指导临床护士运用专业技术知识，对患者实施整体的专业照顾，加强护理管理、提高护理质量，进一步保障患者安全。

二、范围

适用范围：临床护理单元。

三、参考文献

吴惠平，付方雪. 现代临床护理常规[M]. 北京：人民卫生出版社，2018.

四、规定

按外科疾病手术一般护理规范护理。

（一）护理关键点

1. 疼痛。

2. 出血。

3. 感染、高热。

4. 黄疸。

5. “T”型管引流。

6. 腹腔引流的护理。

7. 鼻胆管的护理。

8. 胆漏。

9. 内镜下逆行胰胆管造影（ERCP）、十二指肠乳头括约肌切开术（EST）。

10. 胰腺炎。

（二）护理评估

1. 了解患者健康状况、家族史、饮食习惯等。

2. 评估目前的临床表现：

（1）局部：右上腹疼痛的诱因、部位及有无放射痛。

（2）全身：有无神志淡漠、烦躁、谵妄、昏迷等意识障碍，有无黄疸、发热、寒战等表现。

3. 了解腹部B超、腹部X线等检查情况。

4. 了解患者的心理和社会支持情况。

（三）护理措施

1. 术前按外科疾病手术一般护理常规做好术前准备。

2. 术后护理：

（1）根据患者麻醉方式采取适当的体位。麻醉清醒后，取半坐卧位，有利于引流。腹痛时协助患者变化体位以缓解疼痛。

（2）术后根据患者麻醉方式和病情情况逐步恢复饮食。宜少食多餐，高蛋白、高维生素、低脂饮食。

（3）遵医嘱给予补充体液防止休克，应用抗生素控制感染等治疗。针对患者的腹痛部位、性质、程度，采取有效措施。

（4）放置“T”型引流管者，按“T”型管护理常规，保持有效引流。

（5）密切观察有无寒战、高热、腹痛等病情变化。观察和预防黄疸、出血、胆漏等并发症。一旦出现上述症状或体征，应立即通知医师，并按相应护理常规进行护理。

（6）给予患者心理支持和鼓励，积极配合和坚持治疗。

（四）健康指导

1. 嘱咐患者选择低脂、高蛋白、丰富维生素易消化的饮食，忌油腻食物及饱餐。

2. 指导带“T”型管出院患者，教会“T”型管自我护理和注意事项。

3. 交代患者来医院拔除“T”型管的时间和指征。如有不适，立即就医。

门静脉高压症手术护理规范

一、目的

为规范护理行为，指导临床护士运用专业技术知识，对患者实施整体的专业照顾，加强护理管理、提高护理质量，进一步保障患者安全。

二、范围

适用范围：临床护理单元。

三、参考文献

吴惠平，付方雪.现代临床护理常规[M].北京：人民卫生出版社，2018.

四、规定

按外科疾病一般护理、手术及麻醉后护理规范护理。

（一）护理关键点

1.饮食。

2.警惕肝性脑病。

3.疼痛。

4.焦虑。

4.用药护理。

5.教育需求。

（二）护理评估

1.评估健康史，了解既往病史及饮酒史。

2.评估有无生命体征的变化和肝性脑病的征象，测量腹围大小。

3.评估心理及社会支持的状况。

（三）护理措施

1.术前护理：

（1）给予高热量、高蛋白、丰富维生素、低脂、低渣饮食。晚期肝硬化伴有肝性脑病者限制蛋白入量；有腹水者控制水和钠盐摄入量；伴有食管静脉曲张时，禁食刺激性、过热及有渣的食物，以免诱发出血。

（2）密切观察生命体征及病情变化。

（3）有食管静脉曲张者，禁置胃管；有腹水者，准确记录出入量。

（4）做好心理护理，缓解患者的焦虑、紧张情绪。

2.术后护理：

（1）了解手术、麻醉方式及手术中的情况。取半坐卧位。不宜过早下床过多活动，以防血管吻合破裂出血，一般需卧床休息1周。

（2）分流术后患者应限制蛋白质摄入，忌食粗糙、过热食物，禁烟、酒。

（3）吸氧。

（4）密切观察生命体征变化及引流液的性状和量。

（5）禁用或少用吗啡、巴比妥类、氯丙嗪等有损肝脏的药物，警惕肝性脑病的发生。

（6）发生肝性脑病时按肝性脑病护理常规。

（四）健康指导

1. 避免劳累和剧烈活动。

2. 禁烟酒，少喝咖啡、浓茶，避免粗糙、干硬、过热、辛辣食物。

3. 按医嘱服用保肝药物，定期复查肝功能。

胃切除术护理规范（部分及全部切除术）

一、目的

为规范护理行为，指导临床护士运用专业技术知识，对患者实施整体的专业照顾，加强护理管理、提高护理质量，进一步保障患者安全。

二、范围

适用范围：临床护理单元。

三、参考文献

吴惠平，付方雪.现代临床护理常规[M].北京：人民卫生出版社，2018.

四、规定

按外科疾病一般护理、手术及麻醉后护理规范护理。

（一）护理关键点

1. 疼痛。

2. 营养不良。

3. 胃肠减压的护理。

4. 出血。

5. 感染。

6. 吻合口瘘。

7. 消化道梗阻。

8. 倾倒综合征。

（二）护理评估

1. 了解患者健康史，既往有无疾病，了解其职业、饮食习惯及用药史。

2. 评估疾病相关症状及腹部体征。溃疡并发穿孔者，观察有无感染或休克发生。

3. 了解患者胃镜、消化道钡餐、血常规等检查结果。

4. 患者对手术的接受、认知程度及心理状况。

（三）护理措施

1. 术前护理：

（1）择期手术者给予高蛋白、高热量、丰富维生素、易消化、无刺激饮食，少量多餐。

（2）急性穿孔者，给予禁食、胃肠减压、静脉补液等处理。

（3）合并出血者，观察呕血及便血情况。

（4）幽门梗阻者禁食、洗胃、胃肠减压、静脉补液，维持水、电解质和酸碱平衡。

（5）密切观察腹部体征，如出现上腹部突然剧痛、出冷汗、脉细速、呕血或解柏油便等，提示溃疡穿孔并休克，立即通知医师，并做好急诊手术。

（6）给予术前指导。

2. 术后护理：

（1）术后取平卧位，6h后取低半坐卧位。

（2）根据病情观察生命体征。

（3）妥善固定胃管，保持胃管通畅。定时抽吸胃内容物，观察并记录色、量。术后3～4d，肠蠕动恢复后即可拔除胃管。

（4）胃管拔出后，少量饮水，无不适者逐渐进食流质。宜少量多餐，以进易消化、无刺激、高营养饮食为宜。

（5）鼓励患者早期活动。

（6）注意观察有无倾倒综合征、胃出血、胃排空延迟等并发症的发生。

（四）健康指导

1. 保持乐观情绪。注意劳逸结合，避免过度劳累。

2. 饮食规律，少食多餐，避免粗糙、干硬、过热、辛辣食物，戒烟酒。

3. 避免服用对胃黏膜有损害的药物。

4. 向患者讲解手术后期并发症的表现及预防方法，若有不适及时就诊。

肝脏切除术护理规范

一、目的

为规范护理行为，指导临床护士运用专业技术知识，对患者实施整体的专业照顾，加强护理管理、提高护理质量，进一步保障患者安全。

二、范围

适用范围：临床护理单元。

三、参考文献

吴惠平，付方雪. 现代临床护理常规[M]. 北京：人民卫生出版社，2018.

四、规定

按外科疾病一般护理规范及麻醉后护理规范护理。

（一）护理关键点

1. 饮食。

2. 休息与活动。

3. 心理护理。

4. 引流管护理。

5. 教育需求。

（二）护理评估

1. 了解患者既往有无肝炎、肝硬化病史。

2. 评估有无肝区疼痛、食欲减退、乏力、消瘦、腹胀、腹部肿块、肝大、腹水、黄疸等临床表现。

3. 了解肝功能、腹部彩超、X线、CT等检查结果。

4. 评估患者的心理状况及对拟采取的手术方式的认知程度。

（三）护理措施

1. 术前护理：

（1）给与高蛋白、高碳水化合物、丰富维生素、低脂易消化饮食。

（2）遵医嘱给予护肝药物、抗生素及止血药物。

（3）做好术前指导、心理护理及肠道准备。

2. 术后护理：

（1）术后根据麻醉方式取卧位，第2d取半坐卧位，鼓励咳嗽，协助翻身。

（2）术后根据麻醉方式和病情逐渐恢复饮食。易食高热量、高蛋白、丰富维生素和富含膳食纤维的食物。必要时提供肠内外营养支持。

（3）吸氧。半肝以上切除者，遵医嘱吸氧。严密监测体温、脉搏、血压、呼吸及神志变化，每天观察并记录体重及腹围变化。

（4）妥善固定引流管，保持引流通畅，准确记录引流液的颜色、性状及量。

（5）肝功能不良伴腹水者，严格控制水和钠盐的摄入量，准确记录24h出入水量。

（6）给予心理安慰，鼓励树立积极治疗疾病的信心。

（四）健康指导

1. 嘱患者适量活动，避免过度疲劳。

2. 多食营养丰富、低脂易消化食物，保持大便通畅。伴有腹水、水肿者，限制食盐摄入。

3. 肝癌患者按期进行化疗或放疗，定期检查。

肠梗阻护理规范

一、目的

为规范护理行为，指导临床护士运用专业技术知识，对患者实施整体的专业照顾，加强护理管理、提高护理质量，进一步保障患者安全。

二、范围

适用范围：临床护理单元。

三、参考文献

吴惠平，付方雪. 现代临床护理常规[M]. 北京：人民卫生出版社，2018.

四、规定

按外科疾病一般护理、手术及麻醉后护理规范护理。

（一）护理关键点

1. 腹痛。

2. 腹胀。

3. 恶心、呕吐。

4. 水电解质、酸碱失衡。

5. 胃肠减压的护理。

6. 潜在并发症：腹腔感染。

（二）护理评估

1. 评估健康史，了解既往病史、手术史及外伤史，发病前有无感染、饮食不当等诱因。

2. 了解腹痛、腹胀、呕吐、肛门停止排气排便症状出现时间及动态变化；评估呕吐物、胃液、肛门排出物的色、质及量；评估生命体征，了解有无脱水征象及休克表现。

3. 了解血常规、电解质、腹部彩超等检查情况。

4. 评估术前的心理、社会支持状况及对疾病的了解程度。

（三）护理措施

1. 术前护理：

（1）禁食，胃肠减压，保持胃管通畅。定时抽吸并记录引流量，注意其颜色及性状。

（2）生命体征稳定者取半坐卧位。呕吐时取坐位或头偏向一侧，以免引起误吸；呕吐后及时清理口腔，保持清洁。

（3）密切观察体温、脉搏、呼吸、血压的变化；了解腹痛的部位，注意腹痛、腹胀性质；观察呕吐次数及呕吐物的性质和量。

（4）保持有效的静脉通道，记录24h出入水量。

（5）病情未诊断明确前忌用止痛剂。

2. 术后护理：

（1）术后体位按麻醉后护理常规，密切观察生命体征变化，如术后6h血压平稳改半坐卧位。

（2）禁食。待肠蠕动恢复后开始进流质饮食，并逐步过渡至半流质饮食。

（3）保持有效的胃肠减压，观察胃液的量及性状。及时评估腹痛、腹胀、恶心、呕吐及肛门排气、排便等情况。

（4）妥善固定引流管，保持引流通畅。观察并记录引流液的量及性状。

（5）保持伤口敷料干燥。观察有无切口感染、腹腔内感染或肠瘘等并发症发生。

（6）鼓励并协助患者早期下床活动，促进肠蠕动，防止肠粘连。

（四）健康指导

1. 指导患者注意饮食卫生，减少肠道寄生虫。进易消化食物，少食辛辣刺激性食物，避免饭后剧烈活动。不宜暴饮暴食。

2. 保持大便通畅，有腹痛等情况及时就诊。

肠系膜静脉血栓护理规范

一、目的

为规范护理行为，指导临床护士运用专业技术知识，对患者实施整体的专业照顾，加强护理管理、提高护理质量，进一步保障患者安全。

二、范围

适用范围：临床护理单元。

三、参考文献

吴惠平，付方雪.现代临床护理常规[M].北京：人民卫生出版社，2018.

四、规定

按外科疾病一般护理、手术及麻醉后护理规范护理。

（一）护理关键点

1.疼痛。

2.营养失调。

3.电解质紊乱。

4.并发症（出血、感染、血栓形成）。

5.教育需求。

（二）护理评估

1.疼痛：与肠壁缺血和切口疼痛有关。

2.有体液不足的危险：与恶心呕吐、术后禁食水有关。

3.恐惧、焦虑：疾病的诊断、治疗过程、预后的担忧。

4.潜在并发症：吻合口出血、切口感染、血栓形成、肠粘连和瘘等。

（三）护理措施

1.术前护理：

（1）观察：密切观察病人腹痛的部位、性质、程度和伴随症状有无变化以及生命体征的变化。

（2）体位：非休克患者取半卧位，有助减轻腹部张力，减轻腹痛。

（3）禁食和胃肠减压：禁食并通过胃肠减压吸出胃内残存物，减少胃肠积液积气。

（4）解痉和镇痛：对疼痛剧烈病人可遵医嘱落实止痛措施。

（5）维持体液平衡：补充血容量：建立静脉通路，根据医嘱正确、及时、合理安排液体的输注种类和顺序。

（6）完善术前准备：术前备皮、禁食水、配血等。

（7）减轻焦虑和恐惧：术前病人往往缺乏思想准备，担心不能得到及时有效诊断、治疗、预后不良，护理人员要主动、积极迎诊和关心病人，以稳定其情绪，并创造良好氛围，减少环境改变所致恐惧感。

2.术后护理：

（1）体位与活动护理：全麻清醒前取去枕平卧位，头偏向一侧。麻醉清醒后血压平稳取半坐卧位。早期进行床上活动，如：多翻身，肢体伸屈运动，鼓励其尽早下床活动，避免术后发生肠粘连及血栓形成。

（2）病情观察：密切观察生命体征的变化，定时测量体温、脉搏、呼吸和血压，密切注意伤口辅料是否完整、脱落、有无渗血、出血、伤口感染等并发症的早期症状，做到及时发现、及时报告、及时处理。

（3）疼痛的护理：可遵医嘱落实止痛措施，如通过PCA和药物镇痛等，注意评估镇痛效果和观察不良反应；非药物性措施：包括静松疗法，如：按摩、指导病人有节律的深呼吸；分散注意力法，如默念数字或音乐；暗示疗法、催眠疗法和安慰剂疗法等。

（4）管道护理：妥善固定导管，避免扭曲、受压、阻塞等情况，保持持续有效引流，观察各引流液的颜色、性质、数量，及时倾倒引流液并记录24h引流液。更换引流袋时严格无菌操作，如腹腔引流液每小时＞100mL，且为血性时，应及时报告医生。

（5）营养支持：禁食期间给予肠外营养，合理安排输液速度种类，维持水电解质和酸碱平衡，遵医嘱应用抗生素预防感染；肠蠕动恢复后可拔出胃管。拔出胃管后则可进流质饮食，以后逐渐过渡半流质及普食。少食产气食物，少量多餐，给予高蛋白、高热量、高维生素、低脂、易消化的食物。

（6）药物应用的护理：遵医嘱应用抗凝剂或改善微循环的药物，用药期间检测凝血酶原时间，若凝血时间为20～25min，应请示医生调整药量，观察切口渗血情况，注意有无牙龈、皮肤黏膜的自发出血。观察尿液、大便的颜色等。

（7）并发症的护理：协助患者翻身、扣背，遵医嘱雾化吸入，指导患者有效呼吸、咳嗽咳痰等，预防术后发生吸入性肺炎；如患者腹腔引流管或切口渗出液体带粪臭味，同时出现局部或弥漫性腹膜炎的表现，应警惕肠瘘的可能，应及时通知医生。

（四）健康指导

1. 少食刺激性强的食物，宜进食营养丰富、高维生素、易消化吸收的食物；避免暴饮暴食，戒烟酒、咖啡。

2. 便秘者应通过注意调整饮食、腹部按摩等方法保持大便通畅。

3. 保持心情愉悦，每天行适量体育锻炼。

4. 加强自我检测，若出现腹痛、呕吐、停止排便等不适及时就诊。

肠瘘护理规范

一、目的

为规范护理行为，指导临床护士运用专业技术知识，对患者实施整体的专业照顾，加强护理管理、提高护理质量，进一步保障患者安全。

二、范围

适用范围：临床护理单元。

三、参考文献

吴惠平，付方雪. 现代临床护理常规[M]. 北京：人民卫生出版社，2018.

四、规定

按外科疾病一般护理、手术及麻醉后护理规范护理。

（一）护理关键点

1. 体位与活动。

2. 术前肠道准备。

3. 心理护理。

4. 自我形象紊乱。

5. 并发症观察。

6. 饮食护理。

7. 教育需求。

（二）护理评估

1. 评估健康史，了解有无腹部外伤史及手术史。

2. 评估全身营养状况，有无消瘦、乏力、水肿等表现。了解有无外瘘及瘘口周围皮肤受损程度。

3. 了解血常规、电解质、腹部B超等检查情况。

4. 评估患者对疾病和手术的认识、心理及社会支持状况。

（三）护理措施

1. 非手术治疗护理：

（1）根据肠瘘部位采用适当卧位，如半坐卧位、侧卧位等。长期卧床者，协助翻身，预防压疮发生。

（2）营养支持，纠正负氮平衡。遵医嘱给予全静脉高营养或胃肠道要素饮食；低位肠瘘者，进高营养、易消化和少渣饮食。必要时加服维生素B、维生素C等。

（3）遵医嘱补液，维持水电解质平衡，记录24h出入水量。

（4）保持瘘口及周围皮肤清洁，必要时使用双套管持续负压抽吸；涂氯化锌糊剂保护瘘口周围皮肤。

（5）积极预防和控制感染。

（6）给予心理护理，增强患者对疾病治疗的信心。

2. 手术治疗护理：

（1）术前护理：

①术前做好肠道准备：①术前3～5d开始禁食；②口服肠道不吸收的抗生素；③做好瘘口及旷置肠袢的灌洗，术日晨从肛门及瘘口两个进路作清洁灌肠。

②除去胶布，清除瘘口周围油膏的污垢，保持瘘口干燥。

③给予心理疏导，树立积极治疗的信心。

（2）术后护理：

①术后体位按麻醉后护理常规，密切观察生命体征变化。

②应用TPN给予营养支持，直至肠功能恢复。开始进食时应以低脂肪、适量蛋白质、高碳水化合物、低渣饮食为主；随着肠功能的恢复，逐步增加蛋白质与脂肪量。

③严密观察生命体征及病情变化，遵医嘱补液、抗炎等治疗，记录24h出入水量。

④保持伤口敷料清洁干燥，观察有无渗血、渗液、伤口感染、腹腔感染和再次瘘的发生。

⑤保持引流管的通畅，注意观察腹腔引流液的性状、颜色和量。

⑥鼓励和指导早期活动。

⑦观察有无发生肺炎、腹腔内感染、胃肠道或瘘口出血、肝肾功能损害等并发症。

（四）健康指导

1. 指导患者进食低脂肪、适量蛋白质、高碳水化合物。低渣饮食为主。

2. 交代患者定期复查，如出现腹痛、腹胀、发热等不适时，及时就医。

腹腔镜手术护理规范

一、目的

为规范护理行为，指导临床护士运用专业技术知识，对患者实施整体的专业照

顾，加强护理管理、提高护理质量，进一步保障患者安全。

二、范围

适用范围：临床护理单元。

三、参考文献

吴惠平，付方雪.现代临床护理常规[M].北京：人民卫生出版社，2018.

四、规定

按外科疾病一般护理、手术及麻醉后护理规范护理。

（一）护理关键点

1.活动与休息。

2.腹胀、疼痛。

3.饮食护理。

4.教育需求。

（二）护理评估

1.详细评估患者病情，有无相应疾病的症状和体征。

2.了解患者全身脏器功能情况。评估患者对手术的耐受力。

3.解患者对疾病和手术的认识，有无不良的心理反应。

（三）护理措施

1.术前护理：

（1）提供腹腔镜手术的相关信息，向患者及家属介绍该手术具有创伤小、术后疼痛轻、恢复快、住院时间短等优点。

（2）协助患者完善相关检查。

（3）其他按相应疾病术前护理措施。

2.术后护理：

（1）按全麻护理患者护理常规。

（2）鼓励患者早期活动。

（3）术后禁食，到肛门排气、腹胀消除后恢复饮食，避免进食产气食物。

（4）观察有无腹痛、腹胀、伤口出血等。

（5）其他按相应疾病护理常规护理。

（四）健康指导

按相应疾病做健康指导。

结肠、直肠、肛管手术护理规范

一、目的

为规范护理行为，指导临床护士运用专业技术知识，对患者实施整体的专业照顾，加强护理管理、提高护理质量，进一步保障患者安全。

二、范围

适用范围：临床护理单元。

三、参考文献

吴惠平，付方雪.现代临床护理常规[M].北京：人民卫生出版社，2018.

四、规定

按外科疾病一般护理、手术及麻醉后护理规范护理。

（一）护理关键点

1.术前护理：肠道准备。

2.心理护理。

3.饮食及排便护理。

4.疼痛。

5.切开护理。

6.预防并发症：肛门失禁、肛门狭窄或感染。

（二）护理评估

1.评估健康史，了解饮食及排便习惯。

2.了解直肠、肛管周围红、肿、热、痛等情况，观察有无脓肿形成。了解有无排便困难、便血、排便时剧烈疼痛等现象。

3.了解患者肠道内窥镜、肛门指检、腹部B超等检查结果。

4.评估患者对疾病知识的了解和心理、社会支持状况。

（三）护理措施

1.术前护理：

（1）肠道准备：术前3d进流食，口服肠道抑菌药和缓泻剂；术前晚禁食、禁饮；清洁灌肠。

（2）用1∶5000高锰酸钾溶液坐浴，每日2～3次。

（3）纠正贫血，严重贫血者遵医嘱予以输血。

（4）给予心理护理和指导。

2.术后护理：

（1）术后卧位根据麻醉后护理常规。

（2）术前2～3d内进流食，然后改无或少渣饮食。

（3）密切观察生命体征的变化及伤口渗血情况。了解疼痛及尿潴留发生。

（4）对症护理。疼痛剧烈可遵医嘱应用止痛剂；发生尿潴留时，可通过诱导排尿、针刺或导尿等方法处理；便秘者口服缓泻剂，忌灌肠。

（5）尽量避免术后3d内解大便，有利于伤口愈合。术后每次排便后或更换敷料前用1∶5000高锰酸钾温水坐浴。

（6）积极防治肛门失禁、肛门狭窄或感染等并发症。术后5～10d内用食指扩肛以防肛门狭窄。肛门括约肌松弛者，手术3d后作肛门收缩舒张活动。

（7）给予心理护理支持和鼓励，积极治疗疾病。

（四）健康指导

1.指导患者保持大便通畅，防治便秘。养成定时排便习惯，多吃蔬菜、水果，禁辛辣食物和饮酒。

2. 指导肛管手术患者保持伤口清洁。若创面未完全吻合，每次排便后用1：5000高锰酸钾温水坐浴。

3. 指导肛门狭窄者行肛门扩张。一旦出现排便困难，及时就诊。

肠切除手术护理规范

一、目的

为规范护理行为，指导临床护士运用专业技术知识，对患者实施整体的专业照顾，加强护理管理、提高护理质量，进一步保障患者安全。

二、范围

适用范围：临床护理单元。

三、参考文献

吴惠平，付方雪.现代临床护理常规[M].北京：人民卫生出版社，2018.

四、规定

按外科疾病一般护理、手术及麻醉后护理规范护理。

（一）护理关键点

1. 营养失调。

2. 预防肠粘连。

3. 吻合口瘘。

4. 造瘘口。

5. 心理护理。

6. 教育需求。

（二）护理评估

1. 评估患者的健康史，了解既往有无肠道疾病，有无家族史。

2. 了解有无大便习惯改变，腹部有无肿块；评估有无消瘦、贫血。

3. 了解腹部X线、彩超、血常规、电解质等检查结果。

4. 评估患者的心理和社会支持状况。

（三）护理措施

1. 术前护理：

（1）做好术前指导，拟行人工肛门手术者要说明手术必要性，做好心理护理，取得患者合作。

（2）增加营养，纠正贫血，提高机体抵抗力。

（3）肠道准备：遵医嘱给予术前饮食及肠道准备，术前晚上清洁灌肠，结肠、直肠肿瘤者禁用高压灌肠。

（4）已婚女性患者若肿瘤侵犯阴道后壁，术前3d每晚行外阴擦洗。

（5）术晨留置胃管和尿管。

2. 术后护理：

（1）术后患者取平卧位。待生命体征平稳6h后改半坐卧位或侧卧位。

（2）禁食，按医嘱补液。肠蠕动恢复后进流质饮食，1周后进软食，逐步恢复至正常饮食，避免产气或刺激性食物。

（3）密切观察生命体征的变化及伤口情况，注意有无出血征象。

（4）保持胃管及尿管通畅。肛门排气或瘘口开放后可拔出胃管。

（5）保持伤口清洁干燥，一旦污染及时更换敷料。会阴部伤口术后4～7d根据情况用1∶5000高锰酸钾溶液坐浴，每日2～3次；肠瘘造瘘者，48～72h开放瘘口，注意保护瘘口周围皮肤。

（6）肠切除吻合者，术后7～10d禁止灌肠，以免影响吻合口的愈合。评估有无出血、感染、吻合口瘘、造口缺血坏死或狭窄及造口周围皮炎等并发症。

（7）鼓励早期活动，训练患者养成定时排便习惯。

（四）健康指导

1.对结肠造瘘患者指导造瘘口护理及人工肛门袋使用方法。

2.定期复查。发现排便异常或肛门狭窄应及时就诊。

脾脏切除术护理规范

一、目的

为规范护理行为，指导临床护士运用专业技术知识，对患者实施整体的专业照顾，加强护理管理、提高护理质量，进一步保障患者安全。

二、范围

适用范围：临床护理单元。

三、参考文献

吴惠平，付方雪.现代临床护理常规[M].北京：人民卫生出版社，2018.

四、规定

按外科疾病一般护理、手术及麻醉后护理规范护理。

（一）护理关键点

1.体位与活动。

2.预防术后肺不张和肺部感染。

3.切口护理。

4.引流管护理。

5.观察血小板。

6.心理护理。

7.教育需求。

（二）护理评估

1.了解病人腹部损伤的时间、地点以及致伤源、伤情、就诊前的急救措施、受伤至就诊之间的病情变化。如果病人神志不清，应询问目击人员。

2.评估患者全身情况，了解是否乏力，脉速、寒战、高热及感染性休克及出血量和出血速度。

3.评估患者对病情知晓情况，有无焦虑和恐惧心理。

（三）护理措施

1.术前护理：

（1）心理护理：向患者讲明手术的必要性和术前准备注意事项，鼓励患者说出自己的感受，有针对性做好患者的心理护理，消除患者及家属的紧张与焦虑，取得患者及家属的配合。

（2）术前1d晚餐给予清淡易消化的流质饮食。术前12h禁食，8h禁水，防止麻醉后呕吐引起窒息。

（3）教会患者深呼吸和有效的咳嗽排痰方法，增加肺通气量，预防术后肺部感染和肺不张。

（4）术前口服蓖麻油，练习床上大小便，以防术后出现便秘和尿潴留。

（5）术前常规备皮，置胃肠减压管。术前清醒状态下留置导尿管。如患者不能配合也可在麻醉后，手术开始前实施。

2.术后护理：

（1）术后持续心电监护，吸氧3～4L/min。前6h内60min测体温、脉搏、呼吸和血压各1次并记录。注意观察患者神志变化，备好抢救药品及器材。

（2）卧位：术后去枕平卧6h，头偏向一侧，保持呼吸道通畅，避免窒息和吸入性肺炎的发生。完全清醒后给予半卧位，以防止手术创面的渗血、渗液在膈下积聚、并减轻腹壁切口张力。次晨可坐起，待引流管拔除后可沿床边适当活动。

（3）切口的护理：密切观察切口敷料是否干燥，伤口有无渗血或渗液。定时更换伤口敷料，严格执行无菌操作，敷料可靠固定并包扎腹带，防止患者触摸切口敷料和各种引流管。

（4）引流管的护理：各种引流管应保持通畅，不打折、不扭曲、不脱落，翻身变体位时特别注意保护妥当。注意观察并记录引流液的性状和量。

（5）观察体温变化，高热时按高热护理常规护理。

（6）观察血小板的变化，术后3d每日查血常规，以后隔日查1次，一般术后7d血小板达最高峰。注意观察患者有无头痛、腹痛、肢体肿胀，防止血栓形成，引起栓塞。

（四）健康指导

1.病人住院2～3周后出院，出院时复查CT或B超，嘱患者每月复查1次。

2.嘱病人若出现头晕、口干、腹痛等不适，均应停止活动并平卧，及时到医院检查治疗。

3.继续注意休息，避免体力劳动、剧烈运动，如弯腰、下蹲、骑摩托车等。注意保护腹部，避免外力冲撞增加腹压，保持排便通畅。

4.脾切除术后，病人免疫力低下，注意保暖，预防感冒，避免进入拥挤的公共场所。

5.加强营养，定期检查血小板计数，建议多吃蘑菇、酵母、蛋类、全谷类、牛奶、大豆、番茄等食物，多吃含维生素C的食物。

6.要定期监测血常规，观察血小板、血红蛋白的变化，合理调配饮食，劳逸结合，定期复查、随访。

胃息肉护理规范

一、目的

为规范护理行为，指导临床护士运用专业技术知识，对患者实施整体的专业照顾，加强护理管理、提高护理质量，进一步保障患者安全。

二、范围

适用范围：临床护理单元。

三、参考文献

吴惠平，付方雪.现代临床护理常规[M].北京：人民卫生出版社，2018.

四、规定

按外科疾病一般护理规范护理。

（一）护理关键点

1.胃肠减压。

2.并发症观察。

3.肠外营养。

4.饮食护理。

5.教育需求。

（二）护理评估

1.评估病人有无家史、免疫功能及饮食习惯，有无癌前病变如慢性萎缩性胃炎、恶性贫血。

2.临床表现有无上腹部不适如饱胀、烧灼感、疼痛的强度加重或减轻的因素，有无食欲减退、恶心呕吐、消瘦、呕血、黑便。

3.查体：体重减轻、上腹部压痛、腹部肿块，恶病质、黄疸、腹水、左锁骨淋巴结肿大。

4.有无并发症：出血、穿孔、贲门或幽门梗阻、胃肠瘘管、胃周围粘连及脓肿形成。

5.其它：评估各辅助检查结果。

（三）护理措施

1.摘除息肉后应卧床休息，以减少出血并发症，注意观察有无活动性出血、呕吐、便血、有无腹胀、腹痛及腹膜刺激征，咽部有无水肿、疼痛、有无生命体征的改变。

2.胃、十二指肠息肉摘除术后应禁食6h，6h后进流质饮食，1d继而进无渣半流质饮食3d。大胃、直胃息肉术后即进流质或半流质饮食，1周内忌粗糙食物。

3.保持术后大便通畅，可用适量番泻叶冲泡代茶饮。

4.术后有少数患者发生腹部胀痛、胃胀气，多因手术中注入气体所致，可采用针灸补虚泻实的方法。

（四）健康指导

1.检查和治疗前尽量放松心情，避免过分紧张。

2.检查前1d晚进易消化流食，禁止吸烟，晚10时以后禁饮食，晨起空腹。

3.携带医生手写胃镜申请单和电子申请表，心电图检查报告及盐酸丁卡因胶浆，卫生纸1卷、轮椅，遵医嘱安排前往内镜室检查或治疗。

4. 检查完2h后，如无特殊不适，可饮温水，可先试进温凉流食或软烂食物，在逐渐过渡至正常饮食。

5. 胃息肉术后禁食24h，或更长时间，视息肉的大小、创面大小而定。

6. 6h后，如无不适可以给予流质饮食，每次50～100mL，间隔2h，第3d给予全流质或半流质。少量多餐，每次100～200mL，无刺激性食物，不宜过甜、不宜过酸的食物，如鸡蛋、米汤、或面条、馄饨等，可逐渐恢复到软食及普通软食。

胃石症护理规范

一、目的

为规范护理行为，指导临床护士运用专业技术知识，对患者实施整体的专业照顾，加强护理管理、提高护理质量，进一步保障患者安全。

二、范围

适用范围：临床护理单元。

三、参考文献

吴惠平，付方雪. 现代临床护理常规[M]. 北京：人民卫生出版社，2018.

四、规定

按外科疾病一般护理规范护理。

（一）护理关键点

1. 饮食护理。

2. 心理护理。

3. 知识缺乏。

4. 麻醉护理。

（二）护理评估

1. 评估患者饮食习惯，有无摄入某些植物成分或吞入毛发、喜食柿子等情况，了解与本疾病有关的诱因。

2. 评估患者有无恶心、呕吐。腹痛、腹泻等胃肠道症状。

3. 评估患者有无呕血或黑便，并评估呕吐物及排泄物的量和性状。

4. 评估患者的情绪和心理状态，有无焦虑、抑郁等情绪。

（三）护理措施

1. 术前护理：

（1）用通俗易懂的语言向患者和家属讲解胃石取出术的目的、方法、必要性和安全性，消除患者紧张和恐惧心理。

（2）详细了解患者病史及有无过敏史。

（3）嘱患者术前禁食12h、禁水4h。

（4）术日在患者右侧手臂留置外周静脉套管针。

2. 术后护理：

（1）监测患者血压、脉搏、呼吸。

（2）麻醉未完全清醒前，应打起床档，防止坠床，并保持手术时的左侧卧位，口腔有分泌物及时清除。嘱患者不要吞咽唾液，以免呛咳。

（3）常规术后2h能饮水、进流食，若术中有出血则应禁食8～12h。如果患者咽喉部擦伤、疼痛明显时，当天进食清淡半流质饮食或软食，温度不宜过热。告知患者不要反复咳嗽，以免损伤咽喉部黏膜。

（4）指导患者少食多餐，选择营养丰富、质软、易消化的食物，避免进食粗糙、过冷、过热和刺激性食物。

（四）健康指导

1. 向患者讲解引发本病的相关因素，避免复发。

2. 帮助患者建立良好的饮食和生活习惯。

3. 指导患者不要空腹进食柿子，不吃未成熟或未去皮的柿子，吃柿子后不能进食鱼、虾、螃蟹等高蛋白质食物及牛奶、咖啡、红薯等刺激胃酸分泌的食物。

4. 嘱咐患者定期门诊复查。

第三节　小儿腹部外科疾病护理规范

小儿腹部外科疾病手术一般护理规范

一、目的

为规范护理行为，指导临床护士运用专业技术知识，对患者实施整体的专业照顾，加强护理管理、提高护理质量，进一步保障患者安全。

二、范围

适用范围：临床护理单元。

三、参考文献

吴惠平，付方雪. 现代临床护理常规[M]. 北京：人民卫生出版社，2018.

四、规定

按外科疾病手术一般护理规范、普通外科疾病手术一般护理规范及麻醉后护理规范护理。

（一）保持舒适、安静的环境，保证患儿充足的休息与睡眠。

（二）了解患儿的生活和饮食习惯，根据医嘱给予相应的饮食。

（三）保障患儿安全。患儿处于躁动、极不合作、意识障碍、休克等状态时，应防止坠床、烫伤等意外发生。必要时用约束带。

（四）评估患儿生命体征等病情变化，保持呼吸道通畅。高热患儿须在体温降至38℃以下方可进行急诊手术；对低体温的新生儿应给予保暖，预防新生儿硬肿症发生。7岁以上患儿需监测血压；5岁以下患儿监测心率，不能以脉搏代替。

（五）遵医嘱做好手术准备。患儿一般在术前晚8h禁食、6h禁饮；婴幼儿一般术前6h禁食、4h禁饮。镇静剂抗生素应于术前30min给予。

（六）做好导管护理。严格控制输液速度和量，防止脱水、心衰、肺水肿等。

（七）做好各年龄阶段患儿及家属的心理护理和术前指导，排除顾虑，缓解不良情绪，取得合作。

（八）术后注意伤口渗血情况，观察各种引流液的颜色、量，必要时记录出入量。观察消化道功能恢复情况，发生异常及时报告医师处理。

（九）鼓励和指导家长及患儿，使其手术后早期开始活动。

（十）保持急救物品的完好，备好负压吸引装置。

小儿急性肠套叠手术护理规范

一、目的

为规范护理行为，指导临床护士运用专业技术知识，对患者实施整体的专业照顾，加强护理管理、提高护理质量，进一步保障患者安全。

二、范围

适用范围：临床护理单元。

三、参考文献

吴惠平，付方雪.现代临床护理常规[M].北京：人民卫生出版社，2018.

四、规定

按小儿腹部外科疾病手术一般护理规范护理。

（一）护理关键点

1.禁食、胃肠减压。

2.病情观察：生命体征、腹痛、血便改善情况。

3.控制输液滴速。

4.做好术前准备。

5.教育需求。

（二）护理评估

1.了解患儿在母体内妊娠史、相关症状以及病情进展情况等，发病前有无感冒、饮食改变、添加辅食、过敏、断奶、腹泻、痢疾等诱发因素。

2.评估患儿有无腹痛、血便和腹部肿块三大典型症状，有无哭闹、面色苍白、出汗，有无伴呕吐、果酱样血便等表现。

3.了解患儿钡灌肠、空气灌肠、X线检查、血常规等结果。

4.评估患儿心理状况及了解家长对疾病及手术的了解程度。

（三）护理措施

1.患儿一经确诊为肠套叠须立即禁食、禁水、胃肠减压，直至治疗后肠功能恢复。

2.密切观察生命体征等病情变化，注意腹痛、血便、腹部肿块等肠功能和肠蠕动的改善情况。

3.保持呼吸道通畅。呕吐、大量流涎时，应及时清理呼吸道，以免发生误吸、呛咳、窒息等并发症。必要时立即行人工呼吸、气管插管等抢救。

4.严格控制输液速度。

5.需要手术治疗者及时做好术前准备。

6.安抚患儿和给予家属心理支持，保持患儿安静，有利于治疗。

（四）健康指导

1.指导患者家属合理喂养，逐渐添加辅食，禁食过敏食物，科学断奶等，避免诱发因素。

2.交代家长注意患儿保暖，预防感冒、腹泻等，以免复发。

小儿隐睾护理规范

一、目的

为规范护理行为，指导临床护士运用专业技术知识，对患者实施整体的专业照顾，加强护理管理、提高护理质量，进一步保障患者安全。

二、范围

适用范围：临床护理单元。

三、参考文献

吴惠平，付方雪.现代临床护理常规[M].北京：人民卫生出版社，2018.

四、规定

按小儿腹部外科疾病手术一般护理规范护理。

（一）护理关键点

1.术前准备。

2.切口护理。

3.预防感染。

4.引流液观察。

5.教育需求。

（二）护理评估

1.评估患儿阴囊是否空虚、睾丸有无滑动。

2.评估阴囊周围皮肤有无污迹、破损。

3.评估患儿心理状况，了解家长对疾病和手术的了解程度。

（三）护理措施

1.术前护理：

（1）做好术前准备。

（2）患儿一般在术前晚8h禁食、6h禁饮；婴幼儿一般术前6h禁食、4h禁饮。镇静剂、抗生素应于术前30min给予。

2.术后护理：

（1）观察切口渗血及血运情况，及时更换敷料，保持局部清洁干燥，避免尿液渗湿敷料。

（2）遵医嘱应用抗生素，预防并控制感染。

（3）术后注意观察各种引流液的颜色、量，必要时记录出入量。观察消化道功能恢复情况，发生异常及时报告医师处理。

（4）鼓励和指导家长及患儿使其手术后早期开始活动。

（四）健康指导

1.指导患儿家属保持伤口清洁、干燥。

2.勿做骑跨动作，勿做剧烈运动

3.多吃新鲜蔬菜和水果，饮食由清淡逐渐过渡到普食。

4.定期复诊，不适随诊。

第四节　心胸外科疾病护理规范

普通胸外科疾病手术一般护理规范

一、目的

为规范护理行为，指导临床护士运用专业技术知识，对患者实施整体的专业照顾，加强护理管理切提高护理质量，进一步保障患者安全。

二、范围

适用范围：临床护理单元。

三、参考文献

吴惠平，付方雪.现代临床护理常规[M].北京：人民卫生出版社，2018.

四、规定

按普通胸外科疾病护理规范护理。

（一）按外科疾病一般护理规范护理。

（二）全麻术后患者未清醒前取半卧位，头偏向一侧。麻醉醒后，可采取高半坐卧位，有利于呼吸和引流。

（三）根据患者的耐受程度，鼓励术后早期活动，逐渐增加活动量。麻醉清醒后，鼓励患者床上活动，如深呼吸、四肢主动活动及间歇翻身等。手术后第2～3d开始，尝试下床活动。先坐床沿片刻，作深呼吸后咳嗽，再床旁站立，并稍走动或椅子上略坐片刻，再逐渐增加活动量。

（四）患者术后全身麻醉清醒，恶心、呕吐消失后，可逐步进食。

（五）保持呼吸道通畅，预防肺部感染。术前戒烟、戒酒2周以上。鼓励患者咳嗽、排痰，给予翻身、拍背，必要时吸痰及雾化吸入。

（六）密切观察病情变化，定期测量生命体征。注意有无发热、血压下降、伤口疼痛、咳嗽、咳痰、呼吸困难、发绀、肺部啰音等，预防各种并发症的发生。

（七）遵医嘱予以补液、抗感染等治疗，维持水电解质平衡。

（八）注意手术切口敷料清洁、干燥，观察有无渗血、渗液，预防切口感染。一般胸部切口7～9d拆除缝线。

（九）保持各种引流管通畅，注意引流液的性质和量，安置胸腔闭式引流装置者按其护理常规。禁食及留置胃管患者做好口腔护理；留置尿管的患者做好尿管的护理。

（十）保持急救物品、药品的完好。

胸部损伤护理规范

一、目的

为规范护理行为，指导临床护士运用专业技术知识，对患者实施整体的专业照顾，加强护理管理、提高护理质量，进一步保障患者安全。

二、范围

适用范围：临床护理单元。

三、参考文献

吴惠平，付方雪.现代临床护理常规[M].北京：人民卫生出版社，2018.

四、规定

按普通胸外科疾病护理规范护理。

（一）护理关键点

1.疼痛。

2.胸闷憋气。

3.呼吸困难低氧血症。

4.发绀。

5.咳嗽咳痰。

6.反常呼吸。

7.颈静脉怒张。

8.咯血。

9.休克。

10.胸廓畸形。

11.皮下气肿。

12.皮下血肿。

13.气胸。

14.血胸。

15.心包腔积液。

16.纵膈气肿。

17.乳糜胸。

18.活动性出血。

19.肺不张、肺部感染。

20.呼吸心跳骤停。

（二）护理评估

1.评估患者受伤经过、暴力大小、受伤部位与时间，有无昏迷、恶心、呕吐史等。

2.评估生命体征，了解有无呼吸困难、发绀、休克及意识障碍、肢体活动障碍。

3.评估疼痛的部位与性质，骨折的部位与性质，有无开放性伤口，气管位置有无偏移，有无反常呼吸运动，有无咳嗽、咳痰、咳血，了解痰量与性质，咯血量与次数。

4. 了解患者的心理状态，有无恐惧、害怕等。

（三）护理措施

1. 帮助患者取平坐卧位，合并休克者取平卧位。

2. 给予高热量、高蛋白、丰富维生素饮食。病情危重、诊断不明确或需手术者暂禁食。

3. 吸氧，一般流量为2～4L/min。根据氧饱和度调节氧流量，并观察患者缺氧情况是否改善。

4. 密切观察病情变化，及时发现和预防休克、心包压塞等。

（1）根据病情测量生命体征并记录。

（2）观察缺氧的表现，如呼吸频率、节律、有无反常呼吸及氧饱和度等。

5. 减轻疼痛。对于多发性肋骨骨折患者，应用胸带加压包扎胸部，以减轻疼痛和抑制反常呼吸。

6. 保持呼吸道通畅，纠正反常呼吸，加强肺部理疗及雾化吸入。必要时实行吸痰或气管切开。

7. 放置胸腔引流管者按胸腔引流护理常规护理。

8. 根据病情备好抢救药品及器材。如需手术，积极做好术前准备和术后护理。

（四）健康指导

1. 指导患者进食高热量、高蛋白、丰富维生素饮食，促进损伤恢复。

2. 交代肋骨骨折患者3个月后复查X片，以了解骨折愈合情况。

脓胸手术护理规范

一、目的

为规范护理行为，指导临床护士运用专业技术知识，对患者实施整体的专业照顾，加强护理管理、提高护理质量，进一步保障患者安全。

二、范围

适用范围：临床护理单元。

三、参考文献

吴惠平，付方雪.现代临床护理常规[M].北京：人民卫生出版社，2018.

四、规定

按普通胸外科疾病手术护理规范护理。

（一）护理关键点

1. 发热。

2. 肺不张。

3. 咳嗽咳痰。

4. 切口感染。

5. 疼痛。

6. 胸腔冲洗。

7.胸管引流。

8.营养不良。

9.呼吸困难。

（二）护理评估

1.评估患者有无急慢性感染病史。

2.评估患者营养状况，有无全身乏力、长期低热、消瘦、贫血、低蛋白血症病史，有无杵状指、咳脓痰等，有无胸痛、胸闷、气促、咳嗽、咳痰、呼吸急促等。

3.了解患者血常规，白细胞计数及中性粒细胞是否增高等。

4.了解患者对疾病和手术的认识，有无不良的心理反应。

（三）护理措施

1.术前患者取患侧卧位。脓胸行胸廓成形手术后，取术侧向下卧位，用厚棉垫、胸带加压包扎或加沙袋1～3kg压迫。协助患者定时翻身和肢体活动，保持皮肤清洁，预防压疮。

2.给予高蛋白、高热量和丰富维生素饮食。

3.术后严密观察生命体征，有无胸痛、胸闷、气促、咳嗽、咳痰、呼吸急促等。一旦发现术后有出血的表现，立即通知医师，遵医嘱做好快速止血、输血等处理，必要时做好再次开胸止血术准备。

4.有呼吸困难者，给予吸氧。

5.胸腔闭式引流者按胸腔闭式引流护理常规护理。

6.指导患者胸廓成形术后进行康复功能锻炼。鼓励患者咳嗽、深呼吸（有支气管胸膜瘘者除外），恢复肺功能。坚持采取上直立姿势，练习头部前后左右回转运动、上半身前屈运动及左右弯曲运动。

7.做好心理护理，尤其是对反复胸腔穿刺者，应给予精神支持，做好解释。

（四）健康指导

1.指导患者进食高蛋白、高热量和丰富维生素饮食，促进早日康复。

2.指导患者出院后继续进行手术康复锻炼。

肺叶切除手术护理规范

一、目的

为规范护理行为，指导临床护士运用专业技术知识，对患者实施整体的专业照顾，加强护理管理、提高护理质量，进一步保障患者安全。

二、范围

适用范围：临床护理单元。

三、参考文献

吴惠平，付方雪.现代临床护理常规[M].北京：人民卫生出版社，2018.

四、规定

按普通胸外科疾病手术护理规范护理。

（一）护理评估

1.评估患者有无吸烟史、吸烟时间和数量；家族中有无类似病史。

2.评估患者全身营养状况，有无体重减轻、贫血、低蛋白血症；肺部疾病表现，如发热、咳嗽、咳痰及痰的量和性质；有无咯血及咯血量和次数，有无放射痛、牵涉痛；有无呼吸困难、发绀、杵状指等。

3.了解患者X线胸片、CT、MRI等检查结果。

4.评估患者对疾病和手术的认识以及心理状态。

（二）护理措施

1.术前护理：

（1）给予患者高蛋白、高热量及维生素丰富饮食，纠正营养不良和水电解质紊乱。

（2）评估患者病情变化，观察有无发热、咳嗽、咳痰、咯血、呼吸困难、发绀等。

（3）遵医嘱给予支气管扩张剂、祛痰剂等药物，以改善呼吸状况。若痰液黏稠不易咳出者，可行雾化吸入。

（4）遵医嘱做好术前准备。劝告患者戒烟，保持呼吸道通畅。

（5）指导患者术后康复训练。

2.术后护理：

（1）了解手术、麻醉等术中情况，测血压、脉搏、呼吸并记录。

（2）患者取去枕平卧位。麻醉清醒、血压平稳后，改半坐卧位至胸腔引流管拔出。

（3）术后禁食6h后改进流质饮食，而后根据患者情况逐步改为普食。

（4）遵医嘱吸氧。

（5）采用多功能监护仪监护心率、心律、呼吸、血压、血氧饱和度等观察病情变化，及早发现心律失常、出血、感染、支气管胸膜瘘等并发症。

（6）保持呼吸道通畅。鼓励腹式呼吸，增强健侧肺功能；协助患者取坐位，做有效咳嗽排痰；观察呼吸音及肺膨胀情况；排痰困难者，行气管内吸痰。

（7）胸腔闭式引流者按其护理常规。

（三）健康指导

1.指导患者做深呼吸、吹气球等，促进肺膨胀。

2.指导患者进行抬肩、抬臂、手达对侧肩部、举手过头或拉床带活动，以防止术侧肩关节强直。

3.定期复查。若有伤口疼痛、剧烈咳嗽及咯血等症状，或出现进行性倦怠情形，应立即就诊。

胸腔占位性病变护理规范

一、目的

为规范护理行为，指导临床护士运用专业技术知识，对患者实施整体的专业照顾，加强护理管理、提高护理质量，进一步保障患者安全。

二、范围

适用范围：临床护理单元。

三、参考文献

吴惠平，付方雪.现代临床护理常规[M].北京：人民卫生出版社，2018.

四、规定

按普通胸外科疾病手术护理规范护理。

（一）护理关键点

1.咳嗽咳痰。

2.酸碱失衡。

3.引流管护理。

4.肺水肿。

5.肌无力。

6.出血。

（二）护理评估

1.评估患者引起咳嗽、咳痰的原因，初步判断发病的原因。

2.评估患者生命体征、意识状态、是否对疾病的认识。

3.评估各项检查结果，是否有电解质及酸碱平衡失调、营养状况。

4.评估病人及家属心理状况及社会支持情况，有无紧张、恐惧、害怕等情绪。

5.评估手术方式、麻醉方式及术中情况，了解引流管放置位置、目的及引流情况，观察有无并发症的迹象。

（三）护理措施

1.术前护理：

（1）心理护理：说明手术方法，可能出现的问题，让患者做好心理准备。

（2）指导患者呼吸功能训练，床上排泄训练，床上活动等。

2.术后护理：

（1）病情观察：监测生命体征，麻醉未清醒前给予平卧位，头偏向一侧：以防误吸而窒息，意识恢复，血压平稳后取半卧位。

（2）饮食护理：胃肠蠕动恢复后，即可进食流质、半流质，宜为高蛋白、高热量、丰富维生素、易消化食物。

（3）活动与锻炼：鼓励患者早下床活动，预防肺不张。咳嗽、咳痰时及时协助病人翻身、拍背，必要时给予雾化吸入，呕吐时头偏向一侧，以免误吸，防止肺部感染。

3.引流管护理：

（1）妥善固定，保持引流管通畅。

（2）观察引流液性状、颜色和量。

4.并发症护理：

（1）复张性肺水肿：密切观察患者术后早期（术后4～72h）的病情变化，保持呼吸道通畅。遵医嘱及时准确使用强心、利尿、扩血管药物，酌情使用激素药物。

（2）重症肌无力危象：15%～25%的胸腺瘤患者合并重症肌无力危象，做好患者心里护理和基础护理，增强早日康复的信心，尽早营养支持，同时补充血浆和人血白蛋白。

（3）出血、心功能不全：术后严密观察患者的生命体征，记录出入量，引流液的颜色、量。

（四）健康指导

1. 保持环境安静，舒适室内温度适宜，空气新鲜。

2. 合理膳食，选用各种肉、鱼，多进食新鲜蔬菜水果，多吃高蛋白的食物和牛奶，禁忌辛辣、油炸、腌制食物。

3. 劝其戒烟酒。

4. 避免或减少职业性致癌因素。

5. 适当运动、促进康复，多做深呼吸运动，锻炼心肺功能。

6. 避免过度劳累和情绪波动，保持心情舒畅。

7. 出院后2周至3个月复诊。

缩窄性心包炎手术护理规范

一、目的

为规范护理行为，指导临床护士运用专业技术知识，对患者实施整体的专业照顾，加强护理管理、提高护理质量，进一步保障患者安全。

二、范围

适用范围：临床护理单元。

三、参考文献

吴惠平，付方雪. 现代临床护理常规[M]. 北京：人民卫生出版社，2018.

四、规定

按普通胸外科疾病手术护理规范护理。

（一）护理关键点

1. 低蛋白。

2. 心悸乏力。

3. 发热。

4. 水、电解质紊乱。

（二）护理评估

1. 询问患者发病前有无呼吸道感染、既往病史、吸烟史等。

2. 评估患者全身营养状况、饮食状况，胃肠吸收功能、水肿及腹水程度，评估生命体征、末梢循环情况等。

3. 了解患者的心搏出量、尿量、血气分析和血电解质检查结果。

4. 评估患者对疾病的认识和心理状态。

（三）护理措施

1. 术前护理：

（1）给予低盐、高热量、高蛋白、丰富维生素饮食。

（2）限制活动量，嘱患者多卧床休息。病情重者可取半坐卧位。

（3）吸氧，保持呼吸道通畅。

（4）严密观察心率、心律、血压、测量腹围等，记录24h出入量，了解病情变化。

使用强心剂及利尿利者应警惕洋地黄中毒反应及低血钾表现。

（5）给予术前指导和协助患者做好术前准备。

2. 术后护理：

（1）病情允许后提供低盐、高热量、高蛋白、丰富维生素、易消化饮食。

（2）根据心功能情况逐渐增加活动量，注意劳逸结合。

（3）严密监测心功能，注意生命体征的变化，必要时心电监护。

（4）遵医嘱积极改善心功能。使用微量泵泵入多巴胺，多巴酚丁胺等时，避免药物剂量不足或过量引起的血压波动，确保血压稳定。使用强心利尿剂时，注意检测血清钾，预防洋地黄中毒及低血钾发生。

（5）严格控制液体入量，滴速不超过20滴/min，防治短时间输入过量液体增加心脏负荷。记录24h出入量，保持出入量平衡。

（6）做好皮肤护理，预防压疮。

（7）鼓励患者积极治疗，保持乐观态度。

（四）健康指导

1. 指导患者出院后进食低盐、高热量、高蛋白、丰富维生素，易消化饮食。

2. 对于结核性或细菌性心包炎者，交待患者遵医嘱继续服用抗结核或抗炎药物治疗3～6个月。

3. 指导患者自我测量每日尿量并记录，发现异常，及时就医。定期复查。

食管癌手术护理规范

一、目的

为规范护理行为，指导临床护士运用专业技术知识，对患者实施整体的专业照顾，加强护理管理、提高护理质量，进一步保障患者安全。

二、范围

适用范围：临床护理单元。

三、参考文献

吴惠平，付方雪.现代临床护理常规[M].北京：人民卫生出版社，2018.

四、规定

按普通胸外科疾病手术护理规范护理。

（一）护理关键点

1. 营养不良。

2. 疼痛。

3. 出血。

4. 胸管引流。

5. 肺不张。

6. 胃肠减压。

7. 切口感染。

（二）护理评估

1. 询问患者既往病史、饮食习惯和特殊嗜好、吸烟史等，起病时间及病情进展等。

2. 评估患者营养状况，有无体重下降、消瘦、贫血、脱水或衰竭等；了解食管梗阻情况，有无吞咽困难或呕吐，能否正常进食等。

3. 了解患者的心肺等重要脏器功能及血气分析和血电解质监测结果，有无糖尿病、高血压、冠心病等，评估患者对手术的耐受程度。

4. 评估患者对疾病的认识和心理状态，有无焦虑抑郁及程度如何。

（三）护理措施

1. 术前护理：

（1）根据患者具体情况调整饮食，改善营养状况。对能进食者给予高蛋白流质饮食，对食管高度梗阻不能进食者按医嘱静脉补充营养。

（2）遵医嘱做好术前护理：

①积极治疗口腔疾病，保持口腔卫生。

②呼吸道准备：劝患者戒烟，训练有效咳嗽、咳痰或腹式深呼吸，加强排痰。遵医嘱使用抗生素，控制呼吸道感染。

③胃肠道准备：①术前3d进流质饮食，术前1晚禁食。②进食后滞留或进食后反流者，术前3d留置胃管，并用生理盐水经鼻胃管冲洗食管和胃，以减轻局部充血水肿，减少术中污染，防止吻合口瘘。③结肠代食管手术患者，术前行肠道准备。④术晨常规留置胃管。如遇梗阻部位，切不可强行进入，以免食管穿孔，可将胃管置于梗阻部位上端，待手术中直视下再继续置于胃中。

（3）给予术前指导和心理护理，稳定患者情绪，争取亲属在心理和经济上的积极支持配合，解除患者的后顾之忧。

2. 术后护理：

（1）了解手术及麻醉情况，加强呼吸道管理。及时清除呼吸道分泌物，促进肺扩张。

（2）饮食护理：①术后3～6d吻合口处于充血水肿期，应严格禁食；②禁食期间持续胃肠减压，给予静脉营养支持。停止胃肠减压24h后，若无吻合口瘘症状，开始进食。自少量饮水开始，依次为少量流质、第8d进全量流质饮食、第10～12d进半流质饮食，3～4周进普食；③以高热量、高蛋白、丰富维生素、易消化食物为宜，避免刺激性食物；④易少食多餐、由稀到干、细嚼慢咽，防治进食过多及速度过快，防止术后吻合口瘘；⑤注意观察进食后的反应，如梗阻、疼痛、呕吐、腹泻等。进食后2h内避免平卧、低头弯腰等，以免食物反流。睡眠时宜高枕卧位。

（3）严密观察生命体征等病情变化，及时发现和处理并发症。其术后可能的并发症：①术后吻合口瘘：如出现发热、呼吸困难等，应警惕。一旦确诊，立即禁食，行胸腔闭式引流术，遵医嘱抗感染及营养支持；②乳糜胸：术后血清样胸液过多，或粉红色中伴有脂肪滴，应警惕乳糜胸。

（4）维持有效的胃肠减压。①保持胃管通畅，抽吸胃液每2h/次。若胃管不通畅，可用少量生理盐水冲洗及时回抽，避免胃扩张增加吻合口张力，并发吻合口瘘；②妥善固定胃管，防止脱出。如胃管脱出，应严密观察病情，不应再盲目插入，以免穿破吻合口，造成吻合口瘘；③严密观察引流液量及性状并记录。术后6～12h内从胃管内可吸出少量血性液或咖啡色液，以后引流液颜色将逐渐变淡。如引流出大量血性液体，患者出现烦躁、血压下降、脉搏增快等血容量不足的表现应考虑有活动性出血，立即报告医师处理。

（5）禁食期间加强口腔护理，每日早、中、晚3次，保持口腔清洁。

（6）安抚和关心患者，使患者保持良好的心理状态，树立战胜疾病的信心。

（四）健康指导

1. 指导患者进行适当活动，注意休息，避免劳累。

2. 告知患者术后饮食要求，指导患者自我观察进食后的反应。若进食后出现梗阻、疼痛、呕吐、腹泻等不适，应暂停进食，及时报告医护人员。若术后3～4周再次出现吞咽困难，考虑吻合口狭窄，立即就诊或告诉医护人员。

胸腔积液护理规范

一、目的

为规范护理行为，指导临床护士运用专业技术知识，对患者实施整体的专业照顾，加强护理管理、提高护理质量，进一步保障患者安全。

二、范围

适用范围：临床护理单元。

三、参考文献

吴惠平，付方雪.现代临床护理常规[M].北京：人民卫生出版社，2018.

四、规定

按普通胸外科疾病手术护理规范护理。

（一）护理评估

1. 评估咳嗽、咳痰、呼吸困难的程度和性质。

2. 评估有无胸痛，疼痛的部位和性质。

3. 评估生命体征和动脉血气指标。

（二）护理措施

1. 密切观察生命体征的变化，注意监测体温的变化。

2. 给予半卧位，胸闷气急时给予吸氧。

3. 胸痛剧烈时给予止痛剂。

4. 协助医生抽胸水，观察胸水的颜色、量及性质。

5. 如有胸腔闭式引流，应严密观察引流是否通畅。

6. 鼓励患者卧床休息，给予高蛋白、高热量食物。

7. 做好心理护理，消除紧张情绪。

（三）健康指导

1. 注意饮食，避免劳累。

2. 避免受凉，预防呼吸道感染，戒烟。

3. 注意多食富含粗纤维、高热量、高蛋白饮食。

4. 遵医嘱按时服药，定期门诊复查。

5. 一旦出现胸痛、呼吸困难立即到医院救治。

第五节 血管外科疾病护理规范

血管外科疾病手术一般护理规范

一、目的

为规范护理行为，指导临床护士运用专业技术知识，对患者实施整体的专业照顾，加强护理管理、提高护理质量，进一步保障患者安全。

二、范围

适用范围：临床护理单元。

三、参考文献

吴惠平，付方雪.现代临床护理常规[M].北京：人民卫生出版社，2018.

四、规定

按外科疾病手术一般护理常规护理。

（一）术前护理

1. 给予高蛋白、高热量、易消化饮食，肥胖、动脉硬化性疾病者低脂饮食。禁烟、烈性酒。

2. 病情危重时绝对卧床休息，恢复期可下床活动。动脉疾病时患肢低于心脏水平；静脉疾病患肢抬高20°～30°。

3. 完善术前检查，如三大常规及心、肺、肾、肝功能、凝血功能测定。及时做好专科检查：静脉疾病行静脉造影，动脉疾病行动脉造影（DSA）检查，造影前做好碘过敏试验。深静脉血栓形成患者每日测量患肢周径。

4. 积极做好术前准备：配血、备皮；术前禁食12h，禁饮6h。

5. 术中有累及消化道可能者，术前3d全流质饮食，术前晚、术晨清洁洗肠，置胃管。

6. 向患者说明手术方法、可能发生的情况、注意事项等，增加心理适应能力；训练患者卧床大、小便。

（二）术后护理

1. 一般手术患者平卧、观察生命体征6h；DSA造影及腔内治疗的患者绝对伸直患肢12h；静脉血管置换手术者卧床一周，动脉置换术者绝对卧床10d。

2. 头颈部、胸部手术取半坐卧位；腹部手术取平卧位；四肢静脉或截肢手术患肢抬高20°～30°；血管置换手术患者平卧或低半坐卧位，避免关节过曲、挤压、扭曲血管及剧烈活动。

3. 大手术后给予心电监护、吸氧，密切观察生命体征等病情变化，了解切口有无出血、渗血；观察血管手术远端肢体血运情况。

4. 伤口疼痛剧烈时，遵医嘱使用止痛药物。动脉疾病不可过分限制使用止痛剂，主动脉夹层疼痛遵医嘱及时使用强止痛剂。

5. 观察切口情况，观察引流液质、色、量，了解有无活动性出血；记录24h尿量。

6. 预防并发症：鼓励深呼吸、翻身、拍背，预防肺部并发症；鼓励早期下床活动，预防DVT发生。

7. 使用抗凝剂时，观察用药反应。

8. 保持急救药品、物品完好。

下肢静脉曲张护理规范

一、目的

为规范护理行为，指导临床护士运用专业技术知识，对患者实施整体的专业照顾，加强护理管理、提高护理质量，进一步保障患者安全。

二、范围

适用范围：临床护理单元。

三、参考文献

吴惠平，付方雪.现代临床护理常规[M].北京：人民卫生出版社，2018.

四、规定

按外科及血管外科一般护理常规护理。

（一）护理关键点

1. 肢体溃疡。

2. 疼痛。

3. 出血。

4. 感染。

5. 教育需求。

（二）护理评估

1. 询问患者的健康史，了解患者的生活习惯及职业特点等。

2. 评估生命体征，了解患肢是否有水肿、肿胀；评估曲张静脉的程度、范围；评估下肢小腿皮肤颜色，有无皮炎溃疡等。

3. 了解患者血管检查、血常规、凝血功能等结果。

4. 评估患者对疾病治疗和手术的认识程度及心理状态。

（三）护理措施

1. 术前护理：

（1）卧床休息。对患肢水肿、血栓性静脉炎或溃疡者，抬高患肢，以利静脉血回流。

（2）给予含丰富纤维、清淡、刺激性小的饮食。禁烟、酒。

（3）遵医嘱治疗患肢病变，创造手术条件。下肢慢性溃疡者，每日换药，至创面清洁后手术；有皮肤炎症者，涂止痒、消炎药至炎症消退后手术；血栓性静脉炎给予消炎、硫酸镁湿敷，炎症控制后手术；患肢溃疡恶变、静脉曲张严重，发生急性曲张静脉破裂时，用纱布加压包扎即可止血，必要时缝扎破裂静脉。

（4）做好术前准备。术前1d将曲张静脉用记号笔做标记。

2.术后护理：

（1）术后卧床24h，患肢抬高20°～30°。尽早下床活动，预防静脉血栓发生。

（2）麻醉副作用消失，无恶心、呕吐后逐渐恢复饮食。

（3）及时查看切口有无出血、渗血，评估患足局部有无水肿、疼痛、远端血运情况、有无因弹力绷带过紧引起血流障碍等。

（4）遵医嘱使用抗凝剂时，观察用药后反应。

（5）给予患者心理安抚，减轻紧张、焦虑等不良情绪。

（四）健康指导

1.指导患者伤口愈合后穿弹力袜至少6个月，避免劳累和久站。戒烟。

2.交待有溃疡者继续服药至痊愈。

下肢深静脉血栓形成（溶栓）护理规范

一、目的

为规范护理行为，指导临床护士运用专业技术知识，对患者实施整体的专业照顾，加强护理管理、提高护理质量，进一步保障患者安全。

二、范围

适用范围：临床护理单元。

三、参考文献

吴惠平，付方雪.现代临床护理常规[M].北京：人民卫生出版社，2018.

四、规定

按外科及血管外科一般护理常规护理。

（一）护理关键点

1.肢体肿胀。

2.疼痛。

3.肺动脉栓塞。

4.溶栓治疗。

5.抗凝治疗。

6.静脉切开取栓术。

7.教育需求。

（二）护理评估

1.询问患者的健康史，了解既往有无疾病、手术等诱因。

2.评估病变肢体大、小腿周径并动态比较，了解患者色泽、温度、感觉、脉搏强度，了解有无突然胸痛、气短、咳嗽、咯血等肺栓塞的症状与体征。

3.了解患者血管检查、血常规、凝血功能、肝功能等结果。

4.评估患者对疾病的认识及心理状态。

（三）护理措施

1. 安抚患者，保持患者情绪稳定。

2. 绝对卧床休息2周，抬高患者肢20°～30°，避免膝下垫枕，过度屈髋。急性期患肢严禁热敷、按摩。做好皮肤护理，注意保暖，防治抓破。

3. 给予易消化、无刺激、丰富维生素、低脂饮食，鼓励患者多饮水，保持大便通畅，减少用力排便。严禁吸烟。

4. 急性期严密观察患者的生命体征，测量上下肢血压，评估肢体血运，了解病情变化。如发现突然胸痛、气短、咳嗽、咯血等，应警惕肺栓塞，及时报告医师。

5. 遵医嘱使用尿激酶等溶栓药物，及时观察肝功能变化及出血倾向。注意溶栓药物现配现用，采用患肢输液，拔针后延长压迫时间。注意有无皮肤、牙龈、消化道、痔出血，注意手术后切口及穿刺处有无出血倾向。

6. 对频繁血栓脱落者，可行手术安装过滤网预防肺栓塞。术后鼓励早期下床活动，预防血栓形成。

（四）健康指导

1. 指导患者坚持低脂肪、低胆固醇、丰富纤维的清淡饮食，鼓励患者多饮水，保持大便通畅，戒烟。

2. 交待溶栓治疗出院后患者，坚持穿弹力袜，适当活动，避免长时间站立。

急性动脉栓塞护理规范

一、目的

为规范护理行为，指导临床护士运用专业技术知识，对患者实施整体的专业照顾，加强护理管理、提高护理质量，进一步保障患者安全。

二、范围

适用范围：临床护理单元。

三、参考文献

吴惠平，付方雪.现代临床护理常规[M].北京：人民卫生出版社，2018.

四、规定

按外科及血管外科一般护理常规护理。

（一）护理关键点

1. 组织灌注异常。

2. 疼痛。

3. 活动障碍。

4. 血栓形成。

5. 焦虑和恐惧。

6. 知识缺乏。

7. 自理缺陷。

8. 睡眠紊乱。

9. 感染。

10. 潜在的组织完整性受损。

11. 教育需求。

（二）护理措施

1. 一般护理常规：

（1）卧床休息：绝对卧床减少活动，患肢体位应低于心脏15°。

（2）密切观察生命体征及患肢的变化。

（3）完善各项检查：血常规、胸片、凝血四项、肾功全项、心电图、心脏超声、病变血管的超声。

（4）抗凝治疗：抗凝药物的应用可有效防止栓塞节段动脉远近端血栓延伸，心房附壁血栓的再发生，以及深静脉继发血栓的形成。急性期一般采用全身肝素化治疗3～5d，此期间应密切关注凝血四项的化验。

（5）溶栓治疗：急性栓塞3d内，无禁忌证（严重肝、肾功能不全，胃、肠、脑损伤，妊娠早期、产后初期）可采用大剂量溶栓制剂经导管向栓子内注药；此时要注意观察凝血四项、血气分析及肾功能和尿量的变化。

（6）注意观察患肢的动脉搏动、皮肤的颜色、温度、血管痉挛等。

2. 手术治疗的护理（栓塞后8～12h是手术的最佳时机）

（1）术前护理：

①卧位：卧床休息，下肢动脉栓塞的病人床头抬高15º，上肢或腹主动脉栓塞的病人取半卧位。

②完善术前检查：血常规、凝血四项、肾功全项、心电图、心脏超声、病变血管的超声。

③术前备皮：整个下肢、下腹、会阴部，上肢动脉栓塞时备患侧上肢。

④术前应用抗生素预防感染，应用肝素，低分子右旋糖酐预防血栓繁衍。

⑤明确诊断后可使用吗啡类镇静剂，以解除疼痛。

⑥密切观察生命体征，警惕肠系膜动脉的栓塞。

（2）术后护理：

①饮食与体位的护理：术后取枕平卧6h后改自由卧位，患肢自然伸展，禁止卷曲，避免活动幅度过大、过度用力，引起出血，指导患者做肌肉收缩与舒张的交替运动，以借助肌肉的收缩挤压，促进血流，防止下肢的深静脉血栓形成。指导病人合理饮食，低盐、低脂、低胆固醇饮食，忌烟酒。

②告知术后抗凝溶栓治疗的目的及注意事项：为疏通微循环和再栓塞，术后常规应用抗凝溶栓治疗，告知患者及家属不要随意调节输液速度。如有鼻腔、牙龈、消化道出血应及时报告护士及医生。

③密切观察下肢循环情况，如感觉、运动、颜色、温度等，以防并发症发生。

④康复护理：让病人了解早期肢体功能锻炼的重要性，并有计划的指导病人进行康复锻炼，在整个锻炼过程中注意循序渐进，先被动后主动，先床上再床下，以使其不感到疲劳为原则。

（三）健康指导

1. 告知按医嘱服药，定期复查凝血功能，积极治疗原发病。

2. 控制血压、血脂、血糖，绝对戒烟。

下肢动脉硬化闭塞症的护理规范

一、目的

为规范护理行为，指导临床护士运用专业技术知识，对患者实施整体的专业照顾，加强护理管理、提高护理质量，进一步保障患者安全。

二、范围

适用范围：临床护理单元。

三、参考文献

吴惠平，付方雪.现代临床护理常规[M].北京：人民卫生出版社，2018.

四、规定

按外科及血管外科一般护理常规护理。

（一）护理关键点

1. 疼痛。

2. 肢体溃疡。

3. 肢端缺血。

4. 人工血管植入。

5. 抗凝治疗。

6. 教育需求。

（二）护理评估

1. 评估患肢皮肤颜色、温度、动脉搏动、感觉以及患肢指端的血运情况。

2. 评估疼痛的部位、时间、性质。

3. 评估患肢血管再通情况：患肢远端的皮肤温度、色泽、感觉和足背动脉搏动强度以判断血管通畅度。

4. 评估凝血机制。

（三）护理措施

1. 术前护理措施：

（1）心理护理：由于肢端疼痛和坏死使病人产生痛苦和抑郁心理，医护人员应关心体贴病人，讲解疾病有关知识，改变病人认知，使其情绪稳定，主动配合治疗和护理。

（2）患肢护理：主要原则是改善下肢血液循环，注意肢体保暖，勿使肢体暴露于寒冷环境中，以免血管收缩。保暖可促进血管扩张，但应避免用热水袋或热水给患肢直接加温，因热疗使组织需氧量增加，将加重肢体病变程度。取合适体位，病人睡觉或休息时取头高足低位，使血液容易灌流至下肢。

（3）皮肤护理：保持足部清洁干燥，每天用温水洗脚，告诉病人先用手试水温，勿用足趾试水温，以免烫伤。

（4）疼痛护理：早期轻症病人可用血管扩张剂、中医中药治疗等。对疼痛剧烈的中、晚期病人常需使用麻醉性镇痛药。

（5）术前准备：指导病人戒烟、备皮、检查足背动脉搏动情况并标记。

2.术后护理措施：

（1）执行局麻后护理常规。

（2）取平卧位，术肢肢体制动24h，动脉血管重建术后应卧床2周。自体血管移植者若愈合较好，卧床制动时间可适当缩短。

（3）病情观察：

①监测生命体征的变化，尤其是合并其他重要脏器疾病的患者。糖尿病病人还应监测血糖的变化。

②观察切口渗血情况：出血是术后早期最常见的并发症，观察腹股沟剂耻骨上区是否肿胀、瘀斑、疼痛、发热，若发现应及时报告医生处理。

③观察术后患肢血管再通情况：观察患肢远端的皮肤温度、色泽、感觉和足背动脉搏动强度以判断血管通畅度；若动脉重建后出现肢体肿胀、剧烈疼痛、麻木、皮肤颜色发紫、皮温降低，应考虑重建部位血管发生痉挛或继发性血栓、栓塞形成，及时报告医生，协助处理或做好再次手术的准备。

④术后抗凝治疗：注意监测出、凝血时间，保护患者，防止血栓形成做好抗凝护理。

⑤饮食护理：术后嘱患者多饮水以促进造影剂的排泄，进食低脂肪饮水，多进食新鲜蔬菜水果富含纤维素食物，防止便秘。

⑥功能锻炼：卧床制动病人，鼓励其在床上作足背伸屈运动，有利于小腿深静脉血液回流；康复期鼓励病人每日步行，指导病人进行Buerger运动，促进侧支循环的建立，以疼痛的出现作为活动量的指标。

⑦术后并发症的护理：出血、人工血管血栓形成、人工血栓感染、肢体肿胀、再管住损伤。

（四）健康指导

1.心理护理：清除顾虑，树立战胜疾病的信心，使病人了解治疗方法，如何配合得到具体事项等。

2.健康教育：高血压、高血脂、糖尿病者，应积极治疗原发病；注意保暖；保持脚部清洁干燥；可进行适当运动，但走路步伐不宜过快，以免引起缺血症状发作；密切观察皮肤温度、肢体末端疼痛情况，一旦异常及时通知医护人员。

3.出院指导：决绝戒烟、适当饮酒；适宜的运动；出院定期复诊，一旦病情变化及时就诊。

4.健康促进：饮食要注意合理调节，防止脂质代谢紊乱和血胆固醇过高。尽量避免高糖、不易消化剂刺激性食物，饮食宜清淡。

第六节　泌尿外科疾病护理规范

泌尿外科疾病手术一般护理规范

一、目的

为规范护理行为，指导临床护士运用专业技术知识，对患者实施整体的专业照顾，加强护理管理、提高护理质量，进一步保障患者安全。

二、范围

适用范围：临床护理单元。

三、参考文献

吴惠平，付方雪.现代临床护理常规[M].北京：人民卫生出版社，2018.

四、规定

按泌尿系统疾病一般护理规范护理。

护理措施

1.鼓励患者多饮水，尿少、尿闭、肾功能不全、高血压、水肿患者控制水、盐、蛋白质的摄入量。

2.肾挫伤、肾实质切开取石术后患者，绝对卧床休息14d以上。

3.密切观察病情变化，观察尿的量、颜色、性质以及排尿形态的变化。

4.指导患者根据需要联系各种手术卧位，掌握深呼吸、咳痰、排便的方法。

5.对于尿瘘、尿失禁、血尿患者，保持床褥的干燥及会阴部的清洁。

6.对于膀胱造瘘管或留置导尿管的患者，做好尿引流管和引流袋的护理。

7.观察术后伤口敷料和引流管情况，保持术后伤口敷料干燥，观察记录引流物性状和量。

8.术后行膀胱冲洗时，保持通畅，根据冲洗液颜色调节冲洗速度。

9.遵医嘱使用抗生素预防感染，留置导尿管者拔管前须做夹管功能锻炼。

肾部分切除及肾切除手术护理规范

一、目的

为规范护理行为，指导临床护士运用专业技术知识，对患者实施整体的专业照顾，加强护理管理、提高护理质量，进一步保障患者安全。

二、范围

适用范围：临床护理单元。

三、参考文献

吴惠平，付方雪.现代临床护理常规[M].北京：人民卫生出版社，2018.

四、规定

按泌尿系统疾病一般护理规范护理。

（一）护理关键点

1. 疼痛。

2. 体温过高。

3. 出血。

4. 血尿。

5. 休克。

（二）护理评估

1. 询问患者健康史，既往疾病、手术、患病时间及病程进展。

2. 评估生命体征、面色、神志、末梢温度及尿量，了解有无内出血及肾衰竭的征象。

3. 评估肾脏检查结果，如CT、MRI肾功能等，重点了解对侧肾功能的情况。

4. 评估患者心理状况及对手术的认知程度。

（三）护理措施

1. 术前护理：

（1）给予高热量、丰富维生素、易消化饮食，保持大便通畅，鼓励多饮水。

（2）做好术前准备，密切观察生命体征及病情变化

（3）给予心理护理及术前指导，消除患者恐惧、紧张心理。

2. 术后护理：

（1）肾切除者术后卧床休息3～4d，可逐步下床活动；部分切除者，绝对卧床休息14d左右，取平卧位。

（2）密切观察血压、脉搏、神志变化；注意伤口渗血及出血情况，

（3）肾切除患者输液速度易慢，动态观察并记录尿量变化，监测肾功能。

（四）健康指导

1. 注意休息，增强机体抗病能力，避免过度劳累。

2. 交待患者切勿擅自服药，坚持在医师指导下服药，避免对侧肾功能受损。

3. 指导患者观察排尿情况，定期检查肾功能。

肾挫伤护理规范

一、目的

为规范护理行为，指导临床护士运用专业技术知识，对患者实施整体的专业照顾，加强护理管理、提高护理质量，进一步保障患者安全。

二、范围

适用范围：临床护理单元。

三、参考文献

吴惠平，付方雪. 现代临床护理常规[M]. 北京：人民卫生出版社，2018.

四、规定

按泌尿系统疾病一般护理规范护理。

（一）护理关键点

1. 疼痛。

2. 体温过高。

3. 排尿困难。

4. 血尿。

5. 休克。

6. 泌尿系统感染。

7. 尿外渗。

8. 腹膜刺激征。

9. 焦虑、恐惧。

10. 合并伤。

11. 组织灌注量改变。

（二）护理评估

1. 询问病史，了解肾受伤的时间、地点、暴力性质、强度和作用部位。

2. 评估生命体征、面色、神志、末梢温度及尿量；评估尿的颜色血尿持续时间和性状，重点了解肾挫伤的程度；了解患者有无因出血或尿外渗引起的腰腹部胀痛。

3. 了解辅助检查如血、尿常规以及肾功能、B超、动脉及尿路造影等检查结果。

4. 评估心理和社会支持状况及对手术的认知程度。

（三）护理措施

1. 术前护理：

（1）给予高营养、丰富维生素、易消化饮食，鼓励多饮水，预防便秘。挫伤严重者禁食。

（2）卧床休息。

（3）密切观察生命体征及病情变化，评估是否合并其他内脏损伤的临床表现，发现异常及时报告医师。

（4）遵医嘱给予补液、消炎、止血、止痛等处理，保证静脉输液通畅。发生休克时，立即配合抢救，按休克护理常规进行护理。

（5）如需手术治疗，给予术前心理护理和术前指导，消除患者的恐惧焦虑。

2. 术后护理：

（1）术后绝对卧床休息2周以上。

（2）术后禁食2～3d，待肠蠕动恢复后开始进食。

（3）密切观察生命体征，观察引流液的颜色、性状及量。

（4）保持手术切口敷料干燥，引流管妥善固定，保持引流通畅，应用抗生素预防感染。

（四）健康指导

1. 交待患者出院后注意休息，3～6个月避免重体力劳动。

2. 加强营养，增强机体抵抗力。戒烟，预防咳嗽及呼吸道感染。

输尿管结石手术护理规范

一、目的

为规范护理行为，指导临床护士运用专业技术知识，对患者实施整体的专业照顾，加强护理管理、提高护理质量，进一步保障患者安全。

二、范围

适用范围：临床护理单元。

三、参考文献

吴惠平，付方雪.现代临床护理常规[M].北京：人民卫生出版社，2018.

四、规定

按泌尿系统疾病一般护理规范护理。

（一）护理关键点

1.疼痛。

2.绞痛。

3.血尿。

4.泌尿系统感染。

5.出血。

6.切口。

7.感染。

8.肾造瘘护理。

9.输尿管支架管护理。

10.尿瘘。

（二）护理评估

1.询问病史，有无既往病史、长期卧床、生活习惯等。了解输尿管结石起病时间及治疗经过。

2.评估排尿是否通畅、尿痛的部位及程度、血尿的性状等。

3.了解辅助检查结果，如彩超、X线检查、尿常规等。

4.了解患者的心理和社会支持状况及对疾病、手术的认知程度。

（三）护理措施

1.术前护理：

（1）给予高营养、丰富维生素、易消化、无刺激的饮食，鼓励多饮水。

（2）如需手术治疗，给予术前心理护理和术前准备，消除患者的恐惧、焦虑。

（3）交待患者术前定位后宜平卧，勿随意移动身体，以免造成结识结石移位。

2.术后护理：

（1）了解手术及麻醉情况，术后按麻醉要求卧床休息。

（2）术后禁食2～3d，待肠蠕动恢复后开始进食。

（3）密切观察生命体征，严密观察和记录尿液颜色、量及患侧肾功能情况。

（4）保持引流管的通畅，防止引流管脱出、受压、扭曲；观察并记录引流液的颜色、量、性状。

（5）肾或输尿管结石患者，术后常规放置双“J”管。嘱患者不宜大幅度活动，防治双“J”管脱出或移位。双“J”管一般术后1个月左右在膀胱镜下拔出。

（6）鼓励多饮水，适当增加粗纤维食物，预防便秘。

（四）健康指导

1.养成良好生活习惯，多运动、多饮水，少吃肉类、动物内脏及菠菜等食物。

2.术后1个月左右来医院拔出双“J”管。多发性结石患者定期复查。

膀胱及尿道结石手术护理规范

一、目的

为规范护理行为，指导临床护士运用专业技术知识，对患者实施整体的专业照顾，加强护理管理、提高护理质量，进一步保障患者安全。

二、范围

适用范围：临床护理单元。

三、参考文献

吴惠平，付方雪.现代临床护理常规[M].北京：人民卫生出版社，2018.

四、规定

按泌尿系统疾病一般护理规范护理。

（一）护理评估

1.评估病史，了解患者的既往病史及有无长期卧床史，了解起病时间及治疗经过。

2.评估患者有无血尿、尿痛、排尿困难等表现；评估患者疼痛程度，有无尿潴留及膀胱内感染征象；评估患者膀胱痉挛及自主排尿的情况。

3.了解辅助检查结果如尿常规、彩超、X线检查等。

4.了解患者的心理和社会支持状况及对疾病、手术的认知程度。

（二）护理措施

1.术前护理：

（1）患者有血尿、疼痛等症状时，卧床休息。

（2）观察患者血尿、尿痛、排尿困难等表现。

（3）对症护理，遵医嘱用药。对膀胱痉挛、尿痛等，应用解痉药。对尿潴留者，可给予热敷或诱导排尿，必要时实施导尿术。对于膀胱内感染者，遵医嘱应用抗生素。

（4）拟手术治疗者，做好术前准备。

（5）给予心理护理消除患者的恐惧、焦虑。

2.术后护理：

（1）了解手术及麻醉情况，根据麻醉要求卧位休息。

（2）鼓励患者多活动、多饮水、多食粗纤维食物，保持大便通畅。

（3）保持伤口敷料的清洁、干燥，做好会阴部护理，防止感染。

（4）保持造瘘管、导尿管的通畅。

（5）持续进行膀胱冲洗时，依据尿液的颜色及性状调节冲洗液的滴速。

（6）拔除导尿管前，必先行夹管功能训练，排尿恢复后拔除导尿管。

（三）健康指导

1. 鼓励患者多饮水，多食蔬菜、水果、酸性食物，多活动，以防结石再发。

2. 指导尿道狭窄患者须定期行尿道扩张术。

膀胱肿瘤切除手术护理规范

一、目的

为规范护理行为，指导临床护士运用专业技术知识，对患者实施整体的专业照顾，加强护理管理、提高护理质量，进一步保障患者安全。

二、范围

适用范围：临床护理单元。

三、参考文献

吴惠平，付方雪.现代临床护理常规[M].北京：人民卫生出版社，2018.

四、规定

按泌尿系统疾病一般护理规范护理。

（一）护理关键点

1. 血尿。

2. 尿瘘。

3. 出血。

4. 切口感染。

5. 疼痛。

6. 膀胱镜检查护理。

7. 泌尿造口护理。

8. 营养失调-低于机体需要量。

9. 膀胱冲洗。

10. 膀胱灌注化疗。

（二）护理评估

1. 评估健康史，了解患者年龄、性别、职业、有无其他伴随疾病。

2. 评估腹部肿块、血尿的程度及形状、有无尿痛及腹痛等。

3. 了解辅助检查结果如尿细胞学、影像学及膀胱镜检查等。

4. 评估患者心理和社会支持状况，了解患者对手术方式及疾病知识的认知程度。

（三）护理措施

1. 术前护理：

（1）病情严重者，应卧床休息，观察和记录排尿情况及血尿程度。

（2）行膀胱全切术、肠道代膀胱术的患者，按肠切除准备肠道，行输尿管皮肤造口者，术前须彻底清洁皮肤。

（3）做好心理护理，给予相关指导，缓解患者紧张恐惧情绪。

2. 术后护理：

（1）了解术中及麻醉情况，麻醉清醒后宜取半坐卧位。

（2）肠蠕动恢复后，宜进食高蛋白、丰富纤维的食物，预防便秘。必要时使用开塞露等缓泻剂。

（3）保持导尿管和膀胱造瘘管的通畅，防止受压、扭曲、

（4）保持膀胱冲洗通畅，根据冲洗液颜色深浅调整冲洗速度。

（5）鼓励患者术后多饮水，做好会阴擦洗及尿道口消毒。

（6）膀胱全切患者，给予输尿管支架管、尿管及腹壁造瘘口的护理。

（7）严密观察腹壁造瘘口血液循环、色泽、心态、造口周围皮肤情况，保持瘘管通畅，观察引流液的颜色及量；评估术后有无尿瘘、腹胀、便秘等并发症。

（8）指导患者进行膀胱或代膀胱排尿功能训练。

（四）健康指导

1. 指导患者出院后定期膀胱灌药，定期复查。

2. 指导患者正确进行造瘘口自我护理及正确使用造瘘口袋。

尿道损伤护理规范

一、目的

为规范护理行为，指导临床护士运用专业技术知识，对患者实施整体的专业照顾，加强护理管理、提高护理质量，进一步保障患者安全。

二、范围

适用范围：临床护理单元。

三、参考文献

吴惠平，付方雪. 现代临床护理常规[M]. 北京：人民卫生出版社，2018.

四、规定

按泌尿系统疾病一般护理规范护理。

（一）护理关键点

1. 休克。

2. 疼痛。

3. 尿道出血。

4. 排尿困难。

5. 尿外渗、血肿。

6. 感染的危险。

（二）护理评估

1. 评估健康史，了解受伤时间、地点、暴力性质、程度及接触部位。

2. 评估疼痛的部位、程度及尿道滴血及血尿情况。了解有无排尿困难、尿潴留、尿外渗，是否出现发热、畏寒、虚弱等脓毒血症的症状与体征。

3. 了解辅助检查结果，如X线检查、尿常规等。

4. 评估心理和社会支持状况，了解患者对疾病及手术的认知程度。

（三）护理措施

1. 损伤严重者，卧床休息，安抚患者，消除患者紧张、恐惧等心理。

2. 鼓励患者多饮水，进食易消化、高蛋白半流质饮食。

3. 遵医嘱给予镇静、止痛、止血药物。口服乙烯雌酚抗阴茎勃起，以利休息。使用抗生素预防感染。

4. 协助医师处理急性尿潴留，遵医嘱留置导尿管。

5. 密切观察生命体征，观察伤口渗血、尿外渗情况。

6. 仔细观察血尿颜色的深浅变化、腹膜刺激征及疼痛的程度，了解损伤部位、有无感染等。尿道球部损伤、会阴部肿胀引起疼痛，表现为排尿时加重；前尿道破裂，可出现滴血甚至流血；后尿道破裂，可出现初期血尿和终末血尿。

7. 保持导尿管和引流管通畅，观察引流物的量、色、性状及气味。

8. 保持会阴部清洁，定期会阴擦洗。

（四）健康指导

1. 交待患者留置导尿管的注意事项，鼓励多饮水。

2. 对于有尿道狭窄者，指导患者定期进行尿道扩张。

前列腺手术护理规范

一、目的

为规范护理行为，指导临床护士运用专业技术知识，对患者实施整体的专业照顾，加强护理管理、提高护理质量，进一步保障患者安全。

二、范围

适用范围：临床护理单元。

三、参考文献

吴惠平，付方雪. 现代临床护理常规[M]. 北京：人民卫生出版社，2018.

四、规定

按泌尿系统疾病一般护理规范护理。

（一）护理关键点

1. 排尿困难。

2. 瘘。

3. 切口感染。

4. 出血。

5. 尿失禁。

6. 营养失调-低于机体需要量。

7. 慢性疼痛。

8. 前列腺穿刺术护理。

（二）护理评估

1. 评估健康史，了解既往史及治疗经过，有无高血压、糖尿病及其他疾病。

2. 评估患者的排尿情况，有无尿潴留及膀胱内感染征象。评估心肺等重要脏器功能，了解手术耐受能力。

3. 了解辅助检查结果如彩超、尿流率检查等。

4. 评估患者对疾病手术的认识和心理状态，有无紧张、焦虑等。

（三）护理措施

1. 术前护理：

（1）患者进食高蛋白、高热量、无刺激的食物，忌烟酒。

（2）做好术前准备。

（3）给予术前指导和心理护理，减轻患者恐惧、害怕等不良情绪。

2. 术后护理：

（1）了解术中及麻醉情况，按相应麻醉后护理常规。术后1周内绝对卧床，平卧2d后改半坐卧位，固定三腔气囊管于右侧大腿，保持双下肢平直，避免随意弯曲。

（2）肠蠕动恢复或肛门排气后，逐渐恢复饮食。鼓励多饮水。保持大便通畅。可给予缓泻剂预防便秘，术后禁止灌肠。

（3）持续膀胱冲洗者，根据冲洗液的颜色、性状调节冲洗速度，预防术后继发出血、血凝块堵塞导尿管；准确记录冲洗量和排出量。

（4）卧床期间，协助按摩下肢肌肉，促进血液循环，预防静脉血栓形成。

（5）拔导尿管前，应做夹管功能锻炼。指导患者做提肛锻炼，恢复膀胱括约肌功能。

（四）健康指导

1. 指导患者术后第2～3周，凝固坏死组织脱落，半数患者的尿液呈淡红色，若排尿通畅、无痛，属正常现象，不必惊慌，大量饮水后可自行消失。

2. 术后6周内禁止性生活、提重物、用力排便及走远路。

3. 避免憋尿，预防泌尿系统感染。

包皮环切术护理规范

一、目的

为规范护理行为，指导临床护士运用专业技术知识，对患者实施整体的专业照顾，加强护理管理、提高护理质量，进一步保障患者安全。

二、范围

适用范围：临床护理单元。

三、参考文献

吴惠平，付方雪. 现代临床护理常规[M]. 北京：人民卫生出版社，2018.

四、规定

按泌尿系统疾病一般护理规范护理。

（一）护理关键点

1. 排尿困难。

2. 局部疼痛。

3. 切口感染。

4. 出血。

5. 水肿。

（二）护理评估

1. 询问患者个人卫生习惯。

2. 评估有无排尿困难、局部疼痛、水肿、感染及溃烂。评估疼痛的程度及包皮的水肿程度。

3. 了解患者对手术的认识和心理状态。

（三）护理措施

1. 术前护理：

（1）做好术前准备。

（2）给予术前指导和心理护理，消除患者紧张恐惧情绪。

2. 术后护理：

（1）观察切口渗血及血运情况，及时更换敷料，保持局部清洁干燥，避免尿液渗湿敷料。

（2）遵医嘱应用抗生素，预防并控制感染。

（3）着宽松清洁内裤，防治挤压、摩擦阴茎。

（4）防止阴茎勃起，减轻患部充血，促进伤口愈合。小儿给予口服冰水，成人遵医嘱应用雌激素。

（四）健康指导

1. 指导患者养成良好的生活及卫生习惯，保持会阴部清洁。

2. 术后1个月内避免性生活。

第七节　骨科疾病护理规范

骨科疾病一般护理规范

一、目的

为规范护理行为，指导临床护士运用专业技术知识，对患者实施整体的专业照顾，加强护理管理、提高护理质量，进一步保障患者安全。

二、范围

适用范围：临床护理单元。

三、参考文献

吴惠平，付方雪.现代临床护理常规[M].北京：人民卫生出版社，2018.

四、规定

按外科疾病手术一般护理规范护理。

（一）护理关键点

1. 疼痛。

2. 出血。

3. 感染。

4. 神经损伤。

5. 肿胀。

6. 畸形。

（二）护理评估

1. 评估伤口及肢体运动、感觉、动脉搏动和末梢血运、温度情况、了解受伤和污染程度。

2. 评估生命体征，严密观察面色、神志、尿量，是否有失血性休克征象等。评估有无其他危及生命的重要脏器损伤。

3. 了解受伤经过及急救处理情况。

4. 评估患者的心理状况。

（三）护理措施

1. 除急诊手术禁食禁饮外，其他患者给予高钙、高蛋白、丰富维生素、易消化食物，鼓励患者多饮水。

2. 根据病情正确安置体位，抬高患肢（高于心脏水平），卧硬板床或气垫床硬档，保持关节功能位。

3. 密切观察病情变化，监测生命体征、意识状态、出入量以及患肢末梢血液循环、感觉、运动情况，发现异常及时报告医师，采取适当的护理措施，准确，及时做好记录。

4. 主动协助或指导搬运安置老年和严重外伤患者；检查全身，查清受伤部位；排除大出血、内脏损伤及休克等严重问题；协助诊断有无多发伤。

5. 骨折患者注意固定骨折部位，限制局部活动，根据骨折及固定情况适当地协助或指导患者进行被动或主动的功能锻炼。

6. 活动受限、卧床时间长的患者，注意预防压疮、坠积性肺炎、泌尿系统感染和深静脉栓塞、肌肉萎缩及关节僵直等并发症。

7. 了解患者的心理状态，做好心理护理。

（四）健康指导

1. 加强营养。

2. 保持良好心境。

3. 预防再次外伤。

4. 加强功能锻炼。

5. 定期复查。

开放性骨折护理规范

一、目的

为规范护理行为，指导临床护士运用专业技术知识，对患者实施整体的专业照顾，加强护理管理、提高护理质量，进一步保障患者安全。

二、范围

适用范围：临床护理单元。

三、参考文献

吴惠平，付方雪.现代临床护理常规[M].北京：人民卫生出版社，2018.

四、规定

按外科及骨科疾病一般护理规范护理。

（一）护理关键点

1.疼痛。

2.出血。

3.神经损伤。

4.外固定支架护理。

5.感染。

6.脂肪栓塞。

7.骨筋膜室综合征。

8.深静脉血栓形成。

9.活动障碍：肌肉萎缩、关节僵硬、压疮、便秘。

10.切口及引流管引流。

11.内固定物失效。

12.石膏或支具护理。

（二）护理评估

1.评估伤口及肢体运动、感觉、动脉搏动和末梢血运、温度情况、了解受伤和污染程度。

2.评估生命体征，严密观察面色、神志、尿量，是否有失血性休克征象等。评估有无其他危及生命的重要脏器损伤。

3.了解受伤经过及急救处理情况。

4.评估患者的心理状况。

（三）护理措施

1.术前护理：

（1）生命体征不平稳者，首先抢救生命，尽早建立静脉通路，给予高流量吸氧。

（2）初步固定骨折部位，保护创面。开放性骨折、骨折端外露者，切勿随意复位。用无菌敷料保护创面，夹板固定。

（3）防止进一步加重损伤。搬动患者时注意稳、准、轻。尽量减少不必要的搬动，交待患者少动，避免加重损伤。

（4）遵医嘱注射TAT和使用抗生素。

（5）用止血带止血，2h更换包扎部位，密切观察血液循环情况。更换部位时至少比原包扎部位高2～3cm。

（6）积极做好术前准备。患者受伤后开始禁饮食，争取手术最佳时机；配合医师进行各项术前检查；给予心理疏导，稳定患者情绪，积极配合治疗。

2.术后护理：

（1）了解术中及麻醉情况，患肢适当抬高并固定于功能位。

（2）麻醉清醒后鼓励患者进食，加强营养促进愈合。

（3）严密观察伤口渗血及患肢末梢血运情况，根据病情特点指导患者进行功能锻炼。

（4）安装外固定架者，防感染、防松动。

（5）长期卧床者，按时翻身、拍背，鼓励多饮水，预防压疮、坠积性肺炎、泌尿道感染等。

（四）健康指导

1.交待患者外固定架使用时间：成人10～14周，儿童6～8周，每月门诊复查。

2.指导和鼓励患者进行患肢功能锻炼。

肢体骨折内固定护理规范

一、目的

为规范护理行为，指导临床护士运用专业技术知识，对患者实施整体的专业照顾，加强护理管理、提高护理质量，进一步保障患者安全。

二、范围

适用范围：临床护理单元。

三、参考文献

吴惠平，付方雪.现代临床护理常规[M].北京：人民卫生出版社，2018.

四、规定

按外科及骨科疾病一般护理规范护理。

（一）护理关键点

1.疼痛。

2.出血。

3.神经损伤。

4.感染。

5.脂肪栓塞。

6.深静脉血栓形成。

7.活动障碍：肌肉萎缩、关节僵硬、压疮、便秘。

8.切口及引流管引流。

9.内固定物失效。

（二）护理评估

1.了解受伤史、年龄、既往健康状况；明确外力的方式、性质、程度，估计伤情。

2.评估生命体征、意识状态、出血量、尿量等，评估伤肢有无畸形、末梢血运、感觉和运动情况；判断是否发生血管、神经损伤。

3.了解伤肢X线摄片情况。

4.了解患者对骨折治疗的认识及心理反应。

（三）护理措施

1. 术前护理：

（1）给予高蛋白、高钙、丰富维生素饮食。需急诊手术者禁食。

（2）评估伤情，首先处理危及生命安全的并发症。

（3）行牵引者要保持牵引的正确方式和有效效能，不能随意增减重量。

（4）遵医嘱完成各项术前检查，做好抗生素皮试、备血等术前准备。

2. 术后护理：

（1）了解术中及麻醉情况，监测生命体征等。

（2）术后24h局部冰敷，抬高患肢，并注意患肢血运。肢体骨折内固定，大多数是坚强内固定，一般不需要外固定辅助，但若骨折极不稳定可辅以皮牵引2～4周或石膏固定4～6周。行皮牵引或石膏固定者，按相应护理常规。

（3）麻醉清醒且无恶心、呕吐后，患者可恢复高蛋白、高钙饮食，如排骨，牛奶、鸡蛋等。

（4）观察伤口渗血渗液及引流情况，术后3～5d或敷料浸湿时更换敷料。24h后引流液＜50～100mL时可考虑拔除引流管。

（5）根据病变部位，指导患者进行功能锻炼。

（四）健康指导

1. 指导患者进行康复锻炼。

2. 定期门诊复查以了解病情变化及转归。术后1周内X线照片，了解复位以及内固定情况。骨折牢固愈合后取出内固定。

骨盆骨折护理规范

一、目的

为规范护理行为，指导临床护士运用专业技术知识，对患者实施整体的专业照顾，加强护理管理、提高护理质量，进一步保障患者安全。

二、范围

适用范围：临床护理单元。

三、参考文献

吴惠平，付方雪. 现代临床护理常规[M]. 北京：人民卫生出版社，2018.

四、规定

按外科及骨科疾病一般护理规范护理。

（一）护理关键点

1. 呼吸道管理。

2. 疼痛。

3. 出血。

4. 出血性休克。

5. 牵引护理。

6. 外固定支架护理。

7. 肺栓塞。

8. 下肢深静脉血栓形成。

9. 感染。

10. 并发症：直肠/后尿道/阴道损伤、骶神经根/坐骨神经损伤、股动脉损伤、腹膜后血肿形成、内脏损伤。

11. 切口及引流管。

12. 躯体移动障碍：肌肉萎缩、关节僵硬、压疮、便秘。

（二）护理评估

1. 了解受伤史、急救处理经过和搬运方式。了解生命体征是否平稳，有无创伤和失血性休克。

2. 评估患者是否存在腹内脏器、膀胱、后尿道、直肠、腰骶神经、坐骨神经损伤及腹膜后血肿。

3. 了解X线摄片、CT等检查情况。

4. 评估患者及家属对伤情的认识和心理反应。

（三）护理措施

1. 术前或非手术治疗护理：

（1）受伤24～48h内，严密观察生命体征、神志、尿量等。若患者出现休克表现，应立即报告医师，及时给予抗休克护理。

（2）密切观察患者有无腹痛、腹痛加剧及急性腹膜炎症状；了解肝门有无触痛、疼痛、或出血现象，发现异常应及时报告医师。

（3）注意观察皮下有无出血及出血进展。

（4）遵医嘱留置导尿管，保持其通畅；观察并记录尿液性质、量、及颜色。

（5）防止再骨折或再移位。切勿随意搬动患者及更换体位以防骨折移位，视病情至少卧床2～6周，同时注意预防压疮发生。

（6）骨盆悬吊牵引者，保持吊带平坦、干燥、完整。骨突部位用棉垫保护或酒精按摩，预防压疮。

（7）鼓励患者多饮水多食水果、蔬菜，保持大便通畅，预防便秘，必要时给予缓泻剂。

（8）拟手术者，积极完善各项术前检查、备血、备皮、导尿、清洁灌肠等。

（9）给予患者心理安抚，稳定情绪，减轻紧张、害怕、焦虑等不良情绪。

2. 术后护理：

（1）了解术中及麻醉情况，按麻醉后护理常规护理。

（2）给予心电监护、吸氧，严密观察生命体征、神志、尿量等，防止大出血。

（3）麻醉清醒且无恶心、呕吐后，患者可恢复高蛋白、富含粗纤维、果胶的食物，鼓励多饮水。

（4）观察切口渗血情况，保持引流通畅，防止伤口感染。

（5）术后睡气垫床，平卧和健侧卧交替更换，以预防压疮。尽量减少大幅度搬运患者，防止内固定断裂、脱落。

（6）术后7～10周下床活动，并逐步加强患肢的功能锻炼。

（四）健康指导

1. 指导患者适当功能锻炼。

2. 交待患者出院后1个月、3个月复查，了解内固定有无移位及骨折愈合情况。

化脓性骨髓炎护理规范

一、目的

为规范护理行为，指导临床护士运用专业技术知识，对患者实施整体的专业照顾，加强护理管理、提高护理质量，进一步保障患者安全。

二、范围

适用范围：临床护理单元。

三、参考文献

吴惠平，付方雪. 现代临床护理常规[M]. 北京：人民卫生出版社，2018.

四、规定

按外科及骨科疾病一般护理规范护理。

（一）护理关键点

1. 疼痛。

2. 出血。

3. 感染。

4. 感染性休克。

（二）护理评估

1. 评估患者的健康史，了解既往史、外伤手术史，本病起病时间及治疗经过。

2. 评估局部及全身情况，了解患肢红、肿、热、痛及功能障碍的程度，注意有无渗液、流脓等情况；患肢与健肢是否等长；皮肤有无波动感、窦道口、溃烂、流脓。

3. 了解辅助检查结果，如血常规、尿常规、细菌培养及药敏试验、X线片等结果。

4. 了解患者心理状况，如对疾病的认识，对治疗有无信心等。

（三）护理措施

1. 与患者交谈，给予心理支持与鼓励，帮助患者树立战胜疾病的信心，配合治疗。

2. 给予高蛋白、高热量、丰富维生素饮食。必要时遵医嘱输白蛋白或血浆。

3. 密切观察生命体征及病情变化，注意有无中毒性休克、中毒性心肌炎、转移性脓肿等并发症。

4. 患肢护理：减轻患肢疼痛；尽量减少患肢搬动次数，给予患肢足够的牵引重量，防止感染扩散、病理性骨折、关节畸形；早期患肢制动与功能位，适当保持关节活动度；当炎症消退或伤口愈合时，应开始关节的自主或轻度被动运动。

5. 开窗引流、关节冲洗术后的护理：①正确连接术后冲洗管或引流管。注意将高位管接冲洗管，低位管接引流管；②保持导管冲洗或引流通畅，防止导管堵塞，第一个24h冲洗期间，2～3h快速冲洗30s，防止脓液、血凝块堵塞；以后冲洗过程中管道如有堵塞，应轻轻挤压、旋转两管，快速滴入30s至2min；③冲洗液每天2000～3000mL，根据医嘱调节滴速均匀滴入，观察引流液的颜色性质；④冲洗时间一般为1～2周；⑤拔管时应先拔冲洗管，观察1～2d无渗出物后再拔引流管。

6. 高热患者按高热护理常规护理。

7. 需手术的患者按骨科术前护理常规护理。

（四）健康指导

1. 交待患者出院后遵医嘱继续服用抗生素，以利彻底治愈。

2. 保持患肢功能位，指导功能锻炼，交待患者避免过早负重致病理性骨折。

骨与骨关节结核护理规范

一、目的

为规范护理行为，指导临床护士运用专业技术知识，对患者实施整体的专业照顾，加强护理管理、提高护理质量，进一步保障患者安全。

二、范围

适用范围：临床护理单元。

三、参考文献

吴惠平，付方雪.现代临床护理常规[M].北京：人民卫生出版社，2018.

四、规定

按外科及骨科疾病一般护理规范护理。

（一）护理关键点

1. 疼痛。

2. 出血。

3. 神经损伤。

4. 外固定支架护理。

5. 感染。

6. 脂肪栓塞。

7. 骨筋膜室综合征。

8. 深静脉血栓形成。

9. 活动障碍：肌肉萎缩、关节僵硬、压疮、便秘。

10. 切口及引流管引流。

11. 内固定物失效。

12. 石膏或支具护理。

（二）护理评估

1. 评估健康史，了解患者年龄及一般状况，有无呼吸系统、消化道或淋巴结结核病史及治疗经过。

2. 评估临床症状及体征，了解关节活动度及病程长短，有无咳嗽、咳痰症状，是否有午后低热、盗汗、食欲减退、局部疼痛等表现。

3. 了解辅助检查如红细胞沉降率（ESR）、X线、CT、关节镜等检查结果。

4. 评估患者的心理和社会支持状况。

（三）护理措施

1. 卧床休息，患处局部固定并制动，以减轻疼痛，防止病理性骨折。

2. 给予高蛋白、高热量、含丰富维生素的饮食。贫血时，宜进食含铁高的食物；盗汗多时增加饮水量。

3. 严密观察病情变化，观察是否有消瘦、贫血、患处肿胀、流脓、截瘫或肌力减弱、大小便障碍、关节僵硬、强直、行走障碍等。

4. 皮肤有窦道流脓者，伤口应每天换药。

5. 行石膏固定、牵引术者，按石膏固定、牵引术护理常规护理。

6. 截瘫者，按截瘫护理常规护理。

7. 手术治疗者，积极做好术前准备。

（1）术前抗结核治疗2～4周，抗结核药宜早晨空腹服。注意观察抗结核药的副作用，如出现耳鸣、耳聋、口唇麻木、手足麻木、大小便减少、血尿、恶心呕吐时，及时报告医护人员，复查肝肾功能，调整药物。

（2）术前用抗生素2～3d，预防继发感染。

8. 行骨关节术后按相应护理常规护理，注意术后尽早进行肌肉收缩、远端关节活动。

9. 给予心理护理，鼓励患者积极治疗疾病。

（四）健康指导

1. 指导患者加强营养，增强抵抗力。避免重体力劳动，劳逸结合；避免寒冷、潮湿的环境。

2. 指导患者术后遵医嘱坚持抗结核治疗半年以上。自我观察药物的副作用，如出现耳鸣、耳聋、口唇麻木、手足麻木、大小便减少、血尿、恶心呕吐时，及时到医院复查肝、肾功能，调整药物。

骨筋膜室综合征护理规范

一、目的

为规范护理行为，指导临床护士运用专业技术知识，对患者实施整体的专业照顾，加强护理管理、提高护理质量，进一步保障患者安全。

二、范围

适用范围：临床护理单元。

三、参考文献

吴惠平，付方雪.现代临床护理常规[M].北京：人民卫生出版社，2018.

四、规定

按外科及骨科疾病一般护理规范护理。

（一）护理关键点

1. 疼痛。

2. 出血。

3. 神经损伤。

4. 饮食护理。

5. 并发症观察及护理。

6. 活动障碍：肌肉萎缩、关节僵硬、压疮、便秘。

7. 切口及引流管引流。

（二）护理评估

1. 评估受伤经过：了解患处局部皮肤有无水泡、肢体疼痛是否进行性加重；评估组织张力、肢体远端感觉、动脉搏动、肢体挛缩情况及有无功能障碍。

2. 评估是否有血压降低、心率加快、心律失常、尿量减少等。

3. 了解电解质、肾功能的检查情况。

4. 评估患者的心理状况，了解其对疾病的认知程度及承受能力。

（三）护理措施

1. 术前护理：

（1）卧床休息，患肢平放、制动、保暖，防止局部坏死组织大量快速进入血液循环导致肾功能的损害。

（2）给予清淡易消化饮食。

（3）需立即行切开减压术时，应禁食。

2. 术后护理：

（1）了解术中及麻醉情况，按麻醉后护理常规护理，做好生命体征监测。

（2）肾功能正常者，给予高蛋白、高热量饮食；肾功能不全者限制蛋白质摄入。

（3）严密观察病情变化，注意观察患处局部皮肤有无水泡、肢体疼痛是否加重。评估组织张力、肢体远端感觉、动脉搏动、肢体挛缩情况及有无功能障碍。观察尿液量及性状，记录24h尿量。

（4）局部切开减压后及时更换辅料，保持敷料干燥无异味，预防感染。

（5）遵医嘱给予抗生素、脱水、利尿剂。

（6）及时采取血标本查电解质、肾功能等，尽早防治休克、肾衰、高血钾、电解质紊乱等并发症。

（7）发生肾衰、休克时按相应护理常规护理。

（8）给予患者心理安抚，缓解患者紧张、焦虑等情绪。

（四）健康指导

1. 交待患者住院期间坚持绝对卧床，患肢制动、平放。

2. 指导患者病情恢复期康复锻炼。

脊柱骨折护理规范

一、目的

为规范护理行为，指导临床护士运用专业技术知识，对患者实施整体的专业照顾，加强护理管理、提高护理质量，进一步保障患者安全。

二、范围

适用范围：临床护理单元。

三、参考文献

吴惠平，付方雪.现代临床护理常规[M].北京：人民卫生出版社，2018.

四、规定

按外科及骨科疾病一般护理规范护理。

（一）护理关键点

1.呼吸困难。

2.窒息。

3.躯体移动障碍。

4.自理能力下降。

5.疼痛。

6.牵引的护理。

7.颈托及腰围护理。

8.切口及引流管。

9.用药护理：甲强龙冲击疗法。

10.潜在并发症。

11.体温失衡。

12.排便排尿异常。

（二）护理评估

1.评估健康史，了解受伤的部位和搬运方式；有无脊柱的病变如肿瘤、骨质疏松等。

2.评估指端血运循环情况，如有无剧烈疼痛、肿胀、麻木感、皮肤温度有无降低。

3.评估脊髓受压情况，有无神经损伤以及双上下肢的感觉运动功能是否正常。评估有无合并脱位及全身性并发症。

4.了解脊柱检查情况，了解病变的性质及程度。

5.评估患者的心理状况，对相关疾病及手术知识的了解程度。

（三）护理措施

1.术前护理：

（1）进食高蛋白、丰富维生素、清淡的食物。忌烟。

（2）拟手术治疗时，积极做好术前准备和术前指导。

（3）防止脊柱再骨折或骨折移位，患者须绝对卧床，睡硬板床。根据脊髓受压情况，将肢体按功能位放置，防止肌肉萎缩、关节畸形。必须移动和翻身，均应严格按2～3人轴线翻身法。移动时要由2～3人用手同时将患者平托至硬板床上，或者由2～3人扶患者躯干，使身体成整体滚动至硬板床上。

（4）牵引患者按牵引护理常规护理。

（5）有针对性地对患者进行心理疏导，协助患者进行生活护理。

2.术后护理：

（1）了解麻醉和手术方式、术中补液和输血情况。

（2）术后监测生命体征及病情变化，观察引流和功能恢复程度。颈胸椎骨折的患者密切观察呼吸情况，出现呼吸困难及时处理。

（3）肢体血液循环不良时，略抬高患肢，高于心脏水平。

（4）留置伤口引流管的患者，按引流管护理常规。

（四）健康指导

1.注意休息，活动时注意安全，防止再次损伤。

2.根据损伤部位指导患者术后3～6个月内下床活动时戴颈围、腰围或支架，半年内避免从事重体力劳动。

3.行内固定术后1个月、3个月、6个月后复查，检查内固定有无松动移位，观察骨折愈合及神经恢复情况，并指导后期康复锻炼。

关节镜手术护理规范

一、目的

为规范护理行为，指导临床护士运用专业技术知识，对患者实施整体的专业照顾，加强护理管理、提高护理质量，进一步保障患者安全。

二、范围

适用范围：临床护理单元。

三、参考文献

吴惠平，付方雪.现代临床护理常规[M].北京：人民卫生出版社，2018.

四、规定

按骨科疾病护理规范护理。

（一）护理关键点

1.疼痛。

2.出血。

3.肿胀。

4.活动受限。

5.肌肉萎缩。

6.关节僵硬。

（二）护理评估

1.评估病变关节局部是否有肿痛、肿胀，评估皮肤颜色改变、有无瘢痕及活动有无障碍。

2.术后观察伤口渗血及关节肿胀情况。

3.了解患者对关节镜手术的认识及心理状态。

（三）护理措施

1.术前护理：

（1）做好术前准备。

（2）行关节近端肌肉收缩训练。

2.术后护理：

（1）术后卧床1～3d，抬高患肢15°～30°，床上行关节近端肌肉收缩；3d后行直腿抬高运动，每天2次，每次15～20min；1周后开始关节活动，防止关节僵硬。

（2）术后观察患肢远端血运是否良好，防止绷扎过紧影响肢体血运。

（3）局部肿胀明显者，术后24h内行冰敷，预防局部血肿。

（四）健康指导

指导患者肢体行关节近端肌肉收缩，告知支腿抬高的角度和方法。

脊柱矫形术护理规范

一、目的

为规范护理行为，指导临床护士运用专业技术知识，对患者实施整体的专业照顾，加强护理管理、提高护理质量，进一步保障患者安全。

二、范围

适用范围：临床护理单元。

三、参考文献

吴惠平，付方雪.现代临床护理常规[M].北京：人民卫生出版社，2018.

四、规定

按外科及骨科疾病一般护理规范护理。

（一）护理关键点

1.呼吸困难。

2.窒息。

3.躯体移动障碍。

4.自理能力下降。

5.疼痛。

6.牵引的护理。

7.颈托及腰围护理。

8.排便排尿异常。

（二）护理评估

1.评估健康史，了解患者既往病史。

2.评估脊柱侧弯的程度，是否有压迫脊髓及神经功能减退的表现。

3.了解脊柱检查情况，了解病变的程度。

4.评估患者的心理状态及其对手术的认知程度。

（三）护理措施

1.术前护理：

（1）告知患者手术目的是避免侧弯加重影响心肺功能，手术并不能使畸形完全消失，让患者做好思想准备。

（2）牵引的患者，按牵引护理常规护理。

（3）侧弯严重、压迫脊髓致不全瘫的患者，限制活动范围并有专人陪护，以防外伤。

（4）加强肺功能锻炼，减少术后并发症，如术前嘱患者吹气球、进行深呼吸训练等。

（5）加强营养，多食含蛋白质、维生素丰富的食物；多吃富含粗纤维的食物，预防便秘。

（6）给予心理安抚和支持，鼓励患者树立战胜疾病的信心。

2. 术后护理：

（1）了解术中及麻醉情况，术后严密观察生命体征变化，麻醉完全恢复后，观察双下肢的感觉和运动功能。

（2）麻醉完全恢复后，逐渐恢复饮食。

（3）保持脊柱矫形术后修复的稳定性，2～3h给予脊柱轴线翻身，预防压疮。

（4）评估伤口是否疼痛，严重者遵医嘱给予止痛剂。

（5）有各种引流管者，按各引流管护理常规。

（6）根据病情及手术方式制定锻炼计划。术后2周内可在床上做适当的四肢活动和深呼吸运动；3～4周后可戴支架由坐位逐渐过渡到床旁站位及离床活动；活动范围及强度循序渐进。

（四）健康指导

1. 告知患者出院后需穿石膏背心或支具至少半年。

2. 坚持四肢功能锻炼，避免剧烈体育运动、负重和脊柱过度弯曲，旋转等活动，防止发生脱钩、断棒等并发症。

3. 出院后半年复诊，出现异常情况及时就诊。

颈椎手术护理规范

一、目的

为规范护理行为，指导临床护士运用专业技术知识，对患者实施整体的专业照顾，加强护理管理、提高护理质量，进一步保障患者安全。

二、范围

适用范围：临床护理单元。

三、参考文献

吴惠平，付方雪.现代临床护理常规[M].北京：人民卫生出版社，2018.

四、规定

按外科及骨科疾病一般护理规范护理。

（一）护理关键点

1. 呼吸困难。

2. 窒息。

3. 躯体移动障碍。

4. 自理能力下降。

5. 疼痛。

6. 牵引的护理。

7. 颈托及腰围护理。

8. 切口及引流管。

9. 用药护理：甲强龙冲击疗法。

10. 潜在并发症。

11. 体温失衡。

12. 排便排尿异常。

（二）护理评估

1. 评估四肢感觉和运动情况，了解肢体麻木、疼痛以及活动受限的程度。

2. 询问有无头痛、头晕、恶心、呕吐、耳鸣、视物模糊、摔倒及外伤史。

3. 了解颈椎检查结果及损伤程度。

4. 评估患者的心理状况以及对疾病相关知识的了解程度，是否存在焦虑和恐惧。

（三）护理措施

1. 术前护理：

（1）颈部制动，两侧沙袋固定。

（2）术前1周行气管食管左侧左推训练，以避免术中不适影响手术。

（3）手术区域皮肤准备：颈椎前路手术患者需剃胡须；颈后路备皮上至耳廓上缘平行线，下至肩胛下缘。

2. 术后护理：

（1）术后去枕卧位6h，后睡婴儿枕。颈部制动的期间应尽早进行四肢的功能锻炼。

（2）术后6h后进食流质饮食，逐渐过渡到半流质饮食、普食。

（3）严密观察病情变化；伤口局部有无肿胀，有无喉上神经及喉返神经损伤表现，观察四肢活动及感觉情况、大小便情况等。

（4）鼓励咳嗽排痰，每日行氧气雾化2次。

（5）术后卧床1周，2～3h轴线翻身1次，预防压疮。

（6）伤口引流管的患者按引流管护理常规护理。

（四）健康指导

1. 术后一周引流管拔出后，在戴颈围前提下开始坐起，逐步离床活动。做好运动保护，避免颈部剧烈运动。

2. 术后颈部制动，使用颈围或支架固定3个月，3个月后逐渐解除颈围或支架，循序渐进做功能锻炼，如左右侧曲、左右回旋等，以锻炼颈部肌肉，加强颈椎稳定性。

3. 按时复诊，如有异常及时就诊。

创伤性高位截瘫护理规范

一、目的

为规范护理行为，指导临床护士运用专业技术知识，对患者实施整体的专业照顾，加强护理管理、提高护理质量，进一步保障患者安全。

二、范围

适用范围：临床护理单元。

三、参考文献

吴惠平，付方雪. 现代临床护理常规[M]. 北京：人民卫生出版社，2018.

四、规定

按系统专科疾病一般护理规范护理。

（一）护理关键点

1. 压疮。

2. 便秘。

3. 呼吸困难。

4. 心理护理。

5. 尿管护理。

6. 功能锻炼。

7. 教育需求。

（二）护理评估

1. 评估受伤的时间、原因、部位和搬运方式等。

2. 评估有无高热、大小便失禁、便秘、压疮、坠积性肺炎等并发症的表现。

3. 了解CT、MRI等检查结果，了解截瘫平面和程度，以便与术后对比。

4. 评估患者对功能残疾的认识、承受能力及心理状态。

（三）护理措施

1. 受伤现场急救及搬运患者时注意保护局部，妥善固定，防治加重损伤。

2. 帮助患者平卧硬板床，有条件者垫气垫床，2～3h翻身1次，防止压疮。出现压疮者按压疮护理常规。对已形成的面积较大、组织坏死较深的压疮，按外科原则处理创面。

3. 保持呼吸道通畅。鼓励患者深呼吸、用力咳嗽；协助患者勤翻身、轻叩胸背部，促进肺膨胀及排痰；遵医嘱雾化吸入，必要时吸痰。

4. 严密观察呼吸情况，出现呼吸困难者，备气管切开包于床旁，必要时行气管切开。

5. 发热患者首选物理降温，按发热护理常规。低温患者注意保暖，适当调高室温，必要时采用物理调温，使用热水袋、电热毯时注意防烫伤。

6. 截瘫早期留置尿管，持续引流尿液，2～3周后改为4～6h开放1次，以训练膀胱反射或自律收缩功能；其余按导尿管护理常规护理。

7. 每天做肌肉按摩关节活动4次，预防肌肉萎缩和关节固定畸形发生；足部用软枕支垫或穿钉子鞋使踝关节保持90°位置，预防足下垂畸形。

8. 给予心理支持，注意多与患者交流，鼓励患者树立战胜疾病的信心。

9. 做好口腔护理等基础护理和日常生活护理。

（四）健康指导

1. 指导患者生活自理，预防烫伤。慎用热水袋，床上擦浴、洗脚等水温应低于正常人，病情需要热敷时将温度控制在50℃。

2. 指导患者进行四肢截瘫者的功能训练，有助于预防关节僵硬和肌肉萎缩。对上肢进行抓握、上举等功能锻炼，双下肢行主动或被动的关节伸屈活动及肌肉按摩，逐步训练翻身、坐床、平衡、转移、坐轮椅、站立和行走等功能训练。

腰椎间盘突出手术护理规范

一、目的

为规范护理行为，指导临床护士运用专业技术知识，对患者实施整体的专业照

顾，加强护理管理、提高护理质量，进一步保障患者安全。

二、范围

适用范围：临床护理单元。

三、参考文献

吴惠平，付方雪.现代临床护理常规[M].北京：人民卫生出版社，2018.

四、规定

按外科及骨科疾病一般护理规范护理。

（一）护理关键点

1.疼痛。

2.腰围护理。

3.出血。

4.切口及引流管引流。

5.并发症的观察与处理。

6.躯体活动障碍。

（二）护理评估

1.评估腰部有无外伤、慢性劳损及手术史。

2.评估腰部及肢体疼痛性质，了解诱发及加重原因。

3.对比评估双下肢感觉、运动、反射，评估有无肢体麻木、疼痛，强迫体位、大小便功能障碍及马鞍区感觉障碍等马尾神经受压症状。

4.评估患者的心理状况，了解是否存在焦虑和恐惧心理。

（三）护理措施

1.术前护理：

（1）腰腿疼痛严重的患者，遵医嘱使用止痛剂。

（2）术前绝对卧硬板床，抬高床头20°，膝关节屈曲以放松背部肌肉。

2.术后护理：

（1）监测生命体征及病情变化，观察大小便及神经功能恢复情况，观察有无并发症发生的征象。

（2）术后尿潴留的患者，可用听流水声、热敷或按摩膀胱区等诱导排尿，必要时行留置导尿。

（3）功能锻炼：①术后第3d鼓励患者行主动支腿抬高和双下肢踩单车式的蹬腿锻炼，协助患者屈膝屈髋等被动活动，以避免手术后神经根粘连；②术后1周进行腰背肌肉锻炼：取仰卧位，用头、双肘及双足跟着床，使臀部离床，腹部前凸如拱桥，稍倾放下，重复进行。运动量循序渐进，以不引起腰腿疼加重为宜。

（四）健康指导

1.指导患者避免再损伤。避免弯腰、长期站立或上举重物等动作，保持正确坐姿，佩戴腰围3个月，利用人体力学原理节省体力，避免损伤。

2.卧床3～4周后下地活动；在保持正确姿势的前提下，恢复一般轻体力工作，半年内禁止重体力劳动。

3. 出院后3～6月复查，出现异常及时就诊。

脊柱结核护理规范

一、目的

为规范护理行为，指导临床护士运用专业技术知识，对患者实施整体的专业照顾，加强护理管理、提高护理质量，进一步保障患者安全。

二、范围

适用范围：临床护理单元。

三、参考文献

吴惠平，付方雪.现代临床护理常规[M].北京：人民卫生出版社，2018.

四、规定

按外科及骨科疾病一般护理规范护理。

（一）护理关键点

1. 疼痛。

2. 饮食与排泄。

3. 心理护理。

4. 切口护理。

5. 并发症观察及护理。

6. 教育需求。

（二）护理评估

1. 询问患者的健康史，既往有无呼吸系统、消化系统或淋巴结核病史及治疗经过。

2. 评估临床症状及体征，了解疼痛的性质、部位，有无低热、盗汗、脉速、疲乏、食欲不振、消瘦、贫血、牙痛及波动感等表现；了解有无局部溃疡及窦道，有无脊柱受限、跛行以及脊髓受压引起的截瘫症状和体征。

3. 了解辅助检查结果如血沉、X线检查等。

4. 评估患者对疾病的认知程度及态度。

（三）护理措施

1. 术前护理：

（1）绝对卧硬板床休息，以减轻椎体压力，防止脊髓变性和神经受损。

（2）给予高蛋白、高热量及维生素饮食。

（3）讲解手术相关知识及内固定植骨的意义，增强患者治疗疾病的信心。

（4）遵医嘱应用抗结核药物，密切观察有无肝脏受损、多发性神经炎及听神经损害的表现，发现异常及时采取措施。

（5）给予心理护理，缓解患者心理压力。

2. 术后护理：

（1）了解术中及麻醉情况，严密观察生命体征、神志等变化。

（2）麻醉完全清醒后逐渐恢复饮食。腹前入路手术者，待肛门排气后开始进食。

（3）保持呼吸道通畅，防止呼吸道感染。每天雾化吸入3次；有胸闷、呼吸困难时立即报告医师处理。

（4）保持伤口敷料清洁干燥，渗湿及时更换。

（5）有胸腔闭式引流者按胸腔闭式引流护理常规。

（6）预防便秘，指导患者自我腹部按摩。

（四）健康指导

1.指导患者遵医嘱抗结核治疗12～18个月。注意观察毒性反应，定时检查肝肾功能、血沉、血常规。

2.坚持肢体功能锻炼。行内固定术后1个月、3个月、6个月复查。

第八节　烧伤外科疾病护理规范

烧伤外科疾病手术一般护理规范

一、目的

为规范护理行为，指导临床护士运用专业技术知识，对患者实施整体的专业照顾，加强护理管理、提高护理质量，进一步保障患者安全。

二、范围

适用范围：临床护理单元。

三、参考文献

吴惠平，付方雪.现代临床护理常规[M].北京：人民卫生出版社，2018.

四、规定

（一）按外科疾病手术一般护理规范护理。

（二）保持病室清洁、整齐、安静、安全、舒适，病室每日开窗通风2次，每次15～20min，保持室温在18℃～25℃，相对湿度为50%～60%。做好消毒隔离，防止交叉感染。

（三）遵医嘱进行特级护理或一级护理。

（四）在疾病的不同阶段分别给予禁食、流食、普食；给予高蛋白、高热量、含丰富维生素、无刺激、易消化的饮食。忌烟酒。

（五）病情危重时卧床休息，定时翻身，防止创面受压或压疮形成。

（六）密切观察病情及生命体征的变化，重点观察血氧饱和度与每小时尿量。

（七）烧伤12h内入院者，送手术室清创；重度烧伤者先行抗休克治疗，待血压、脉搏平稳后方可送手术室清创处理；术后回病房，安置在铺有无菌敷料的床上。

（八）采用暴露或半暴露疗法者随时清除分泌物，以保护创面；冬季保暖，夏季防蝇。采用包扎疗法者，防止敷料脱落，保持敷料清洁干燥。

（九）恢复期患者，指导功能锻炼，做好心理护理。

烧伤休克期护理规范

一、目的

为规范护理行为，指导临床护士运用专业技术知识，对患者实施整体的专业照顾，加强护理管理、提高护理质量，进一步保障患者安全。

二、范围

适用范围：临床护理单元。

三、参考文献

吴惠平，付方雪.现代临床护理常规[M].北京：人民卫生出版社，2018.

四、规定

按外科及烧伤外科一般护理规范护理。

（一）护理关键点

1.休克护理。

2.创面护理。

3.饮食护理。

4.心理安慰。

5.包扎。

6.教育需求。

（二）护理评估

1.评估受伤史，了解烧伤原因、受伤时间、环境及治疗经过，有无其他部位的合并伤。仔细评估有无低血氧饱和度及少尿等。

2.评估烧伤的程度、烧伤后的肢体功能及生命体征，了解有无呼吸困难、高热、喉头水肿的现象。有无影响吞咽、禁食、进饮等情况。

3.了解实验室检查结果如血常规、肝肾功能、电解质、血培养检查等。

4.评估患者精神、心理状态及社会支持情况。

（三）护理措施

1.休克期护理：

（1）给予患者平卧，适当镇静止痛，避免诱发休克的各种因素。

（2）禁食或遵医嘱给予少量流食。

（3）密切观察生命体征、神志、口渴程度、面色及每小时尿量、尿比重等变化。

（4）准确记录24h出入量，行抗休克液体疗法，根据临床表现调整输液速度。

（5）保持各管道通畅，呼吸道烧伤者做好气管切开准备。

（6）备好休克抢救的药物和器械。

2.感染期护理：

（1）鼓励患者多进高蛋白、高能量饮食，必要时可通过其他途径补充能量，摄入热卡量3000～4000kcal/d。

（2）严密观察患者生命体征、神志、尿量和创面情况，高热、寒战或低体温者30min测体温1次。

（3）恶心、呕吐、腹胀、腹泻者禁食，必要时行胃肠减压。

（4）烦躁不安或有精神症状者，使用床档和护栏，做好保护措施，防止坠床。

（5）给予口腔、皮肤护理，会阴擦洗等基础护理及日常生活护理，预防压疮等并发症的发生。

（6）与患者交流，给予心理护理，鼓励患者树立战胜疾病的信心。

3.特殊部位烧伤护理：

（1）头面部：

①头面烧伤者常合并有吸入性损伤，注意呼吸道通畅，备气管切开包、抽吸器、氧气于床旁。

②采用暴露疗法，剃除头发，清洁创面。

③休克期过后，取半坐卧位，以利减轻水肿。颈部烧伤者取过伸位。

④保持眼部清洁，及时清除创面分泌物，滴眼药。睑外翻者用眼膏及无菌油纱布保护角膜，防止继发性感染。

⑤防止耳受压，侧卧位时，用圆形棉垫支持。

⑥保持鼻腔清洁通畅，滴少量液状石蜡以防分泌物结痂阻塞。

⑦及时清洗口腔，以保持清洁，防止溃疡或真菌生长。

（2）手部：

①抬高患肢，观察末梢循环及伤口出血情况。

②手指分开包扎，保持手的功能位置。

③创面愈合后，鼓励早期功能锻炼，以减轻手部关节僵直粘连和挛缩。

④肘部或手部的严重烧伤，可导致组织坏死，早期切除焦痂，严密观察病情变化。

（3）会阴部：

①创面充分暴露，剃除阴毛，将双下肢分开成45°。

②便器专人使用，放置便器操作轻巧，避免损伤创面，定期消毒。便后用0.1%的苯扎溴铵清洁会阴及肛门周围皮肤，及时更换被大小便污染的敷料。

③保持导尿管通畅，定期更换尿袋。

④保护创面，及时清除创面分泌物及痂皮，防止感染。

4.吸入性烧伤护理：

（1）床旁备气管切开专用盘，及时更换气管切开外敷料，保持清洁干燥，内套管清洁消毒每4h/次。

（2）固定套管的系带，应以颈部水肿程度调节松紧度，以免滑脱或过紧。

（3）烧伤3～5d后，常有坏死的气管内膜脱落，应密切观察，随时吸出防止窒息。

（4）保持呼吸道湿润，遵医嘱气管内滴入湿化气道的药液，定时雾化吸入。

（5）定时翻身、拍背，预防呼吸道感染。

（6）及时吸出气管内分泌物：如分泌物黏稠，用无菌注射器直接注入5～10mL生理盐水冲洗气管，注完后若患者呛咳，立即吸出。

（7）人工呼吸及辅助呼吸者，按呼吸机使用常规护理。

5.烧伤创面护理：

（1）包扎疗法：

①保持包扎肢体的功能位置；观察肢端血液循环，如发现皮肤青紫、发凉、麻木等异常时报告医师；

②保持敷料清洁、干燥，防止污染，尤其注意腋下及大腿根部处包扎的敷料，如有渗湿，及时添加敷料或更换外敷料。肢体尽量分开，以利保持创面干燥。

③高热、局部搏动性疼痛或有臭味者，提示有感染的危险，通知医师及时处理。

（2）暴露疗法：

①保持室温28℃～30℃，定时空气消毒。

②接触创面时戴手套，注意无菌操作，交替暴露胸、腹、背、臀部的创面。

③随时用吸水敷料将渗液吸干以保持创面干燥。

④保持焦痂干燥完整，定时翻身避免长期受压。

⑤环形烧伤肢体观察末端血液循环。胸部Ⅲ度烧伤者注意呼吸情况。

⑥发现痂下积脓，及时处理。

⑦Ⅲ度焦痂者，涂碘以防真菌生长。

⑧防止患者抓伤创面，必要时约束四肢。

（四）健康指导

1. 指导患者保持烧伤创面清洁干燥，预防创面感染。

2. 指导患者进行相应部位的功能锻炼。

电击烧伤护理规范

一、目的

为规范护理行为，指导临床护士运用专业技术知识，对患者实施整体的专业照顾，加强护理管理、提高护理质量，进一步保障患者安全。

二、范围

适用范围：临床护理单元。

三、参考文献

吴惠平，付方雪.现代临床护理常规[M].北京：人民卫生出版社，2018.

四、规定

按外科及烧伤科一般护理规范护理。

（一）护理关键点

1. 卧床休息。

2. 病情观察：生命体征、神志、尿量及肢体肿胀、感染蔓延等。

3. 预防骨折。

4. 心理护理。

（二）护理评估

1. 紧急评估电击伤的发生时间、电压高低和电流强度、持续受电击时间等。

2. 评估患者的生命体征、神志等，查看烧伤创面的范围、深度等。

3. 了解患者就诊时的精神心理状态。

（三）护理措施

1. 卧床休息，避免血栓脱落造成肺栓塞。

2. 电击伤严重者，给予心电监护、吸氧，观察生命体征、神志、尿量等，注意病情变化。

3. 发生心脏骤停电击休克者，严密监护是否有肢体肿胀、感染蔓延及伤口颜色的改变，预防气性坏疽的发生。

4. 严密观察患者伤口是否有继发性出血，备纱布、止血带、缝合包于床旁。

5. 搬动肢体应谨慎，以防骨折。

6. 给予患者心理安抚，缓解患者心理压力。

（四）健康指导

1. 指导患者保持创面干燥，预防感染。

2. 宣传安全用电，避免再次电击伤。

化学烧伤护理规范

一、目的

为规范护理行为，指导临床护士运用专业技术知识，对患者实施整体的专业照顾，加强护理管理、提高护理质量，进一步保障患者安全。

二、范围

适用范围：临床护理单元。

三、参考文献

吴惠平，付方雪. 现代临床护理常规[M]. 北京：人民卫生出版社，2018.

四、规定

按外科及烧伤科一般护理规范护理。

（一）护理关键点

1. 创面处理。

2. 加速毒物的排泄。

3. 病情观察：头痛、肝区疼痛、少尿或无尿、神经系统和肝肾损害等中毒症状。

4. 心理护理。

5. 教育需求。

（二）护理评估

1. 尽快了解患者发生化学烧伤时的情景、接触化学药品的类型、名称、性质、接触时间等。

2. 评估化学药品烧伤的部位、范围、深度，患者目前的症状和体征。

3. 了解患者对烧伤的认识和目前的精神心理状态。

（三）护理措施

1. 根据不同的化学物质烧伤采取紧急处理，最大限度减轻危害。

（1）强酸强碱烧伤时，立即脱去浸泡有酸碱液的衣服，并用大量清水清洗创面。

（2）生石灰烧伤时，清除生石灰粉末后用清水反复冲洗。

（3）磷烧伤时，用清水或4%碳酸氢钠溶液冲洗，再用1%硫酸铜溶液湿敷，以去除可见磷颗粒，然后用4%碳酸氢钠溶液湿敷创面。禁用油质敷料覆盖或包扎创面。

（4）氢氟酸烧伤后，立即用大量清水冲洗创面，用50%硫酸镁溶液浸泡，然后遵医嘱使用钙剂治疗。

2.遵医嘱加速毒物的排泄，建立静脉输液的通路，使用利尿剂，加速毒物的排泄。

3.严密观察病情变化，防止疾病进一步加重。评估创面疼痛、皮肤色泽的变化；观察有无头痛、烦躁、肝区疼痛、黄疸、少尿或无尿、神经系统和肝肾损害等中毒症状，发现异常及时报告医师并处理。

4.安抚患者，促进患者情绪稳定，提供患者日常生活护理。

（四）健康指导

1.保护创面清洁干燥，防止创面感染。

2.指导安全使用化学物品，正确初步处理化学烧伤。

第九节　颅脑外科疾病护理规范

颅脑外科疾病手术一般护理规范

一、目的

为规范护理行为，指导临床护士运用专业技术知识，对患者实施整体的专业照顾，加强护理管理、提高护理质量，进一步保障患者安全。

二、范围

适用范围：临床护理单元。

三、参考文献

吴惠平，付方雪.现代临床护理常规[M].北京：人民卫生出版社，2018.

四、规定

（一）按外科疾病手术一般护理规范护理。

（二）意识不清、定向障碍、有精神症状及癫痫病史者加床栏，防止坠床，必要时使用约束带。

（三）遵医嘱指导患者进食，昏迷、禁食或鼻饲者每日做口腔护理。

（四）保持大小便通畅，留置导尿管者，4h放尿1次，按留置尿管常规护理。

（五）瘫痪或长期卧床者，做好预防压疮护理。

（六）危重患者按危重患者护理常规护理。。

（七）眼睑闭合不全者，用湿纱布覆盖以保护角膜。

（八）神志清楚者加强心理护理，做好健康指导。

（九）辅助功能锻炼、保持肢体功能位，指导语言及智力训练。

（十）高热、昏迷者按高热、昏迷护理常规护理。

（十一）开颅手术者剃光头发；术前12h禁食，4～6h禁饮；留置尿管；做抗生素过敏试验。

（十二）留置脑室引流管者，按脑室引流护理常规。

脑疝的观察及抢救护理规范

一、目的

为规范护理行为，指导临床护士运用专业技术知识，对患者实施整体的专业照顾，加强护理管理、提高护理质量，进一步保障患者安全。

二、范围

适用范围：临床护理单元。

三、参考文献

吴惠平，付方雪.现代临床护理常规[M].北京：人民卫生出版社，2018.

四、规定

按颅脑外科疾病手术一般护理规范护理。

（一）护理关键点

1.体位。

2.降低颅内压。

3.保持呼吸道通畅。

4.病情观察。

（二）护理评估

1.评估病史，了解导致患者脑疝的原因。

2.观察患者生命体征、意识、瞳孔、对光反射等情况；评估呼吸道是否通畅；评估有无剧烈头痛、喷射性呕吐等颅高压症状。

3.结合CT、MRI、腰穿结果综合评估病情。

（三）护理措施

1.发生意识障碍时，立即取平卧位，头偏向一侧，防止舌后坠，利于分泌物流出。

2.立即建立静脉通道，遵医嘱快速给予脱水剂，降低颅内压。

3.保持呼吸道通畅，持续吸氧。及时清除呼吸道分泌物，必要时准备气管切开。

4.密切观察神志、瞳孔、生命体征等变化。

5.脑疝诊断未明确或一般情况不佳不宜手术时，协助脑室穿刺。

6.对拟行手术患者做好术前准备，以便及时手术。

（四）健康指导

1.出现偏瘫、失语者，坚持肢体功能锻炼和语言训练。

2.保持良好的生活习惯，戒烟酒，加强营养，饮食宜清淡。

3.交待患者及家属出院1月后复查CT。

颅脑外伤护理规范

一、目的

为规范护理行为，指导临床护士运用专业技术知识，对患者实施整体的专业照顾，加强护理管理、提高护理质量，进一步保障患者安全。

二、范围

适用范围：临床护理单元。

三、参考文献

吴惠平，付方雪.现代临床护理常规[M].北京：人民卫生出版社，2018.

四、规定

按颅脑外科疾病手术一般护理规范。

（一）护理关键点

1.颅内压高。

2.呼吸道管理。

3.营养摄入不足。

4.肢体功能障碍。

5.躁动。

6.感染。

7.脑脊液漏。

8.安全护理。

9.并发症。

（二）护理评估

1.评估健康史，了解受伤原因、部位及程度。

2.评估生命体征、神志、瞳孔等，评估有无颅高压或脑疝的临床表现。

3.了解实验室及特殊检查结果，结合CT检查结果综合评估病情。

4.评估患者的心理及社会支持情况。

（三）护理措施

1.绝对卧床休息。昏迷者侧卧，休克者平卧，意识清楚、血压平稳者抬高床头15°～20°。

2.遵医嘱给予高蛋白、丰富维生素及粗纤维含量丰富的饮食。

3.保持呼吸道通畅。分泌物多者，及时抽吸并报告医师尽早行气管切开；呼吸困难者给予吸氧。

4.严密观察生命体征、意识、瞳孔及神经系统定位体征，警惕颅内血肿的发生。观察颅底骨折者有无脑脊液瘘。

5.合并脑脊液耳漏或鼻漏者护理：①避免用力咳嗽，防止擤鼻涕、屏气、打喷嚏；②严禁局部冲洗填塞，勿挖耳、抠鼻，保持外耳道、鼻腔、口腔清洁，禁止从鼻腔吸痰，防止颅内逆行性感染；③取头高、患侧卧位，头下置无菌巾；④推迟到4～5d后安放鼻饲管，避免鼻饲管插入颅内；⑤注意保暖，防止感冒；⑥保持大便通畅，勿用力排便；⑦每日测体温3次，直到脑脊液漏停止后3d；⑧禁做腰穿。

6. 限制入水量在2000mL/d以内，保持尿量在500mL/d以上，保持水电解质平衡；尿失禁或尿潴留者予以导尿；下丘脑损伤引起外伤性尿崩症者按尿崩症护理常规。

7. 必要时做好开颅术前准备。偏瘫、失语者协助早期肢体功能锻炼和语言训练。

8. 给予心理护理，消除患者的恐惧紧张心理。

（四）健康指导

1. 指导偏瘫、失语者进行肢体功能锻炼和语言训练。

2. 行开颅取骨瓣减压者，术后3～6个月内进行颅骨修补术。

血肿清除术护理规范

一、目的

为规范护理行为，指导临床护士运用专业技术知识，对患者实施整体的专业照顾，加强护理管理、提高护理质量，进一步保障患者安全。

二、范围

适用范围：临床护理单元。

三、参考文献

吴惠平，付方雪. 现代临床护理常规[M]. 北京：人民卫生出版社，2018.

四、规定

按颅脑外科疾病手术一般护理规范护理。

（一）护理关键点

1. 术前准备。

2. 体位与饮食。

3. 引流管护理。

4. 并发症观察及护理。

5. 心理护理。

6. 功能锻炼。

7. 教育需求。

（二）护理评估

1. 评估病史，了解患者颅内血肿发生的原因。

2. 评估患者生命体征、神志、瞳孔，准确判断病情。评估是否有颅内高压症状及神经系统定位体征。

3. 了解实验室及特殊检查结果，结合CT结果判断血肿大小。

4. 评估患者的心理及社会支持状况。

（三）护理措施

1. 术前准备：同开颅术前准备。

2. 术后护理：

（1）根据患者情况选择合适体位。拔除引流管后抬高床头15°～20°。

（2）术日禁食，以后遵医嘱给予饮食。

（3）严密观察神志、瞳孔及生命体征变化及颅高压征象，预防脑疝发生。

（4）保持引流管通畅，观察引流量及颜色。

（5）做好心理护理，减轻患者的紧张焦虑情绪。

（6）指导患者床上活动和适当的功能锻炼。

（四）健康指导

1. 保持情绪稳定，自发性出血者将血压控制在正常范围内。忌烟酒。

2. 注意休息，1个月后复查CT。

垂体瘤术后护理规范

一、目的

为规范护理行为，指导临床护士运用专业技术知识，对患者实施整体的专业照顾，加强护理管理、提高护理质量，进一步保障患者安全。

二、范围

适用范围：临床护理单元。

三、参考文献

吴惠平，付方雪. 现代临床护理常规[M]. 北京：人民卫生出版社，2018.

四、规定

按颅脑外科疾病手术一般护理规范护理。

（一）护理关键点

1. 脑水肿。

2. 躁动。

3. 呼吸道护理。

4. 病情观察。

5. 饮食护理。

6. 引流管护理。

7. 心理护理。

8. 教育需求。

（二）护理评估

1. 健康史：详细询问患者病史及伴随症状，初步判断发病的原因。

2. 身体状况：评估患者生命体征、意识状态、瞳孔、肌力及肌张力、感觉功能、深浅反射及病理反射。注意有无进行性颅内压增高及脑疝症状，有无神经功能障碍，如视力减退、视野缺损、睡眠、食欲及性格的改变，有无多饮多尿、复视的现象。是否有电解质及酸碱平衡失调、营养状况及重要脏器功能。评估各项检查结果等。

3. 心理社会状况：评估病人及家属心理状况及社会支持情况，对疾病及其手术治疗方法、目的及结果了解及配合程度。

4. 评估手术方式、麻醉方式及术中情况，了解引流管放置位置、目的及引流情况，观察有无并发症。

（三）护理措施

1. 体位：麻醉未清醒患者给予平卧位，头偏向一侧：麻醉清醒后病情稳定给予抬高床头15°～30°，以利于颅内静脉回流，减轻脑水肿的发生，减少脑脊液鼻漏的发生。

2. 病情观察：严密观察患者的意识、瞳孔、肢体活动以及伤口有无渗液渗血，密切监测生命体征变化情况。出现异常，及时报告医生，及时处理。

3. 呼吸道的护理：及时清除呼吸道分泌物并保持通畅，及时协助病人翻身、拍背，必要时给予雾化吸入，呕吐时头偏向一侧，以免误吸，防止肺部感染。

4. 观察视力、视野：术后观察患者瞳孔对光反应、眼球活动情况。判断视神经功能，通过对鼻侧和额侧能看到的最大范围初略估计视野，与术前做对比。

5. 口腔护理：保持口腔清洁，预防口腔感染。

6. 饮食的护理：术后禁食6～8h后无胃肠道反应者可适量饮水。术后第1d开始逐渐给予高蛋白、低脂、清淡的流质或半流质饮食，忌食辛辣、刺激食物，多吃蔬菜以及糖分少的水果，保持大便通畅。

（四）健康指导

1. 加强功能锻炼，康复训练应在病情稳定后早期开始，包括肢体的被动及主动练习，教会病人及家属自我护理的方法，加强练习，尽早、最大程度地恢复功能，以恢复自理及工作能力，尽早回归社会。

2. 给予高蛋白、高维生素、低脂、清淡易消化饮食。

3. 遵医嘱口服激素药物，并做好用药指导。

4. 避免过度劳累和情绪波动，保持心情舒畅。

5. 病人有视力视野障碍者外出有专人陪伴。

6. 保持鼻腔、口腔的清洁，发现鼻腔有流水样液体，考虑脑脊液漏，应及时就诊。

7. 与患者交谈，正面引导，帮助患者树立战胜疾病的信心和勇气。

8. 帮助患者适应日常生活，参与社会活动和人际交往。

9. 定期复查。

第十节　口腔科疾病护理规范

口腔颌面外科疾病手术一般护理规范

一、目的

为规范护理行为，指导临床护士运用专业技术知识，对患者实施整体的专业照顾，加强护理管理、提高护理质量，进一步保障患者安全。

二、范围

适用范围：临床护理单元。

三、参考文献

吴惠平，付方雪. 现代临床护理常规[M]. 北京：人民卫生出版社，2018.

四、规定

（一）护理评估

1. 评估并记录身体情况，包括生命体征、伤口、主诉等。

2. 评估并记录一般情况，如心理状况、过敏史、遗传史、家庭经济状况等。

3. 评估患者专科疾病情况，按肿瘤、外伤、先天性疾病等评估并记录。

4. 密切观察药物作用及副作用。

（二）护理措施

1. 术前护理：

（1）做好心理护理，解释手术目的、方法及注意事项、消除顾虑、取得配合。

（2）手术前洗澡、更衣、做好全身卫生处理。

（3）术前每日测量并记录体温、脉搏、呼吸3次。如有异常及时告诉医师。

（4）准备手术野皮肤，配血、抗生素皮试并记录。

（5）全麻手术前8h禁食，小儿术前4h禁饮。

（6）保证患者休息及睡眠，必要时服安眠药。

（7）需做皮瓣转移或游离组织瓣整复者，术前练习床上大小便。

（8）行气管切开或带气管插管者，准备写字板或纸笔，便于术后沟通。

（9）手术日贵重物品交家属或护士代为保管，嘱患者排便，手术时间较长者留置导尿管。

（10）注意口腔卫生，用复方替硝唑或1%过氧化氢溶液含漱；口腔卫生不良者，行牙周清刮术；手术当日取下活动性义齿或牙托，置清洁水中保存。

（11）根据不同麻醉方式，准备好床位，必要时备吸痰器、氧气于床旁。

2. 术后护理：

（1）了解手术及麻醉情况，按相应麻醉后护理常规护理，监测生命体征变化。

（2）按疾病特点采取卧位，正颌外科术后患者头部抬高30°。

（3）保持呼吸道通畅，鼓励患者咳出痰液，痰液多时及时吸出，必要时遵医嘱做雾化吸入。观察伤口渗血情况，伤口活动性出血者立即压迫止血并通知医师。有皮瓣转移或游离组织瓣整复者，观察其颜色、皮纹、弹性、温度等。

（5）保持各种引流管通畅，严密观察各种引流液的量、色、性质等并记录；必要时记录出入水量。

（6）给予饮食指导及口腔护理。

（7）做好对症护理，如鼻塞者滴滴鼻液。

（8）给予心理护理。

（三）健康指导

按病种分别进行健康指导

颌面部骨折复位固定术护理规范

一、目的

为规范护理行为，指导临床护士运用专业技术知识，对患者实施整体的专业照

顾，加强护理管理、提高护理质量，进一步保障患者安全。

二、范围

适用范围：临床护理单元。

三、参考文献

吴惠平，付方雪.现代临床护理常规[M].北京：人民卫生出版社，2018.

四、规定

按口腔颌面外科疾病一般护理规范护理。

（一）护理关键点

1.疼痛。

2.组织黏膜完整性受损。

3.吞咽困难。

4.潜在并发症：出血、感染。

5.窒息的危险。

6.营养失调。

7.恐惧。

8.自我形象紊乱。

9.教育需求。

（二）护理评估

1.询问颌面部骨折发生的原因、骨折部位及程度，有无颅脑损伤、颈部伤、窒息、感染等并发症。

2.了解颌面部骨折检查情况。

3.评估患者的心理和社会支持状况。

（三）护理措施

1.术前护理：

（1）颌面部外伤可使面容发生很大变化，应做好心理护理，开导、安慰患者。

（2）给予高热量、高蛋白的流质饮食。

（3）做好术前准备。

2.术后护理：

（1）术后6h取半坐卧位，有利于伤口引流和减轻局部肿胀；

（2）观察病情变化，注意生命体征、神志及瞳孔变化及有无脑损伤表现；观察视力变化及鼻出血情况。

（3）遵医嘱给予镇痛剂，合并颅脑或胸部损伤者，忌用吗啡。

（4）及时吸出口鼻腔内分泌物，保持呼吸道通畅；舌后坠者将舌牵出口外固定。

（5）做好口腔护理，保持口腔清洁。鼓励患者咳嗽排痰，防止坠积性肺炎的发生。

（6）观察内固定装置是否有松脱、移位、压迫牙龈或刺伤唇颊黏膜的危险；术后4～6周拆除固定装置后，指导练习张口和饮食方法，逐渐恢复咀嚼功能。

（7）颧骨及颧弓骨折术后注意张口恢复程度，术后10d内避免张口过度。

（8）加强心理护理，充分调动患者积极性，坚定战胜疾病的信心。

（四）健康指导

1. 耳鼻脑脊液漏者，禁止冲洗鼻腔或外耳道，禁用棉球填塞，勿用力擤鼻涕，防治咳嗽或打喷嚏，以免引起颅内感染。

2. 交待患者避免剧烈活动，防治挤压鼻部及用力擤鼻涕。

牙拔除术护理规范

一、目的

为规范护理行为，指导临床护士运用专业技术知识，对患者实施整体的专业照顾，加强护理管理、提高护理质量，进一步保障患者安全。

二、范围

适用范围：五官科护理单元。

三、参考文献

吴惠平，付方雪.现代临床护理常规[M].北京：人民卫生出版社，2018.

四、规定

（一）护理关键点

1. 出血、肿胀、疼痛。

2. 预防并发症。

3. 心理压力。

4. 教育需求。

（二）护理评估

1. 牙拔除的原因，龋坏过大或严重的牙周病，牙周组织、牙齿是否松动。

2. 牙外伤：是否有因损伤导致牙根折断，难以行牙修复。

3. 阻生牙：反复发生冠周炎或引起邻近牙根吸收或破坏。

4. 滞留乳牙：乳牙滞留影响恒牙萌出。

5. 其它：是否有骨折累及牙、错位牙。

（三）护理措施

1. 术前护理：

（1）做好心理护理：热情接待病人，告知相关知识，缓解焦虑，增强治疗信心。

（2）询问了解病史：询问有无药物过敏史，必要时做药物过敏试验，协助病人完成各种检查如拍牙片、化验等。

（3）签署手术同意书：向病人及家属介绍术中可能发生的问题，以取得病人及家属的合作。

（4）协助病人采用正确的治疗体位：协助病人采用坐位或卧位。病人胸前铺胸巾并固定，拔上颌牙时，病人头后仰，使张口时上颌牙的牙合平面约与地面呈45°。拔除下颌牙时，嘱病人大张口，使下颌牙的牙合平面与地面平行，下颌与术者的肘关节在同一高度或稍低。

（5）术区的准备：嘱病人取出活动义齿，协助病人用0.25%氯己定液含漱，牙石较多者应先行洁治。口内术区及穿刺部位用1%碘酊或0.5%碘伏消毒。复杂牙需切开缝合者，应用75%乙醇消毒口周及面下部1/3区域。

2.术中护理：

（1）协助医师拔除牙齿，用牙龈分离器分离紧密附着在牙颈部的牙龈。

（2）在整个手术过程中，护士应严格遵守和执行无菌操作技术，准确传递器械，及时吸出口内的唾液、血液等，充分暴露手术野。

（3）观察病情：在拔牙过程中应认真观察病人病情变化，如意识、面色、呼吸、有无抽搐等，特别重视病人的主诉，如头痛、头晕、胸闷、恶心等。发现异常，及时汇报医师，配合处理。

3.拔牙后的护理：

（1）观察病情：拔牙结束后，应观察病人的病情约30min。如无不适，方可让病人离开。

（2）观察拔牙区有无出血：拔牙结束时嘱病人紧咬无菌小纱卷压迫止血约30min，若出血较多时可延长至1h。

（3）加强心理护理：详细介绍拔牙后的注意事项，了解病人的感受，并做相应的解释工作，缓解病人的心理紧张。

（四）健康宣教

1.拔牙当天不能漱口或只能轻轻用漱口液含漱，以免冲掉血凝块，影响伤口愈合。

2.拔牙后不要用舌舔吸伤口或反复吐唾、吮吸，以免因增加口腔负压，破坏血凝块而引起出血。

3.拔牙后1h可进温软食物或流质饮食，不宜吃太硬或太烫的食物，以免造成出血。

4.术后有明显的大出血，疼痛、肿胀、发热、开口困难等，应及时复诊。

5.伤口有缝合线者，嘱术后5～7d拆线。

6.拔牙术后2～3d唾液中可有少量血性液体，为正常现象。若唾液中含大量血凝块或鲜红血液，应及时复诊。

颌间隙感染护理规范

一、目的

为规范护理行为，指导临床护士运用专业技术知识，对患者实施整体的专业照顾，加强护理管理、提高护理质量，进一步保障患者安全。

二、范围

适用范围：临床护理单元。

三、参考文献

吴惠平，付方雪.现代临床护理常规[M].北京：人民卫生出版社，2018.

四、规定

按口腔颌面外科疾病一般护理规范护理。

（一）护理关键点

1.体温过高。

2.病情观察：意识及尿量。

3.心理护理。

4.切口护理。

5.饮食护理。

6.口腔护理。

7.教育需求。

（二）护理评估

1.评估并记录身体情况，包括生命体征、伤口、主诉等。

2.密切观察药物作用及副作用。

（三）护理措施

1.监测生命体征，对发热、寒战患者注意询问有无头痛、呕吐、颈项强直等颅内征象，当体温超过39℃时及时给予温水擦浴，并嘱其多饮水。

2.观察意识、尿量。该病发展迅速，可出现感染性休克或昏迷、败血症、呼吸道梗阻而危及生命，故炎症未控制前，应高度警惕，严密观察患者意识是否清楚，有无烦躁、神志淡漠、嗜睡等；注意患者尿量情况，床边备气切包。

3.心理护理，口腔颌面部间隙感染患者常伴有疼痛、张口受限等症状，严重者发生进食和吞咽障碍，影响患者的生命质量和精神状态。

（1）护理人员应与患者建立良好的护患关系，鼓励患者树立战胜疾病的信心和勇气，以精湛的技术赢得患者信任和尊重。

（2）多接触病人，主动倾听患者倾诉，了解病人的心理状态，多与其交谈，解除疑惑，生活上尽量体贴关怀，鼓励家属、亲友陪伴，给予精神、心理支持。

4.切口护理：

（1）脓肿切开后，更换敷料2～3次/d。

（2）冲洗创口：

①用1%～3%的双氧水+NS冲洗伤口或洗必泰溶液冲洗。或者根据药敏试验结果选择敏感抗菌素加生理盐水冲洗伤口。

②同时观察引流液量、色、性的变化及患者神志、面色、生命体征变化。

③发现患者面色苍白，暂停冲洗伤口。

④冲洗完毕，协助患者取半卧位以减少伤口张力，利于伤口引流。

（3）保持呼吸道通畅：

①给与氧气吸入，因喉头水肿所致的呼吸道阻塞应立即行环甲膜穿刺或气管切开。

②若炎症侵及口底、舌下等间隙，患者可出现舌体抬高、口腔缩小等并发呼吸道梗阻的临床表现，应做好抢救准备。昏迷患者将舌体牵拉至口外固定，保证呼吸道通畅。

5.加强口腔护理：

（1）一般病人，漱口液漱口1～2次/d，或用洗必泰漱口1～2次/d。

（2）儿童及重症患者用1%～3%的双氧水或洗必泰擦拭口腔4h/次，在口腔内停留2～3min。

（3）每餐后用生理盐水漱口。

6.饮食指导：

高热量清淡易消化的流质或半流质饮食，补充水电解质、各种维生素，且多饮水。

（四）健康指导

1. 平时加强体育锻炼，增强机体免疫力。

2. 多食新鲜蔬菜水果，患病期间多饮水，排除毒素。

3. 保持口腔清洁，养成饭后漱口、早上刷牙的习惯。

4. 祛除局部刺激因素，拔出残牙、残冠、义齿边缘要光滑。

5. 对无保留价值的阻生牙，根尖炎等病灶，炎症消退后，及时拔出，根除隐患。

6. 每半年进行1次口腔建康检查，发现问题及时处理。

腔颌面组织开放伤护理规范

一、目的

为规范护理行为，指导临床护士运用专业技术知识，对患者实施整体的专业照顾，加强护理管理、提高护理质量，进一步保障患者安全。

二、范围

适用范围：临床护理单元。

三、参考文献

吴惠平，付方雪.现代临床护理常规[M].北京：人民卫生出版社，2018.

四、规定

（一）护理评估

1. 病人的外伤程度。

2. 病人一般情况及生命体征。

3. 病人心理状况。

4. 病人自理能力。

（二）护理措施

1. 按口腔颌面外科疾病病人一般护理规范护理。

2. 保持口腔清洁，防止伤口感染。

3. 观察口鼻耳有无漏液及面部麻痹情况。

4. 术前护理：

（1）术前1d备皮。

（2）密切观察术前和术中所插入的各种导管位置，是否脱出，保持引流管通畅，观察引流量、色、质，有变化及时报告医师。

5. 术后护理：

（1）观察镇痛装置。

（2）观察手术切口有无渗血及裂开。

（3）术后指导病人加强营养。

（4）术后指导病人雾化吸入。

（5）术后给予病人口腔冲洗。

（6）术后遵医嘱给抗生素，预防感染。

（三）健康指导

1. 指导病人术后一个月复查，拍X光片对照。

2. 防止颌面部碰撞。

3. 注意口腔卫生。

4. 合理增加营养。

第十章　妇产科护理规范

第一节　产科护理规范

产科一般护理规范

一、目的

为规范护理行为，指导临床护士运用专业技术知识，对患者实施整体的专业照顾，加强护理管理、提高护理质量，进一步保障患者安全。

二、范围

适用范围：产科护理单元。

三、参考文献

吴惠平，付方雪.现代临床护理常规[M].北京：人民卫生出版社，2018.

四、规定

按产科一般疾病护理规范护理。

1.应用护理程序对患者实施整体护理，做好入院评估及健康教育，做好护理记录。

2.保持病室清洁、整齐、安静、安全及舒适。每日湿式清扫地面2次。每日通风2次，每次15～30min。

3.一般产妇给予高热量、高蛋白、含丰富维生素的饮食，特殊情况饮食遵医嘱。

4.入院后测体温、脉搏、呼吸每天3次，连续3d无异常者改每天1次。体温在37.5℃以上者4h测1次，高热者按高热护理常规护理。每天记录大小便1次。

5.根据有无产兆，将患者送入待产室或病房，遵医嘱进行分级护理；观察胎心及产兆，2h听胎心1次，如有胎心异常者予以吸氧，左侧卧位，并报告医师及时处理。如有胎膜破裂者嘱患者卧床，听胎心并立即报告医师。

6.经常巡视患者，了解病情，进行母乳喂养指导及健康指导，保持各种管道通畅。

7.根据患者心理特征，实施心理护理。

第一产程护理规范

一、目的

为规范护理行为，指导临床护士运用专业技术知识，对患者实施整体的专业照

顾，加强护理管理、提高护理质量，进一步保障患者安全。

二、范围

适用范围：产科护理单元。

三、参考文献

吴惠平，付方雪.现代临床护理常规[M].北京：人民卫生出版社，2018.

四、规定

按产科一般疾病护理规范护理。

1.患者临产后立即送入待产室。助产士热情接待患者，作好环境介绍，进行母乳喂养知识强化教育，帮助患者掌握分娩时的呼吸技巧和躯体放松技巧，以便顺利渡过分娩全过程。

2.认真查看门诊资料，掌握患者孕期动态，严密观察产程进展，做好产时评估。

3.保持室内环境安静、清洁及空气清新。

4.注意患者的营养，鼓励少量多次进食，以清淡、易消化饮食为宜，并注意摄入足够水分。

5.注意患者的生命体征，测血压、脉搏1次/d，特殊患者按医嘱执行。潜伏期每30～60min、活跃期每15～30min听胎心1次，每小时观察宫缩1次，必要时做胎心监护。适时做肛查或阴道检查1次，并及时做好记录。

6.做好心理护理，尽可能消除患者的焦虑、恐惧。

7.注意患者的休息及膀胱排空情况，必要时根据医嘱给予镇静剂和补液；做好外阴皮肤准备。

8.胎膜破裂后，立即听胎心，注意羊水的性状、颜色和量，同时记录破膜时间。发现异常，立即报告医师。胎头高浮者抬高床脚，以防脐带脱垂。

9.有感染者，应予以隔离。

10.初产妇宫口开全，经产妇宫口开大3～4cm，即送入分娩室，准备分娩。

第二产程护理规范

一、目的

为规范护理行为，指导临床护士运用专业技术知识，对患者实施整体的专业照顾，加强护理管理、提高护理质量，进一步保障患者安全。

二、范围

适用范围：产科护理单元。

三、参考文献

吴惠平，付方雪.现代临床护理常规[M].北京：人民卫生出版社，2018.

四、规定

按产科疾病一般护理规范护理。

1.调节好分娩室内的环境温度，将患者送入分娩室的产床上，医护人员应守护在待产妇床边，做好第二产程常规指导，如屏气用力。

2.做好待产妇的心理护理，鼓励待产妇积极配合医护人员，确保产程顺利进行。

3. 严密观察宫缩的强度、频率及性质。使用胎心监护仪监测胎心，并做好记录。注意产程进展，如胎头下降及宫口扩张情况，如有异常及时报告医师，尽快结束分娩。

4. 准备好接生用物及新生儿抢救用物，调节好新生儿辐射台的温度；做好外阴清洁消毒。

5. 接生者消毒双手、铺无菌巾、穿无菌衣、戴无菌手套，接生过程中注意无菌操作。保护好会阴，必要时行会阴侧切术。

6. 新生儿处理：婴儿出生后立即清除呼吸道的黏液及羊水，保持呼吸道通畅。断脐后用0.5%碘伏消毒脐带断面并用无菌纱布包扎好。将婴儿身上的羊水和血迹擦干净，给产妇看清婴儿性别。测体重、身高，穿衣。在出生记录单上盖好婴儿脚印，系好腕带及姓名牌，新生儿放置辐射台保温。记录婴儿出生时间、性别、体重、身高、Apgar评分。如有畸形及时向产妇及家属说明，并将畸形处给产妇及家属看清楚。

7. 产妇待胎儿娩出后常规给予宫缩剂，防止产后出血。

第三产程护理规范

一、目的

为规范护理行为，指导临床护士运用专业技术知识，对患者实施整体的专业照顾，加强护理管理、提高护理质量，进一步保障患者安全。

二、范围

适用范围：产科护理单元。

三、参考文献

吴惠平，付方雪.现代临床护理常规[M].北京：人民卫生出版社，2018.

四、规定

按产科疾病一般护理规范护理。

1. 注意胎盘剥离征象，协助胎盘娩出，准确测量阴道流血量并做好记录。

2. 胎儿娩出后超过20min，胎盘无剥离征象或阴道流血量达200mL时，须报告医师，重新消毒外阴，更换手套行人工胎盘剥离术。

3. 详细检查胎盘及胎膜是否完整，如有缺损，及时行宫腔探查术，并立即报告医师。

4. 仔细检查会阴伤口并缝合。缝合后常规做肛查，以便及时发现异常情况。

5. 母婴无禁忌证者，做到早吸吮、早接触、早开奶。

第四产程护理规范

一、目的

为规范护理行为，指导临床护士运用专业技术知识，对患者实施整体的专业照顾，加强护理管理、提高护理质量，进一步保障患者安全。

二、范围

适用范围：产科护理单元。

三、参考文献

吴惠平，付方雪.现代临床护理常规[M].北京：人民卫生出版社，2018.

四、规定

按产科疾病一般护理规范护理。

1.在产房观察2h无异常情况，将患者移至病床上休息。

2.给予温热、清淡、易消化的饮食。

3.严密观察血压、脉搏、子宫收缩、阴道流血、膀胱充盈及会阴伤口情况。每半小时记录1次。

4.填写好各种记录，详细注明产程中的特殊处理。

5.做好产后健康指导及母乳喂养指导。

产褥期护理规范

一、目的

为规范护理行为，指导临床护士运用专业技术知识，对患者实施整体的专业照顾，加强护理管理切提高护理质量，进一步保障患者安全。

二、范围

适用范围：临床护理单元。

三、参考文献

吴惠平，付方雪.现代临床护理常规[M].北京：人民卫生出版社，2018.

四、规定

按产科疾病一般护理规范护理。

（一）护理关键点

1.疼痛。

2.宫缩乏力。

3.体力不足。

4.产后出血。

5.尿潴留。

6.无效的母乳喂养。

7.感染。

8.教育需求。

（二）护理措施

1.按生理产科一般护理常规护理。

2.给予高蛋白、高热量、丰富维生素、易消化饮食。

3.重视心理护理，观察情绪变化，给予鼓励、安慰和精神关怀。

4.剖宫产24h后拔导尿管，鼓励产妇下床适当活动。

5.产后24h内，严密观察子宫收缩、阴道流血及会阴伤口情况。如有异常及时报告医师。

6.鼓励患者多饮水，及时排尿，产后6h膀胱充盈，小便不能排除者，可采取诱导排尿法，必要时予以导尿。

7.保持外阴清洁，会阴侧切者每日擦洗会阴2次。注意观察恶露的颜色、量、气味，预防感染。

8. 每天测体温、脉搏、呼吸3次，连续3d无异常者改1次/d。体温在37.5℃以上者4h测1次；体温超过38.5℃，及时报告医师，给予物理降温。

9. 作好产后健康指导及母乳喂养指导。

臀位分娩护理规范

一、目的

为规范护理行为，指导临床护士运用专业技术知识，对患者实施整体的专业照顾，加强护理管理、提高护理质量，进一步保障患者安全。

二、范围

适用范围：产科护理单元。

三、参考文献

吴惠平，付方雪.现代临床护理常规[M].北京：人民卫生出版社，2018.

四、规定

按产科疾病一般护理规范护理。

（一）护理关键点

1. 新生儿窒息。

2. 子宫破裂或软产道损伤。

3. 胎儿臂丛神经损伤。

4. 胎儿骨骺损伤。

5. 焦虑与恐惧。

6. 教育需求。

（二）护理评估

1. 评估健康史，了解产妇的既往病史、分娩史，是否有妊娠并发症。

2. 评估产力、产道、胎儿大小，了解产程进展及胎儿宫内情况，胎膜是否破裂，评估羊水的颜色、量及性状。

3. 评估孕产妇的心理及社会支持状况，了解是否有焦虑、恐惧等不良心理。

（三）护理措施

1. 按第一产程护理规范护理。

2. 临产后适当活动，注意多卧床休息。胎膜已破者，应绝对卧床休息，抬高床脚，防止脐带脱垂。

3. 做肛查或阴道检查时，动作要轻，避开宫缩期，防止胎膜破裂。

4. 胎膜破裂后应立即听胎心，观察是否有脐带脱垂或隐性脐带脱垂，如有脱垂，应做脐带还纳术。还纳术不成功者，立即结束分娩。

5. 严密观察胎心、胎动、宫缩。如有异常应给予吸氧，立即报告医师。

6. 如阴道口可见胎足或胎臀，应立即消毒外阴，用无菌巾堵住阴道口，使会阴充分扩张直至宫口开全，再行接生。

7. 接生前准备好抢救用物，做好新生儿抢救准备。初产妇应做会阴切开术。

8. 掌握臀助产或臀牵引的指征，尽快结束分娩。胎儿脐部娩出后，胎头娩出最长不能超过8min。

（四）健康指导

1. 指导产后保持外阴清洁，大小便后清洗外阴，勤换会阴垫。

2. 指导母乳喂养及新生儿的护理。

母乳喂养护理规范

一、目的

为规范护理行为，指导临床护士运用专业技术知识，对患者实施整体的专业照顾，加强护理管理、提高护理质量，进一步保障患者安全。

二、范围

适用范围：临床护理单元。

三、参考文献

吴惠平，付方雪. 现代临床护理常规[M]. 北京：人民卫生出版社，2018.

四、规定

按产科疾病一般护理规范护理。

（一）护理关键点

1. 禁忌证。

2. 个人卫生。

3. 含接姿势。

4. 乳头的评估。

5. 心理疏导。

6. 教育需求。

（二）护理评估

1. 评估产妇及新生儿的一般情况，有无母乳喂养的禁忌证。

2. 评估产妇乳房的解剖条件，有无乳房胀痛、乳头凹陷等。

3. 评估产妇的心理状况及母亲角色的适应情况。

（三）护理措施

1. 按照爱婴医院的要求，做好母乳喂养指导，将母乳的优点及母乳喂养的好处告诉产妇及家属。

2. 指导产妇注意个人卫生，喂奶前洗手，清洁乳头，教会产妇正确的喂奶姿势及婴儿正确的含接姿势。

3. 做好早吸吮、早接触、早开奶。

4. 教会产妇处理母乳喂养过程中常见的问题，如乳头凹陷的纠正方法等。

5. 在母婴分离的情况下，指导产妇挤奶的手法，保持乳房的泌乳功能。

（四）健康指导

1. 指导产妇出院后继续母乳喂养，产后6～8个月以母乳喂养为主。

2. 产妇出院后将其转给相应的母乳喂养支持组织。

健康新生儿护理规范

一、目的

为规范护理行为，指导临床护士运用专业技术知识，对患者实施整体的专业照顾，加强护理管理、提高护理质量，进一步保障患者安全。

二、范围

适用范围：产科护理单元。

三、参考文献

吴惠平，付方雪.现代临床护理常规[M].北京：人民卫生出版社，2018.

四、规定

按产科疾病一般护理规范护理。

（一）护理关键点

1.保持呼吸道通畅。

2.保暖。

3.评估全身情况。

4.环境温度。

5.预防接种

6.合理喂养方式。

（二）护理评估

1.评估孕产史及新生儿出生的情况，了解Apgar评分。

2.评估新生儿的孕周、精神状态、皮肤颜色、体重、吸吮及吃奶情况。

3.评估产妇的一般状况及母乳喂养条件。

（三）护理措施

1.新生儿出生后注意保暖，清除口鼻及呼吸道的黏液并建立呼吸，进行Apgar评分，评估新生儿的一般情况，断脐并消毒包扎脐带断端。

2.观察新生儿的体温、呼吸、面色、皮肤颜色、精神状态、吃奶量、大小便等情况，评估是否有皮肤发绀、黄疸等异常；新生儿出生前3d每日测量体温3次。

3.严格执行消毒隔离制度，接触新生儿前后洗手；室内采用湿式清扫，每日空气消毒，每月进行细菌培养1次；哺乳前清洁双手及乳头，洗澡用具每次用后经消毒液浸泡、刷洗，再高压灭菌后备用。

4.环境适宜保持室温在22℃～24℃，相对湿度在55%～65%。

5.按医嘱给予母婴同室、母乳喂养；新生儿出生30min内给予早吸吮及皮肤早接触；实行按需哺乳。人工喂养者，指导牛奶的配制方法及注意事项；指导产妇保持泌乳及掌握挤奶的方法。

6.保持皮肤清洁干燥，新生儿沐浴每日1次；勤换尿布，换尿布时先用温水清洁臀部，防臀红发生。

7.新生儿脐部24h后采取暴露疗法，脐部未愈合前，注意保持局部干燥，每日用0.5%碘伏消毒1次，以防感染发生。

8.出生48h后可进行新生儿抚触。按新生儿抚触护理常规。

9. 做好预防接种工作，按医嘱接种乙肝疫苗和卡介苗，填好预防接种本，交待家属接种的注意事项及免疫接种程序。

（四）健康指导

1. 指导产妇注意个人卫生，保持新生儿室的空气清新，湿度温度适宜。

2. 告知产妇母乳喂养及新生儿护理的方法。

3. 新生儿出院时，向家长作好出院指导，如预防接种、保健检查、哺乳及护理新生儿的有关知识。

新生儿抚触护理规范

一、目的

为规范护理行为，指导临床护士运用专业技术知识，对患者实施整体的专业照顾，加强护理管理、提高护理质量，进一步保障患者安全。

二、范围

适用范围：产科、儿科护理单元。

三、参考文献

吴惠平，付方雪. 现代临床护理常规[M]. 北京：人民卫生出版社，2018.

四、规定

按产科疾病一般护理规范护理。

（一）护理关键点

1. 全面评估。

2. 触摸前充分准备。

3. 舒适的环境。

（二）护理评估

1. 评估新生儿是否适宜抚触，如发热、咳嗽、拒食、进食过饱、饥饿、皮肤感染、极低体重儿、心肺疾病者等不宜抚触。

2. 评估抚触操作环境，包括抚触台面及地面清洁、室温等。

3. 检查抚触用物是否齐全，包括大小毛巾、尿片、润肤油、衣服等。

4. 护士或工作人员需更换鞋进入抚触室，操作前应洗手。

（三）护理措施

1. 抚触前向新生儿家长讲解抚触的目的和注意事项，取得家长的配合。

2. 调节抚触室室温在28℃左右，有条件时播放柔和的音乐。

3. 按要求准备好专用抚触台。

4. 新生儿抚触前给予沐浴。

5. 沐浴后将新生儿抱放至专用抚触台，实施抚触。

（1）抚触者在抚触前温暖双手。

（2）倒适量的润肤油于掌心，充分润滑抚触者双手。

（3）抚触步骤分为脸部微笑样抚触、胸部交义循环抚触、手和腿的挤捏扭转以及腹部顺时针按摩。

（4）抚触者双手轻轻在新生儿肌肤上滑动，开始轻轻抚触，然后逐渐增加压力，以便新生儿逐渐适应抚触。每次抚触的时间为15～20min，1次/d。

6.抚触后给予脐部护理，包裹好新生儿，注意保暖。

7.保持抚触室地面清洁，消毒液湿拖地至少2次/d。

（四）健康指导

交待家长新生儿家庭抚触的注意事项。

剖宫产护理规范

一、目的

为规范护理行为，指导临床护士运用专业技术知识，对患者实施整体的专业照顾，加强护理管理提高护理质量，进一步保障患者安全。

二、范围

适用范围：产科护理单元。

三、参考文献

吴惠平，付方雪.现代临床护理常规[M].北京：人民卫生出版社，2018.

四、规定

按产科疾病一般护理规范护理。

（一）护理关键点

1.疼痛。

2.子宫收缩乏力。

3.出血。

4.感染的可能。

5.教育需求。

（二）护理评估

1.评估既往病史、婚育史及药物过敏史，是否有妊娠合并症。

2.了解孕妇及胎儿的一般状况，评估病理妊娠的临床症状及体征。

3.了解实验室检查如血常规、凝血功能、B超、胎心监护等检查结果。

4.评估患者心理状况及对知识的掌握程度。

（三）护理措施

1.术前护理：

（1）遵医嘱术前做好麻醉用药及抗生素皮试，以便术中用药。

（2）备血，备好输血申请单，做好输血前的各项准备工作。

（3）做好手术野的皮肤准备。

（4）术前留置导尿管，以保持术中膀胱空虚，防止术后尿潴留。

（5）术前带好腕带，取下活动义齿、手表、首饰等。贵重物品交家属或护士长保管。

（6）备好婴儿用物，带入手术室。

（7）患者入手术室后，准备好手术床、婴儿床及术后监测、治疗用物。

2.术后护理：

（1）安置好患者，与手术室工作人员做好床头交接，如各种管道、用药、手术标本、脐血、病历等，并签好名。

（2）保持环境舒适、安静。根据麻醉给予相应的护理。

（3）了解手术过程，监测体温、血压、脉搏、呼吸，严密观察阴道流血及子宫收缩情况，并作好记录；注意腹部伤口是否渗血，保持伤口敷料干燥，防止伤口感染；注意尿的颜色和量，24h后拔除导尿管可下床活动。

（4）饮食，肛门排气后给予流质、半流质饮食，逐渐过渡到普食。术后宜给高蛋白、高热量、丰富维生素、易消化吸收的饮食。

（5）患者回病房有应答反应后30min内给予早开奶、皮肤早接触。

（6）保持导尿管通畅，每日擦洗尿道口1次。

（7）每日测体温、脉搏、呼吸3次。

（四）健康指导

1.术前健康指导：包括简单介绍手术经过、麻醉方式及术前、术中配合；做好术前心理疏导，减少紧张、恐惧情绪，以便配合手术；术前禁食禁饮；训练床上小便及床上翻身技巧。

2.教会产妇及家属新生儿护理及喂养的知识。注意休息，保持良好心态，积极应对及适应母亲角色。

催产素催产护理规范

一、目的

为规范护理行为，指导临床护士运用专业技术知识，对患者实施整体的专业照顾，加强护理管理、提高护理质量，进一步保障患者安全。

二、范围

适用范围：产科、妇科护理单元。

三、参考文献

吴惠平，付方雪.现代临床护理常规[M].北京：人民卫生出版社，2018.

四、规定

按产科疾病一般护理规范护理。

（一）护理关键点

1.评估骨盆。

2.及时了解宫缩。

3.心理疏导。

4.担忧与恐惧。

5.教育需求。

（二）护理评估

1.评估骨盆大小、胎儿体重、胎方位、宫缩强度、宫颈成熟度及生命体征。

2.了解NST检查结果。

3.评估患者心理状况。

（三）护理措施

1. 常规作肛门指检，做好宫颈评分，并做好记录。

2. 根据医嘱静脉滴注催产素。催产素由专人监护，根据宫缩情况调整输液滴速。如调至最大滴数仍无规律宫缩，则根据医嘱加大浓度，再调整滴数至规律宫缩。催产素应维持到分娩后2h，如宫缩好、阴道流血不多，可停止使用。

3. 催产素滴注引产者出现规律宫缩后，每小时监测宫缩1次，30～60min听胎心1次，必要时胎心监测，以便了解胎儿宫内情况。

4. 监测生命体征，催产素滴注引产期间，测血压、脉搏4h/次。

5. 催产素静脉滴注至晚上如未发作，应拔针休息，以不影响患者休息为度；催生（引产）发作后，按分娩三产程护理常规护理。

6. 给予心理护理，传授分娩的相关知识，降低恐惧及焦虑程度。

（四）健康指导

1. 鼓励孕妇适当休息，加强营养。

2. 学会呼吸及放松技巧，增加自我控制感。

水囊引产护理规范

一、目的

为规范护理行为，指导临床护士运用专业技术知识，对患者实施整体的专业照顾，加强护理管理、提高护理质量，进一步保障患者安全。

二、范围

适用范围：产科、妇科护理单元。

三、参考文献

吴惠平，付方雪.现代临床护理常规[M].北京：人民卫生出版社，2018.

四、规定

按产科疾病一般护理规范护理。

（一）护理关键点

1. 禁忌证。

2. 疼痛。

3. 感染的危险。

3. 担忧与恐惧。

5. 教育需求。

6. 出血。

（二）护理评估

1. 详细询问病史，了解有无禁忌证。

2. 密切观察生命体征变化，如血压、体温、脉搏及呼吸情况。

3. 检查宫底高度与妊娠月份是否相符。

4. 评估患者有无紧张、恐惧。

（三）护理措施

1. 术前向患者及家属说明水囊引产术目的、简要经过及注意事项，安抚患者，消除思想顾虑，取得患者配合。

2. 减轻分娩过程中的疼痛，分娩过程中尽可能有护士及家属床旁陪护，给予心理支持，必要时给予镇静和止痛药物。

3. 严密观察产程进展，及时做好分娩准备，规范接生。

4. 胎儿娩出后，注意产妇对失去胎儿情绪反应，及时给予安慰、同情和理解，做好心理护理。

5. 观察胎盘娩出及阴道出血情况。胎盘娩出后仔细检查胎盘胎膜完整性，遵医嘱使用抗生素。

6. 产后及时观察宫缩及阴道流血情况，发现宫缩不良立即按摩子宫，并通知医师。

（四）健康指导

1. 引产期叮嘱孕妇保持良好精力和体力，避免分娩时宫缩乏力。

2. 引产术后休息2周，术后1个月内禁止性生活及盆浴，1个月后复诊。

3. 保持外阴清洁卫生，预防感染。

4. 给予避孕指导。

5. 出院后如出现阴道流血多、腹痛、发热等不适随时就诊。

会阴切开缝合术护理规范

一、目的

为规范护理行为，指导临床护士运用专业技术知识，对患者实施整体的专业照顾，加强护理管理、提高护理质量，进一步保障患者安全。

二、范围

适用范围：产科护理单元。

三、参考文献

吴惠平，付方雪.现代临床护理常规[M].北京：人民卫生出版社，2018.

四、规定

按产科疾病一般护理规范护理。

（一）护理关键点

1. 疼痛。

2. 并发症评估、护理。

3. 心理护理。

4. 水肿治疗。

5. 教育需求。

（二）护理评估

1. 评估胎位、胎儿大小及宫内情况。

2. 评估会阴紧张度。

（三）护理措施

1. 在左侧或右侧会阴部，用阴部神经阻滞麻醉或局部皮下浸润麻醉，于45°或60°处剪3～5cm长切口。

2. 胎儿、胎盘娩出后，仔细检查会阴切口情况，从里向外分层缝合切口。

3. 及时更换会阴垫，保持局部清洁干燥。每日用0.5%碘伏擦洗会阴伤口2次，从上到下、由内向外。如局部有水肿，24h后可用红外线照射或50%的硫酸镁湿热敷会阴。

4. 产后多食富含纤维素的食物，保持大便通畅。

5. 每天查看伤口情况。检查局部有无硬结、红肿，如有应根据医嘱进行相应处理。

（四）健康指导

1. 尽量减轻或消除产妇的疼痛不适，帮助产妇作好自我调适。

2. 采用健侧卧位，以减轻局部伤口水肿。

3. 培养良好的卫生习惯，勤换内衣裤及会阴垫。

早产分娩护理规范

一、目的

为规范护理行为，指导临床护士运用专业技术知识，对患者实施整体的专业照顾，加强护理管理、提高护理质量，进一步保障患者安全。

二、范围

适用范围：产科护理单元。

三、参考文献

吴惠平，付方雪. 现代临床护理常规[M]. 北京：人民卫生出版社，2018.

四、规定

按产科疾病一般护理规范护理。

（一）护理关键点

1. 疼痛。

2. 胎心异常。

3. 感染的危险。

4. 担忧与恐惧。

5. 教育需求。

（二）护理评估

1. 评估孕产史，了解孕期的一般情况，有无妊娠并发症及导致早产的诱因。

2. 准确评估孕周，了解胎儿宫内发育情况及胎肺成熟度；了解产程进展情况。

3. 评估患者对早产知识的掌握情况及身心状况。

（三）护理措施

1. 早产已属难免时，静脉注射促胎肺成熟药，避免发生新生儿呼吸窘迫综合征。临产前静脉滴注维生素K1，防止颅内出血。禁止使用麻醉药或抑制胎儿呼吸的药。

2. 做好心理护理，安慰、鼓励产妇，消除焦虑、紧张情绪，使其配合分娩。

3. 给予产妇氧气吸入，防止胎儿缺氧，做好早产儿的抢救准备和接生准备。

4.宫口开全后，常规行会阴切开术，以缩短第二产程，减少新生儿颅内出血的机会。

5.胎儿娩出后，立即脐静脉内注射地塞米松1mg。

6.新生儿放置恒温箱保温，根据孕周调节好温箱温度。

（四）健康指导

1.尽量卧床休息，抑制宫缩，尽可能延长妊娠时间至胎儿成熟。

2.分娩期，注意营养、休息，保存体力，尽量缩短第二产程。

3.指导早产儿的护理及喂养。

多胎分娩护理规范

一、目的

为规范护理行为，指导临床护士运用专业技术知识，对患者实施整体的专业照顾，加强护理管理、提高护理质量，进一步保障患者安全。

二、范围

适用范围：产科护理单元。

三、参考文献

吴惠平，付方雪.现代临床护理常规[M].北京：人民卫生出版社，2018.

四、规定

按产科疾病一般护理规范护理。

（一）护理关键点

1.活动无耐力。

2.血压增高的危险。

3.早产。

4.潜在并发症：胎膜早破、羊水过少、胎盘早剥、胎儿生长受限。

5.胎心异常。

6.焦虑。

7.产后出血的可能。

8.教育需求。

（二）护理评估

1.评估患者的孕产史及家族史，了解有无妊娠并发症。

2.评估多胎妊娠的临床表现，了解实验室及专科检查结果。

3.评估患者心身状况及家人的支持情况，了解患者对多胎妊娠知识掌握情况。

（三）护理措施

1.为防止早产，适当提前入院。多卧床休息，注意营养。

2.给予心理护理，鼓励、安慰产妇，消除其焦虑、恐惧情绪，增强分娩的信心。教会产妇临产后自我调适，积极配合、主动参与分娩的全过程。鼓励和指导家人的参与和支持。

3.注意患者的生命体征，专人守护。严密观察产程进展、胎心、胎位变化。

4.临产后，按分娩三产程护理常规护理。

5. 建立静脉通道，常规配血备用。宫口开全后，准备好接生用物及新生儿抢救用物。

6. 第一个胎儿娩出后，应立即断脐，并夹紧胎盘端脐带，以防未娩出胎儿失血。同时立即检查第二个胎儿胎心、胎位，注意宫缩。10min后如无宫缩，可行人工破膜，加强宫缩，促使胎儿娩出。

7. 胎儿全部娩出后，为防止产后出血，常规给予宫缩剂，腹部压沙袋。

8. 胎盘娩出后，应详细检查胎盘、胎膜是否完整，认真判断是双卵双胎，还是单卵双胎，并记录清楚。

（四）健康指导

1. 向产妇讲解多胎妊娠的有关知识，教会产妇自我监测的知识。

2. 避免增加腹部压力的活动，防止胎膜早破。

3. 指导产妇尽快适应母亲角色，保持良好心理；指导产妇及家属做好新生儿的护理及喂养。

第二节 产科疾病护理规范

产科疾病一般护理规范

一、目的

为规范护理行为，指导临床护士运用专业技术知识，对患者实施整体的专业照顾，加强护理管理、提高护理质量，进一步保障患者安全。

二、范围

适用范围：产科护理单元。

三、参考文献

吴惠平，付方雪.现代临床护理常规[M].北京：人民卫生出版社，2018.

四、规定

（一）护理关键点

按产科疾病一般护理规范护理。

（二）护理评估

1. 评估患者的健康史及孕产史，了解本次妊娠的各项指标。

2. 评估患者的生命体征和自觉症状、体征。

3. 评估胎儿宫内情况及头盆关系。

4. 评估患者的心理状况。

（三）护理措施

1. 按产科一般护理常规。左侧卧位休息，环境安静，空气流通，尽量避免各种刺激。

2. 间断吸氧30min，每日3次。

3. 密切监测孕妇一般状况，监测体重变化，根据医嘱监测血压、脉搏、呼吸、体温、血糖等。询问孕妇是否有不适症状。

4. 监测胎儿宫内发育情况，根据医嘱监测胎心、胎动及产兆。

5. 给予心理护理和心理支持，帮助患者保持情绪稳定，避免情绪波动。

（四）健康指导

1. 指导患者采取左侧卧位休息，以增加胎盘血流灌注，改善胎儿缺氧状况。

2. 告知患者定期作产前检查，监测胎心、体重、血压、血糖、宫高、腹围等。

3. 指导患者自测胎动，教患者辨别临产的先兆症状，如出现见红、不规则腹痛，提示先兆临产。

妊娠高血压综合征子痫前期护理规范

一、目的

为规范护理行为，指导临床护士运用专业技术知识，对患者实施整体的专业照顾，加强护理管理、提高护理质量，进一步保障患者安全。

二、范围

适用范围：产科护理单元。

三、参考文献

吴惠平，付方雪. 现代临床护理常规[M]. 北京：人民卫生出版社，2018.

四、规定

按产科疾病一般护理规范护理。

（一）护理关键点

1. 组织灌注量改变。

2. 体液过多。

3. 有受伤的危险。

4. 活动无耐力。

5. 潜在并发症：羊水过少或过多、胎盘早剥、胎儿宫内发育迟缓、子痫、凝血功能障碍。

6. 焦虑与恐惧。

7. 教育需求。

（二）护理评估

1. 评估患者的健康史，了解既往病史及孕产史。

2. 评估患者的血压、水肿、尿蛋白、头痛及视力改变情况。

3. 了解实验室检查，如尿常规、肝肾功能、血电解质及眼底检查、心电图、胎心监护等检查结果。

4. 评估患者的心理状况。

（三）护理措施

1. 按产科一般护理常规。左侧卧位休息，环境安静，空气流通，尽量避免各种刺激。

2. 间断吸氧30min，每日3次。

3.密切监测孕妇一般状况，每日监测体重，根据医嘱监测血压。询问孕妇是否有头痛、视力改变和上腹部不适等症状，出现头痛、恶心、呕吐、眼花等自觉症状时测血压，留专人陪护，避免发生抽搐。

4.一切抢救物品备于床旁。

5.密切注意胎儿宫内发育情况，根据医嘱监测胎心，注意胎动、产兆。

6.适当镇静，可给予安定和苯巴比妥钠，以消除患者的焦虑和紧张情绪，达到降压、缓解症状及预防子痫发作的目的。

7.使用硫酸镁时，注意根据血压调整滴速。观察有无中毒表现，重点观察呼吸、尿量及膝反射情况。如果呼吸＜16次/min或尿量＜600mL/d或膝反射消失，则提示硫酸镁中毒，应及时通知医师处理。

8.给予心理护理和心理支持。

（四）健康指导

1.患者采取左侧卧位休息，以增加胎盘血流灌注，改善胎儿缺氧状况。

2.告知患者保持情绪稳定，避免情绪波动影响血压。如有头昏、眼花、胃部不适应主动告诉医护人员。

3.需要应用降压药和硫酸镁时，应告诉患者药物的疗效、副作用及注意事项，切勿自行调节滴速。

妊娠高血压疾病子痫护理规范

一、目的

为规范护理行为，指导临床护士运用专业技术知识，对患者实施整体的专业照顾，加强护理管理、提高护理质量，进一步保障患者安全。

二、范围

适用范围：产科护理单元。

三、参考文献

吴惠平，付方雪.现代临床护理常规[M].北京：人民卫生出版社，2018.

四、规定

按产科疾病一般护理规范护理。

（一）护理关键点

1.组织灌注量改变。

2.体液过多。

3.有受伤的危险。

4.有脱管风险。

5.潜在并发症：胎盘早剥、胎儿宫内发育迟缓、子痫、凝血功能障碍。

6.焦虑与恐惧。

7.教育需求。

（二）护理评估

1.评估患者的健康史，了解既往病史及孕产史。

2. 评估患者的生命体征、神志、瞳孔、水肿、尿量及尿蛋白情况。

3. 了解实验室检查如尿常规、肝肾功能、血电解质及眼底检查、心电图、胎心监护等检查结果。

4. 评估患者神志恢复后的心理状况。

（三）护理措施

1. 将患者置抢救室进行抢救，避免声光刺激，保持病室环境安静，使用床档，避免坠床。抢救物品备于床旁。

2. 患者子痫发作时取头低卧位，头偏向一侧。保持呼吸道通畅，使用舌钳和开口器，防止口舌咬伤和窒息；持续吸氧。

3. 禁食，清醒者给予无盐流质饮食。

4. 专人护理，给予持续心电监护；建立2条静脉输液通路，留置导尿管，记录24h出入量；采集血标本以检查各项生化指标；认真填写护理记录单，并做好手术准备。

5. 严密监测生命体征，注意抽搐的性质及间隔时间，观察是否伴随有大小便、呼吸的改变。密切注意宫缩、胎动、胎心及产兆。

6. 遵医嘱做好用药护理，观察药物的作用及副作用。硫酸镁的用药护理同妊娠高血压综合征子痫前期护理常规。

7. 给予心理支持。与患者及家属进行沟通交流，做好心理疏导，使其积极配合治疗和护理工作。

（四）健康指导

1. 患者在意识清楚状态下给予安抚，介绍抢救室环境，缓解其紧张与恐惧情绪。

2. 向家属说明，孕妇须保持安静，以免诱发子痫。

前置胎盘护理规范

一、目的

为规范护理行为，指导临床护士运用专业技术知识，对患者实施整体的专业照顾，加强护理管理、提高护理质量，进一步保障患者安全。

二、范围

适用范围：产科护理单元。

三、参考文献

吴惠平，付方雪.现代临床护理常规[M].北京：人民卫生出版社，2018.

四、规定

按产科疾病一般护理规范护理。

（一）护理关键点

1. 大出血。

2. 胎儿受伤。

3. 感染。

4. 早产。

5. 教育需求。

（二）护理评估

1.评估患者的健康史，了解孕产史及有无妊娠并发症。

2.评估胎心、胎动、宫缩情况及阴道流血的量、性状。

3.了解实验室检查如血常规及超声检查、胎心监护等结果。

4.评估患者心理状况，了解有无焦虑、紧张等情绪。

（三）护理措施

1.孕妇绝对卧床休息，禁止肛查。如有必要，可在作好备血及手术准备的情况下，严格消毒行阴道检查。

2.间断吸氧30min，每日3次；保持会阴清洁；备血，做好输血及急症手术准备。

3.观察生命体征及病情变化，密切监测胎心、胎动、宫缩和阴道流血情况，并评估出血量。

4.根据医嘱给予子宫收缩抑制剂，积极纠正贫血、预防感染。

5.遵医嘱做好用药护理。观察宫缩抑制剂如硫酸镁、沙丁胺醇的作用及副作用。使用硫酸镁时，注意根据宫缩调整滴速，并密切观察有无中毒表现。如呼吸＜16次/min或尿量＜600mL/d或膝反射消失，则提示硫酸镁中毒，应及时通知医师处理。

6.给予心理护理和心理支持，降低患者焦虑程度。

（四）健康指导

1.指导患者绝对卧床休息，以免加重阴道流血情况。

2.指导患者注意保持会阴清洁，勤换内裤，避免感染。

胎膜早剥护理规范

一、目的

为规范护理行为，指导临床护士运用专业技术知识，对患者实施整体的专业照顾，加强护理管理、提高护理质量，进一步保障患者安全。

二、范围

适用范围：产科护理单元。

三、参考文献

吴惠平，付方雪.现代临床护理常规[M].北京：人民卫生出版社，2018.

四、规定

按产科疾病一般护理规范护理。

（一）护理关键点

1.大出血。

2.胎儿受伤。

3.感染。

4.早产。

5.恐惧、焦虑。

6.教育需求。

（二）护理评估

1. 评估患者的健康史，了解既往病史、孕产史，是否有妊娠并发症，评估胎盘早剥的诱因。

2. 评估患者的宫底高度，了解子宫是否有强直性收缩及压痛。评估患者的腹痛、阴道流血、胎心、胎动情况。

3. 了解实验室检查如血常规、凝血功能、肾功能及B型超声检查结果。

4. 了解患者的心理状况，是否有恐惧、焦虑等不良情绪。

（三）护理措施

1. 按产科一般护理常规，绝对卧床休息，以免活动加重胎盘剥离程度。

2. 严密观察宫缩、阴道流血、胎心、胎动。胎盘早剥时，宫内出血会导致子宫底不断上升，应严密观察宫底的高度及子宫是否有压痛。

3. 禁止灌肠，慎行阴道检查。必要时，在做好输血和剖宫产准备的条件下施行。

4. 持续吸氧、备血，建立双输液通路，积极防治休克。

5. 做好用药护理，慎用催产素，做好抢救及术前准备，一切抢救物品备床旁。观察药物作用及副作用，观察输血后的反应。

6. 产后注意阴道流血及子宫复旧情况，记录出血量。

7. 给予心理护理和心理支持。

（四）健康指导

1. 指导孕妇按时产前检查，防止外伤，避免长时间仰卧位，早期治疗妊娠并发症，以预防胎盘早剥。

2. 嘱咐患者注意腹痛的情况。如果腹痛加剧，提示病情进一步发展，应报告医师积极处理。

3. 指导患者保持外阴清洁。

胎膜早破护理规范

一、目的

为规范护理行为，指导临床护士运用专业技术知识，对患者实施整体的专业照顾，加强我院护理管理、提高护理质量，进一步保障患者安全。

二、范围

适用范围：产科护理单元。

三、参考文献

吴惠平，付方雪. 现代临床护理常规[M]. 北京：人民卫生出版社，2018.

四、规定

按产科疾病一般护理规范护理。

（一）护理关键点

1. 早产。

2. 脐带脱垂。

3. 感染。

4. 胎儿受伤的危险。

5. 焦虑。

6. 教育需求。

（二）护理评估

1. 评估孕产史及健康史，了解是否为多胎妊娠、羊水过多，是否有下生殖道感染等诱因存在。

2. 评估羊水的量和性状，评估胎心、胎动、胎方位及头盆关系，是否有脐带脱垂或隐性脱垂。

3. 了解实验室检查如血常规、羊水泡沫实验及B型超声检查、胎心监护结果。

4. 评估患者心理状况。

（三）护理措施

1. 卧床休息。胎头未固定者，绝对卧床休息并适当抬高床尾，防止脐带脱垂。

2. 密切观察病情变化，测体温每日3次，观察胎心及产兆，注意羊水的颜色及性状。

3. 注意个人卫生，保持会阴清洁。

4. 妊娠37周以上者，破膜后24h未临产者，遵医嘱静脉滴注催产素促使临产。

5. 不足37周者，无宫缩应卧床休息，禁止肛查及灌肠。遵医嘱给予抗生素预防宫腔感染，地塞米松、维生素K，促进胎儿肺成熟和预防颅内出血。

6. 胎心异常时，立即给予吸氧，左侧卧位，遵医嘱静脉输注葡萄糖溶液、丹参等，以纠正胎儿宫内缺氧情况。

7. 给予心理护理和心理支持。

（四）健康指导

1. 交待患者宜卧床休息，胎头未固定者，应绝对卧床休息并抬高床尾，防止脐带脱垂。

2. 指导患者注意个人卫生，保持会阴清洁，使用无菌会阴垫，避免感染。

3. 嘱咐患者注意阴道流水的颜色，以便尽早发现胎儿窘迫。

产后出血护理规范

一、目的

为规范护理行为，指导临床护士运用专业技术知识，对患者实施整体的专业照顾，加强护理管理、提高护理质量，进一步保障患者安全。

二、范围

适用范围：产科护理单元。

三、参考文献

吴惠平，付方雪. 现代临床护理常规[M]. 北京：人民卫生出版社，2018.

四、规定

按产科疾病一般护理规范护理。

（一）护理关键点

1. 大出血。

2. 并发症评估、护理。

3. 恐慌、焦虑。

4. 休克。

5. 教育需求。

（二）护理评估

1. 评估孕产史及健康史，了解分娩全过程；评估产后出血的诱因。

2. 评估患者精神状态及生命体征。评估患者子宫收缩和阴道流血情况。

3. 评估患者的心理状况。

（三）护理措施

1. 严密观察生命体征、子宫收缩及膀胱充盈情况，观察阴道流血的颜色及量，寻找出血原因。

2. 产后出血多者，应立即输液、输血，给予保暖。尿潴留者给予导尿。大出血者应特别注意预防感染，给予抗生素。

3. 子宫收缩乏力者，遵医嘱使用宫缩剂，并按摩子宫；子宫收缩好，阴道流血为鲜红者，应行产道检查，如有裂伤行伤口缝合，并给予平卧或头低脚高位预防休克。

4. 凡多胎、双胎、晚期妊娠出血的患者，易发生产后出血，应遵医嘱给予宫缩剂。24h内密切注意宫缩和阴道流血情况。

5. 嘱咐患者及时排空膀胱，以免尿潴留影响子宫收缩。嘱咐患者改变体位宜缓慢，防止直立性低血压。

6. 休克者按休克护理常规护理。

7. 给予心理护理和心理支持。

（四）健康指导

1. 针对产后出血的不同原因进行健康教育，帮助患者树立积极应对的信心。

2. 指导患者按摩子宫以促进子宫收缩。

先兆流产护理规范

一、目的

为规范护理行为，指导临床护士运用专业技术知识，对患者实施整体的专业照顾，加强护理管理切提高护理质量，进一步保障患者安全。

二、范围

适用范围：妇科、产科护理单元。

三、参考文献

吴惠平，付方雪.现代临床护理常规[M].北京：人民卫生出版社，2018.

四、规定

按产科疾病一般护理规范护理。

（一）护理关键点

1. 心理护理。

2. 并发症评估、护理。

3. 饮食护理。

4. 终止妊娠。

5. 教育需求。

（二）护理评估

1. 了解有无可能引起先兆流产的病因，如孕妇既往有无全身疾病、生殖器疾病、内分泌疾病、接触有害物质等。

2. 询问孕妇停经日期，评估阴道流血的量、颜色及流出物情况，是否伴有疼痛与疼痛的性质及程度。

3. 评估孕妇及家属对先兆流产的心理承受能力和情绪反应。

（三）护理措施

1. 帮助孕妇先兆流产时绝对卧床休息，提供日常生活护理。

2. 向孕妇及家属讲解可能引起流产的原因和保胎措施的必要性，指导孕妇禁止性生活和减少刺激，给予心理支持，减轻自责等不良情绪，增强保胎信心。

3. 遵医嘱实施保胎治疗，及时评价保胎效果，若腹痛消失、阴道流血停止，则妊娠可继续。

4. 及时评估病情变化，如发现阴道大量出血，及时通知医师尽早处理。严密监测孕妇体温、血压、脉搏，注意面色、腹痛、阴道流血等，预防休克发生。

5. 确定妊娠不能继续时，积极做好终止妊娠准备，如建立静脉通道，做好输液、输血及其他术前准备。

6. 终止妊娠后，注意产妇对失去胎儿的情绪反应，及时给予安抚、同情和理解，做好心理护理。

7. 终止妊娠手术后注意观察阴道流血及子宫收缩情况，尤其是血压、体温的监测。

8. 保持会阴部清洁，会阴擦洗2次/d，并于每次大小便后及时清洗。

（四）健康指导

1. 与孕妇及家属共同讨论出现先兆流产的原因，避免引起流产的因素。

2. 指导孕妇妊娠早期避免性生活，勿做重体力劳动，预防流产发生。对于有习惯性流产者，应早期采取预防措施。

妊娠剧吐护理规范

一、目的

为规范护理行为，指导临床护士运用专业技术知识，对患者实施整体的专业照顾，加强护理管理、提高护理质量，进一步保障患者安全。

二、范围

适用范围：妇科、产科护理单元。

三、参考文献

吴惠平，付方雪. 现代临床护理常规[M]. 北京：人民卫生出版社，2018.

四、规定

按产科疾病一般护理规范护理。

（一）护理关键点

1. 心理护理。

2. 电解质紊乱。

3. 饮食护理。

4. 教育需求。

（二）护理评估

1. 询问孕妇停经日期，判断妊娠月份。

2. 询问孕妇过去的饮食习惯和嗜好，既往有无胃肠道、内分泌疾病史、有无食物过敏史，了解怀孕后饮食习惯有何改变。

3. 评估恶心、呕吐的程度。

4. 评估有无影响孕妇饮食的心理和社会因素，如宗教信仰对饮食的限制、经济状况等。

（三）护理措施

1. 向孕妇讲解妊娠早孕反应的表现，一般于妊娠12周左右自然消失，缓解孕妇的心理紧张和压力。

2. 保持情绪舒畅和足够的休息，保持居住环境清洁和舒适，及时倾倒呕吐物，避免急躁和激动，减少恶心、呕吐的诱因。

3. 指导孕妇恶心时分散注意力，如深呼吸、听轻音乐、阅读、交谈等。

4. 及时评估呕吐程度，预防水、电解质紊乱。如呕吐严重，尿液检查发现酮体阳性，应遵医嘱给予静脉输液补充营养、纠正酸碱及电解质平衡。

（四）健康指导

1. 指导孕妇保持心情舒畅，减少恶心、呕吐的诱发因素。

2. 指导孕妇合理营养，注重均衡自然的饮食原则。选择易消化、无刺激的食物，避免烟、酒、浓咖啡、浓茶及辛辣食品，保障胎儿正常生长发育。

妊娠合并心脏病护理规范

一、目的

为规范护理行为，指导临床护士运用专业技术知识，对患者实施整体的专业照顾，加强护理管理、提高护理质量，进一步保障患者安全。

二、范围

适用范围：妇科、产科护理单元。

三、参考文献

吴惠平，付方雪. 现代临床护理常规[M]. 北京：人民卫生出版社，2018.

四、规定

按产科一般护理常规及内科心脏病护理规范护理。

（一）护理关键点

1. 自理能力缺陷。

2. 活动无耐力。

3.焦虑。

4.潜在并发症：充血性心力衰竭。

5.有感染的危险。

6.母乳喂养能力低下。

7.教育需求。

（二）护理评估

1.评估患者的孕产史、健康史及家族史。

2.评估患者的心脏功能、血压、心率和脉搏。评估胎心及胎动情况。

3.了解实验室检查及心电图、超声检查、胎心监护等检查结果。

4.了解患者的心理状况。

（三）护理措施

1.患者卧床休息，减少心脏耗氧，加强营养，产后摄入高蛋白、高热量的食物。

2.严密观察生命体征及病情变化，观察胎心、产兆，防止发生心力衰竭。

3.给予低盐或无盐的清淡、无刺激性饮食，如有水肿应限制入水量，每日不超过1500mL，并记录24h出入量。

4.如有产兆应迅速备好急救药品和物品、氧气、监护仪等。临产后给予持续吸氧，密切注意宫缩和胎心变化，安慰患者，做好健康指导；第二产程行阴道助产，如吸引器助产、产钳、会阴侧切，尽量缩短第二产程，以减轻心脏负荷。预防产后出血，密切观察产后出血量，勤按摩子宫，慎用宫缩剂。

5.胎儿娩出后迅速放置沙袋压迫宫底，防止因腹压骤减诱发心衰。沙袋放置12～24h后根据病情撤去。

6.产后1～2周绝对卧床休息，心功能Ⅰ～Ⅱ级者可以母乳喂养，有心力衰竭及心功能Ⅲ至Ⅳ级者不予母乳喂养，应指导其退乳，避孕或劝其绝育。

7.用洋地黄者，应注意观察药物的副作用及中毒征象。如出现脉搏＜60次/min、恶心、呕吐、视力模糊、黄绿视、心律失常等及时报告医师。

8.给予心理护理及心理支持。

（四）健康指导

1.保持会阴清洁，使用无菌会阴垫，勤换内裤，预防感染。

2.指导患者退乳和进行人工喂养，严格避孕，必要时进行输卵管结扎。

妊娠合并甲亢护理规范

一、目的

为规范护理行为，指导临床护士运用专业技术知识，对患者实施整体的专业照顾，加强护理管理、提高护理质量，进一步保障患者安全。

二、范围

适用范围：临床护理单元。

三、参考文献

吴惠平，付方雪.现代临床护理常规[M].北京：人民卫生出版社，2018.

四、规定

按产科疾病一般护理规范护理。

（一）护理关键点

1.感染。

2.并发症评估、护理。

3.出血。

4.胎儿有受伤的危险。

5.心理护理。

6.教育需求。

（二）护理评估

1.评估健康史，了解患者的既往病史及孕产史。

2.评估患者的心率、脉压差、胎心、胎动等情况。观察患者是否有甲状腺肿大、突眼、手震颤等情况。

3.了解实验室检查如甲功五项、肝肾功能等检查结果。

4.评估患者精神心理状况及社会支持情况。

（三）护理措施

1.保证足够的休息，给予高热量、高蛋白与丰富维生素的饮食，膳食注意营养的合理搭配。

2.精神紧张者可适当服用镇静剂，如安定。

3.密切监测生命体征变化。观察甲亢症状、体征，如原有症状加重，并有躁动不安、嗜睡、昏厥、高热、心率＞160次/min，应警惕甲亢危象的发生，及时报告医师处理。

4.做好用药护理，观察药物作用及副作用。妊娠期治疗甲亢的药物，目前一般选用丙硫氧嘧啶，如药物剂量恰当，对母体、胎儿影响不大；孕期禁忌用I-131进行诊断、治疗，I-131可影响胎儿甲状腺发育，有可能导致先天性甲状腺功能低下。

5.新生儿出生后留脐血查T3、T4以及TSH。根据医嘱实行人工喂养或母乳喂养。

6.给予心理护理和心理支持。避免精神刺激，保持心情愉快、舒畅。

（四）健康指导

1.指导患者注意休息，加强营养，避免情绪激动。饮食以高蛋白、高热量的食物为主。

2.产后促进子宫收缩，保持会阴清洁，预防感染。

妊娠合并糖尿病护理规范

一、目的

为规范护理行为，指导临床护士运用专业技术知识，对患者实施整体的专业照顾，加强护理管理、提高护理质量，进一步保障患者安全。

二、范围

适用范围：临床护理单元。

三、参考文献

吴惠平，付方雪.现代临床护理常规[M].北京：人民卫生出版社，2018.

四、规定

按产科疾病一般护理规范护理。

（一）护理关键点

1.营养失调。

2.巨大儿。

3.胎儿宫内发育迟缓。

4.低血糖。

5.教育需求。

（二）护理评估

1.评估患者的孕产史、健康史及家族史。

2.评估患者的血糖水平、胎心、胎动及胎儿宫内生长发育状况，观察是否有“三多一少”的症状。

3.了解实验室检查如尿糖、糖筛查、糖耐量试验及电解质等检查结果。

4.评估患者的心理状况。

（三）护理措施

1.监测血糖、胎心、胎动及产兆，定期产前检查。每次产前检查均应作血糖、尿糖、尿酮体、尿蛋白以及血压和体重的测定。

2.坚持饮食治疗。不论病情轻重或是否应用胰岛素治疗，不论糖尿病属何类型或有无并发症，均应严格执行和长期坚持饮食控制。

3.按医嘱正确使用胰岛素。按时按量注射胰岛素；使孕妇血糖保持接近正常又不引起低血糖水平，防止因高血糖引起糖尿病酮症酸中毒。

4.指导孕妇自我监护，教会孕妇自测胎动，如每小时胎动计数＜3次或12h累计＜10次提示胎儿缺氧。

5.术前按医嘱给予地塞米松静脉注射以促使胎儿肺成熟，预防新生儿呼吸窘迫综合征。

6.新生儿无论体重多少均按早产儿护理。注意保温、吸氧、提早喂糖水、早开奶。出生后30min喂葡萄糖水10～30mL，以后每4h/次，连续24h。

7.给予心理护理和心理支持。

（四）健康指导

1.指导患者控制饮食，避免血糖过度波动，防止糖尿病酮症酸中毒或低血糖发生。

2.告知患者监测血糖的重要性，教会患者胰岛素的注射方法，指导患者监测血糖和自测胎动。

妊娠期肝内胆汁淤积症(ICP)护理规范

一、目的

为规范护理行为，指导临床护士运用专业技术知识，对患者实施整体的专业照

顾，加强护理管理、提高护理质量，进一步保障患者安全。

二、范围

适用范围：临床护理单元。

三、参考文献

吴惠平，付方雪.现代临床护理常规[M].北京：人民卫生出版社，2018.

四、规定

按产科疾病一般护理规范护理。

（一）护理关键点

1.皮肤完整性受损（瘙痒抓伤）。

2.胎儿宫内缺氧。

3.宫内发育迟缓。

4.黄疸。

5.潜在并发症（早产、死胎、死产、胎膜早破、肝损害）。

6.焦虑。

7.教育需求。

（二）护理评估

1.评估患者的孕产史及健康史。

2.评估胎心、胎动及胎儿宫内生长发育情况；评估患者的瘙痒及黄疸的程度。

3.了解实验室检查如肝功能、胆酸测定及胎心监测结果。

4.了解患者的心理状况。

（三）护理措施

1.适当卧床休息，取左侧卧位，以增加胎盘血灌注量。给予间断吸氧30min，3次/d。

2.瘙痒时给予对症处理，衣服宽松、舒适，避免用刺激性肥皂沐浴。

3.ICP对胎儿的危害较大，可致胎儿宫内窘迫、死胎、死产，因此必须密切注意胎动和胎心的变化，从34周开始每周做NST。定期复查肝功能、血胆汁酸了解病情。

4.加强健康教育，以提高孕妇对该病的认识，密切配合治疗，安全渡过孕期。

5.适时终止妊娠，以剖宫产为宜，以免宫缩加重胎儿缺氧。

6.由于ICP时胆汁酸排泄减少，脂溶性维生素吸收降低，孕妇易发生产后出血，产后须密切观察子宫收缩情况，按医嘱给予宫缩剂。

7.给予心理护理和心理支持。

（四）健康指导

1.指导患者注意休息，加强营养，宜摄入清淡、无刺激性、易消化的食物。

2.告知患者避免过度搔抓皮肤，以免皮肤溃烂；衣着宜宽松、舒适，避免用刺激性肥皂沐浴。

3.指导患者取左侧卧位，自测胎动。

羊水栓塞护理规范

一、目的

为规范护理行为，指导临床护士运用专业技术知识，对患者实施整体的专业照顾，加强护理管理、提高护理质量，进一步保障患者安全。

二、范围

适用范围：妇科、产科护理单元。

三、参考文献

吴惠平，付方雪.现代临床护理常规[M].北京：人民卫生出版社，2018.

四、规定

按产科疾病一般护理规范护理。

（一）护理关键点

1.神志改变。

2.寒战。

3.呼吸困难。

4.恐惧。

5.弥散性血管内凝血（DIC）。

6.教育需求。

（二）护理评估

1.评估患者孕产史、健康史、产时情况，了解羊水栓塞的诱因。

2.评估患者的生命体征、全身出血状况、尿量和肾功能。

3.了解实验室检查如血常规、凝血功能、肝肾功能及X线平片、心电图等检查结果。

4.了解患者的心理状况。

（三）护理措施

1.成立抢救小组，立即进行抢救，重点针对过敏和急性肺动脉高压所致的低氧血症以及呼吸循环功能衰竭，预防DIC及肾衰。

2.保持呼吸道通畅，给予面罩吸氧。建立双输液通道。立即采血准备各项实验室检查标本，留置导尿管，记录24h出入量。

3.缓解肺动脉高压，改善肺血流灌注。盐酸罂粟碱为首选药物。应用地塞米松静脉滴注抗过敏。遵医嘱正确给药，观察药物作用及副作用。

4.补充血容量，应用升压药积极抗休克治疗。

5.纠正酸中毒。检查电解质和血气分析，如有酸中毒给予5％碳酸氢钠250mL静脉滴注。滴注碳酸氢钠时防止药物外渗。

6.积极防治DIC，根据医嘱给予肝素、输新鲜血或血浆、纤维蛋白原。

7.预防肾衰和感染，根据医嘱给予呋塞米静脉注射，使用肾毒性较小的抗生素预防感染；保持外阴清洁。

8.给予心理护理和心理支持，稳定患者情绪，使其配合治疗。

（四）健康指导

1.指导患者摄入清淡、易消化、高蛋白、高热量的食物。

2.保持会阴清洁，预防感染。

3.指导并协助患者翻身，避免压疮。

第三节　妇科疾病护理规范

妇科疾病一般护理规范

一、目的

为规范护理行为，指导临床护士运用专业技术知识，对患者实施整体的专业照顾，加强护理管理、提高护理质量，进一步保障患者安全。

二、范围

适用范围：临床护理单元。

三、参考文献

吴惠平，付方雪.现代临床护理常规[M].北京：人民卫生出版社，2018.

四、规定

按妇科疾病一般护理规范护理。

1.应用护理程序对患者实施整体护理。重点评估患者的主要临床症状和体征，以明确护理问题，采取可行的护理措施。做好心理疏导、健康教育和康复护理，及时评价护理效果，并做好护理记录。

2.保持病室安静、整洁、安全、舒适。病室每日开窗通风2次，每次15～30min；保持室温在18℃～25℃，相对湿度50％～60％；每日湿式清扫地面2次。

3.遵医嘱给予分级护理。

4.遵医嘱给予饮食护理。指导患者摄入高蛋白、高热量、丰富维生素及低脂肪饮食。

5.保证患者适当的活动和充分的休息。危重患者，阴道流血多和急腹症患者应卧床休息。

6.准确执行医嘱，指导患者正确服药，观察药物治疗的效果及副作用。

7.做好晨晚间护理，保持床位整洁和干燥。及时修剪指（趾）甲，满足患者生活需要。对长期卧床、消瘦、大手术后的患者做好皮肤护理，预防压疮发生。指导阴道分泌物多的患者每日清洗会阴。

8.入院后每日测体温、脉搏、呼吸3次，连续3d无异常者改每日测1次。发热患者按发热护理常规护理。每周测体重、血压各1次，每日记录大小便情况于体温单上。

9.密切观察病情变化，如腹痛、阴道流血等情况。注意阴道排出物、引流物、呕吐物的性质、气味、颜色及量。阴道流血的患者及急腹症患者禁止阴道冲洗及灌肠。

10.保持急救物品、药品的完好。

妇科疾病手术一般护理规范

一、目的

为规范护理行为，指导临床护士运用专业技术知识，对患者实施整体的专业照顾，加强护理管理，提高护理质量，进一步保障患者安全。

二、范围

适用范围：临床护理单元。

三、参考文献

吴惠平，付方雪.现代临床护理常规[M].北京：人民卫生出版社，2018.

四、规定

按妇科疾病一般护理规范护理。

（一）护理评估

1.评估患者的营养状况。

2.评估患者各脏器的功能及有无并发症。

3.评估患者对疾病的了解程度和心理承受能力。

（二）护理措施

1.术前护理：

（1）做好患者术前心理护理，使其积极配合手术和治疗。

（2）皮肤、阴道准备：根据手术方式做好皮肤准备，腹腔镜的患者要特别注意脐部的清洁。术前及术日晨用甲硝唑注射液灌洗阴道，无性生活史者不用扩阴器。

（3）肠道准备：手术前1d根据手术需要指导患者饮食及服用缓泻剂，晚上根据排便情况决定是否需要灌肠，急腹症禁止灌肠。

（4）根据医嘱做好抗生素皮试并记录，交叉配血和备血。

（5）减轻患者的焦虑程度，保证患者充足的睡眠，术前晚按医嘱给予镇静剂。

（6）术日晨做好体温、脉搏、呼吸及血压测量，系好腕带，询问患者有无月经来潮等特殊情况，嘱其将发夹、首饰、义齿及贵重物品交家属或护士长保管。

（7）按医嘱留置导尿管并在术前半小时注射基础麻醉药，准备好病历、术中用药，腹带等带入手术室。

2.术后护理：

（1）迎接并安置患者，做好床头交接班。清点手术患者的物品是否全部带回病房，向家属交待术后注意事项。

（2）按手术及麻醉方式决定术后卧位。全麻患者去枕平卧，头偏向一侧至清醒；腰麻后平卧12h；硬膜外麻醉后平卧6h。患者情况稳定，术后次晨可取半坐卧位，鼓励患者早期下床活动。

（3）了解患者术中的情况，严密观察生命体征及病情变化，按医嘱行心电监护并记录。有异常情况及时通知医师处理。

（4）观察伤口有无渗血，导尿管及引流管是否通畅，引流液的颜色、量及性状。留置导尿管期间，每日清洁尿道口，做好会阴护理，防止发生泌尿系统感染。

（5）根据病情测量生命体征，平稳后测体温、脉搏、呼吸每日3次。

（6）根据患者情况，按医嘱及时予以止痛处理。

（7）补充营养，按医嘱给予术后饮食。禁食6h后改流食，逐步过渡到半流食物、普食。少食多餐，进高蛋白、丰富维生素、低脂肪的食物，减少产气食物的摄入，如牛奶及含糖分高的饮食。

妇科腹部手术护理规范

一、目的

为规范护理行为，指导临床护士运用专业技术知识，对患者实施整体的专业照顾，加强护理管理、提高护理质量，进一步保障患者安全。

二、范围

适用范围：临床护理单元。

三、参考文献

吴惠平，付方雪.现代临床护理常规[M].北京：人民卫生出版社，2018.

四、规定

按妇科疾病护理常规和妇科疾病手术一般护理规范护理。

（一）护理关键点

1.术前准备。

2.心理护理。

3.饮食护理。

4.术后并发症。

5.教育需求。

（二）护理措施

1.术前护理：

（1）消化道准备：预计手术可能涉及肠道，手术前3d进流质饮食，同时按医嘱给肠道制菌药物，手术前晚用肥皂水灌肠。

（2）阴道准备：全子宫切除者术前1d及术前用甲硝唑注射液灌洗阴道，尤其注意灌洗后穹隆。无性生活史者不用窥阴器，将长棉签轻轻插入阴道擦洗即可。阴道擦洗后用2%甲紫涂宫颈及阴道穹隆。

（3）常规留置导尿管，保持引流通畅，以避免术中伤及膀胱，发生术后尿潴留等并发症。

2.术后护理：

（1）严密观察病情变化，监测生命体征至平稳。

（2）保持导尿管和引流管通畅，注意观察引流物的颜色和量。

（3）协助患者维持正确的卧位。术后6h，鼓励床上肢体活动，预防下肢静脉血栓形成。老年患者的卧床时间、活动方式及活动量需根据具体情况进行调整。

（4）保持伤口敷料干燥，防止感染。

（5）注意进食含粗纤维的食物，以保持大便通畅，防止便秘。

（三）健康指导

1.指导患者术后进行腹部肌肉运动，增强腹部肌肉收缩力。

2.术后2个月内避免加重盆腔充血的活动，如提举重物、跳舞、长时间站立或静坐等。

3.交待患者保持会阴部清洁，术后禁止阴道冲洗。性生活的恢复严格遵医嘱。

4.指导患者观察病情变化，如出现阴道流血、分泌物异常等，应及时报告医师。定期复查。

宫外孕非手术治疗护理规范

一、目的

为规范护理行为，指导临床护士运用专业技术知识，对患者实施整体的专业照顾，加强护理管理、提高护理质量，进一步保障患者安全。

二、范围

适用范围：妇科、产科护理单元。

三、参考文献

吴惠平，付方雪.现代临床护理常规[M].北京：人民卫生出版社，2018.

四、规定

按妇科疾病一般护理规范护理。

（一）护理关键点

1.停经。

2.腹痛。

3.阴道流血。

4.恐惧。

5.晕厥/休克。

6.大出血。

7.感染。

8.子宫动脉栓塞。

9.化疗。

10.刮宫。

11.教育需求。

（二）护理评估

1.评估健康史，了解患者的婚姻生育史及既往病史。

2.评估生命体征及病情变化，观察皮肤颜色、温度，估计腹腔内出血的量，判断是否出现出血性休克，了解疼痛的程度、性质和位置。

3.了解实验室及辅助检查结果如血常规、血HCG测定、B超检查等。

4.评估患者的焦虑程度及对宫外孕知识的了解程度。

（三）护理措施

1.绝对卧床休息，避免过早起床活动；避免腹部压力增大，从而减少异位妊娠破裂的机会。

2. 指导患者摄取足够的营养物质，保持大便通畅，防止便秘，腹胀等不适。

3. 密切观察患者的一般情况和生命体征，尤其重视患者主诉。注意阴道流血和腹痛的情况，注意观察阴道排出物的量及性质。如为组织物，应留取送病理检查；如出现出血增多、腹痛加剧、肛门坠胀感明显等，应及时报告医师，给予相应处理。

4. 协助患者正确留取血标本，以监测治疗效果。

5. 做好心理护理，消除患者的焦虑、恐惧心理。

（四）健康指导

1. 指导患者定期行B超检查和监测HCG，注意避孕。下次妊娠时要及时就医，不宜轻易终止妊娠。

2. 教育患者保持良好的卫生习惯，勤洗浴、勤换衣，性伴侣稳定。

卵巢癌广泛切除手术护理规范

一、目的

为规范护理行为，指导临床护士运用专业技术知识，对患者实施整体的专业照顾，加强护理管理、提高护理质量，进一步保障患者安全。

二、范围

适用范围：妇科护理单元。

三、参考文献

吴惠平，付方雪.现代临床护理常规[M].北京：人民卫生出版社，2018.

四、规定

按妇科腹部手术一般护理规范护理。

（一）护理关键点

1. 疼痛。

2. 腹水。

3. 阴道出血。

4. 感染。

5. 营养不良。

6. 休克。

7. 卵巢蒂扭转。

8. 卵巢破裂。

9. 焦虑。

10. 教育需求。

（二）护理评估

1. 评估患者既往病史，有无术前并发症。

2. 评估肿瘤侵犯邻近器官程度和腹水情况以及伴随出现的腹胀、膀胱直肠等压迫症状。

3. 了解辅助检查如彩超、细胞学检查、血HCG（绒毛膜促性腺激素）、AFP测定等检查结果。

4. 评估患者和家属的心理承受能力。

（三）护理措施

1. 术前护理：

（1）提供心理支持，做好心理疏导。

（2）做好手术前皮肤、阴道、肠道等术前准备，做好抗生素皮试，并备血。

（3）如需放腹水者，应密切观察生命体征变化、腹水性质及出现的不良反应。1次放腹水不宜过多，首次不超过1000mL，之后每次不超过3000mL，以免腹压骤降，发生虚脱，放腹水速度宜缓慢，放腹水后用沙袋压迫或腹带包扎腹部。

2. 术后护理：

（1）按医嘱给予术后饮食。禁食6h后改流食，并逐步过渡到半流食物、普食。有肠造瘘或肠道部分切除者按医嘱禁食1周。

（2）严密监测生命体征及病情变化，了解患者术中有无输血，观察小便颜色、量，如有血尿，及时报告医师处理。

（3）保持腹腔引流管或膀胱造瘘引流管通畅，观察并记录。

（4）保持腹腔化疗管通畅；巨大肿瘤患者，准备沙袋加压腹部，以防腹压骤降出现休克。

（5）年龄大，卧床时间长的患者嘱在床上多活动，按摩下肢，以免下肢静脉血栓形成。

（6）手术后辅以化疗，根据组织类型制定不同的化疗方案和疗程，按妇科恶性肿瘤护理常规。

（四）健康指导

1. 出院后加强营养，全休3个月，禁盆浴、性生活3个月，避免重体力劳动半年。

2. 术后需化疗的患者告知其化疗周期，嘱其按时来院化疗。

子宫颈癌根治手术护理规范

一、目的

为规范护理行为，指导临床护士运用专业技术知识，对患者实施整体的专业照顾，加强护理管理、提高护理质量，进一步保障患者安全。

二、范围

适用范围：护理单元。

三、参考文献

吴惠平，付方雪. 现代临床护理常规[M]. 北京：人民卫生出版社，2018.

四、规定

按妇科腹部手术一般护理规范护理。

（一）护理关键点

1. 恐惧。

2. 阴道流血。

3. 阴道排液。

4. 疼痛。

5. 排尿障碍。

6. 教育需求。

（二）护理评估

1. 询问患者的既往史、性生活史、婚育史。

2. 评估患者阴道流血与阴道排液的量和性状及各重要脏器功能，明确有无其他疾患。

3. 了解辅助检查如宫颈刮片细胞学检查、阴道镜检查、碘实验等检查结果。

4. 评估患者目前的营养及身心状况，了解患者对疾病和诊治方案的接受程度。

（三）护理措施

1. 术前护理：

（1）做好心理护理，提供心理支持，增强患者战胜疾病的信心。

（2）手术前3d进少渣半流饮食，口服肠道制菌药，术前1d进流质饮食，手术前一晚和术晨清洁灌肠。

（3）保持外阴清洁，术前1d和术晨用甲硝唑注射液灌洗阴道，注意动作要轻柔，避免引起癌病灶活动性大出血。术晨宫颈涂甲紫并填塞络合碘纱布1～3块。

2. 术后护理：

（1）术后1d根据病情可取半坐卧位，以利于盆腔引流。指导患者进行床上肢体活动，以预防长期卧床引起并发症。

（2）保持各种引流管通畅，并观察引流液的性质、量及颜色。遵医嘱术后48～72h拔除引流管，留置导尿管7～14d。拔导尿管前3d开始夹管，4h放尿1次，训练膀胱功能，促使恢复正常排尿功能。拔尿管后测量残余尿，残余尿＞100mL应重新留置导尿管。

（3）了解患者术中有无输血，严密观察病情变化，监测生命体征，观察药物作用及副作用，发现异常及时报告医生处理。

（4）保持会阴部清洁，会阴擦洗2次/d，拔除尿管后每天用1∶5000高锰酸钾溶液坐浴2次。

（5）化疗和放疗患者，按放、化疗护理常规护理。

（四）健康指导

1. 术后卧床休息1个月，禁盆浴、性生活3个月。根据机体康复情况逐渐增加活动量和强度，适当参加社会交往活动。

2. 遵医嘱继续接受放疗和化疗。

3. 定期复查。出院后第1个月行首次复查，以后每2～3月复查1次；出院后第2年3～6月复查1次；3～5年内每半年复查1次；第6年开始每年复查1次。

阴道手术护理规范

一、目的

为规范护理行为，指导临床护士运用专业技术知识，对患者实施整体的专业照顾，加强护理管理，提高护理质量，进一步保障患者安全。

二、范围

适用范围：妇科、产科护理单元。

三、参考文献

吴惠平，付方雪.现代临床护理常规[M].北京：人民卫生出版社，2018.

四、规定

按妇科护理常规和妇科疾病手术一般护理规范护理。

（一）护理关键点

1.疼痛。

2.并发症评估、护理。

3.出血。

4.焦虑、恐惧。

5.教育需求。

（二）护理评估

1.询问患者既往病史，评估有无术前并发症。

2.评估患者有无疼痛、阴道流血，子宫脱垂患者外露部分有无感染、破损等。

3.评估患者、家属对疾病的认知程度及对手术的心理承受能力。

（三）护理措施

1.术前护理：

（1）心理支持：了解患者心理特点，取得患者信任和家属支持。

（2）向患者讲解术中及术后体位并教会患者床上肢体锻炼的方法，练习床上使用便器。

（3）皮肤准备：术前30min进行皮肤准备，其范围上至耻骨联合上10cm，下包括外阴部、肛门周围、臀部及大腿内侧上1/3。

（4）肠道准备：术前3d开始进流质饮食，并按医嘱给肠道抗生素，同时口服硫酸镁导泻，术前晚及术晨清洁灌肠。

（5）阴道准备：术前3d进行阴道准备，一般行阴道擦洗或1∶5000高锰酸钾液坐浴，每天2次。

2.术后护理：

（1）体位：根据不同手术采取相应的体位。如阴道前后壁修补术后患者应以平卧位为宜，禁止半坐卧位，以降低外阴阴道张力。

（2）注意观察阴道伤口有无渗血和炎性反应，同时观察阴道分泌物的量、性质、颜色及有无异常气味。

（3）保持外阴清洁干燥，每天外阴擦洗2次，保持床单的清洁干燥。

（4）保持大小便通畅。注意保持尿管通畅，控制大便，以手术5d以后大便为宜，可口服液状石蜡软化大便。

（5）向患者讲解腹部压力增加对伤口的影响，避免增加腹压的动作，如蹲、用力解大便等。

（四）健康指导

1. 出院后休息3个月，注意逐渐增加活动量，避免重体力劳动。

2. 注意个人卫生，保持外阴部清洁。鼓励多吃粗纤维的食物和水果，保持大便通畅。

3. 术后1月门诊复查。经医师检查确定伤口已完全愈合方可恢复性生活。

直肠阴道瘘及会阴三度撕裂修补手术护理规范

一、目的

为规范护理行为，指导临床护士运用专业技术知识，对患者实施整体的专业照顾，加强护理管理、提高护理质量，进一步保障患者安全。

二、范围

适用范围：妇科、产科护理单元。

三、参考文献

吴惠平，付方雪.现代临床护理常规[M].北京：人民卫生出版社，2018.

四、规定

按妇科阴道手术一般护理规范护理。

（一）护理关键点

1. 疼痛。

2. 并发症评估、护理。

3. 焦虑、恐惧。

4. 饮食护理。

5. 心理护理。

6. 教育需求。

（二）护理评估

1. 详细了解发病时间、原因，评估患者目前存在的护理问题。

2. 评估临床表现，注意外阴及阴道黏膜的完整情况，了解阴道排出物的性状。

3. 评估患者心理及社会支持状况。

（三）护理措施

1. 术前护理：

（1）做好心理护理，减轻患者的焦虑、紧张情绪。

（2）术前3d流质，遵医嘱口服链霉素、甲硝唑、维生素K。抑制肠道细菌。

（3）保持外阴清洁，每日用1∶5000高锰酸钾液坐浴2次。

2. 术后护理：

（1）术后3d禁食，3d后进食高热量流质饮食，3～5d后改为无渣半流质饮食，一周后改为少渣普食，保持4～5d不排便，以免污染伤口。术后4～5d按医嘱酌情给缓泻剂，如液状石蜡，保持大便通畅，避免腹压增加，影响伤口愈合。

（2）保持外阴清洁，每日用0.2%碘伏棉球擦洗2次。大便后及时清洁、擦洗。

（3）禁灌肠，禁插肛管排气，禁用肛表测体温。

（四）健康指导

1. 保持会阴部的清洁。保持大便通畅，避免增加腹压的动作。

2. 经医师检查确定伤口完全愈合后方可恢复性生活。

尿瘘手术护理规范

一、目的

为规范护理行为，指导临床护士运用专业技术知识，对患者实施整体的专业照顾，加强护理管理、提高护理质量，进一步保障患者安全。

二、范围

适用范围：临床护理单元。

三、参考文献

吴惠平，付方雪.现代临床护理常规[M].北京：人民卫生出版社，2018.

四、规定

按妇科阴道手术一般护理规范护理。

（一）护理关键点

1. 自我形象紊乱。

2. 自卑。

3. 心理护理。

4. 并发症。

5. 教育需求。

（二）护理评估

1. 评估患者的健康史，了解手术史、外伤史及既往病史。

2. 询问患者漏尿的时间、症状及对漏尿的感受，评估患者目前存在的护理问题。观察外阴部是否存在湿疹，溃疡等；确定漏孔的具体位置、性质、大小及数目。

3. 了解实验室及辅助检查结果，如血常规、尿常规、膀胱镜检查、尿路造影等。

4. 评估患者的心理及社会支持状况。

（三）护理措施

1. 术前护理：

（1）给予心理疏导，消除患者的自卑、紧张心理。

（2）保持外阴清洁，用1∶5000的高锰酸钾溶液坐浴；外阴部有湿疹者，可在坐浴后行红外线照射，然后涂氧化锌软膏。

（3）强调饮水的重要性，不限制液体的摄入，一般每天饮水不＜3000mL，以达到稀释尿液，自身冲洗膀胱的目的。

（4）老年妇女和闭经者遵医嘱术前1周给予雌激素药物。

2. 术后护理：

（1）根据患者漏尿的位置决定体位。

（2）保持导尿管通畅，尿管一般留置10～14d，可行膀胱冲洗或多饮水以稀释尿液。

（3）保持外阴清洁，每日会阴擦洗2次。

（4）观察病情变化及手术瘘口的愈合情况，观察药物的作用及副作用。

（5）避免增加腹压的动作，如咳嗽、便秘等。

（四）健康指导

1. 按医嘱服用抗生素或雌激素药物。

2. 对尿瘘修补术后怀孕者应加强孕期检查。

3. 3个月内禁止性生活及重体力劳动。

功能性子宫出血护理规范

一、目的

为规范护理行为，指导临床护士运用专业技术知识，对患者实施整体的专业照顾，加强护理管理、提高护理质量，进一步保障患者安全。

二、范围

适用范围：临床护理单元。

三、参考文献

吴惠平，付方雪. 现代临床护理常规[M]. 北京：人民卫生出版社，2018.

四、规定

按妇科疾病一般护理规范护理。

（一）护理关键点

1. 阴道不规则出血。

2. 贫血。

3. 感染。

4. 教育需求。

（二）护理评估

1. 询问患者的月经史及病史，了解患者的心理状况，区分异常子宫出血的类型。

2. 评估精神和营养状态。

3. 评估患者的眼睑、唇及指甲，了解有无贫血及其程度。

（三）护理措施

1. 指导患者制定适合个人的饮食计划，加强营养，向患者推荐含铁较多的食物。

2. 观察并记录患者的生命体征、出入量。贫血严重者，须卧床休息，遵医嘱作好配血、输血、止血措施。

3. 协助患者做好各种检查，如诊断性刮宫、子宫镜检查等。

4. 保持会阴清洁，必要时遵医嘱应用抗生素预防感染。

5. 遵医嘱使用性激素：按时按量使用性激素，不得随意停服和漏服。药物减量必须按规定在止血后才能开始，3d减量1次，每次减量不得超过原剂量的1/3，直至维持剂量。

6. 做好心理护理，消除紧张、焦虑情绪。

（四）健康指导

1. 出院患者应嘱其注意卫生，保持会阴清洁，预防感染。

2. 用性激素治疗的患者要按医师的医嘱完成全程治疗。在治疗期间如出现不规则阴道流血，应及时就诊。

急性盆腔炎护理规范

一、目的

为规范护理行为，指导临床护士运用专业技术知识，对患者实施整体的专业照顾，加强护理管理、提高护理质量，进一步保障患者安全。

二、范围

适用范围：临床护理单元。

三、参考文献

吴惠平，付方雪.现代临床护理常规[M].北京：人民卫生出版社，2018.

四、规定

按妇科疾病一般护理规范护理。

（一）护理关键点

1.症状评估。

2.个人卫生。

3.饮食指导。

4.药物治疗。

5.教育需求。

（二）护理评估

1.询问病史以及此次疾病治疗的经过和效果。

2.评估患者的症状和体征，了解炎症的轻重及范围。

3.评估患者的心理状况。

（三）护理措施

1.注意个人卫生，保持外阴清洁、干燥。外阴有湿疹、糜烂者，每日用1∶5000高锰酸钾溶液坐浴2次。

2.卧床休息，取半坐卧位以利于脓液积聚于子宫直肠窝，使炎症局限或便于引流。

3.加强营养，增强体质，提高机体抵抗力。少食多餐，多饮水。

4.注意观察患者的生命体征，盆腔脓肿行阴道或腹腔引流者，应注意脓液的量及性状。如有发热等异常情况，及时报告医师进行处理。

5.按时给抗生素，以维持药物在体内的适当浓度而保证疗效。观察药物作用及副作用。

6.指导患者坚持治疗，避免因治疗不彻底形成慢性盆腔炎。

7.手术治疗者，按妇科手术一般护理常规护理。

（四）健康指导

1.指导妇女穿棉质内裤，以减少局部刺激。注意经期、孕期、分娩期和产褥期的卫生。

2.指导性生活卫生，以减少性传播疾病。经期禁止性交。

妇科恶性肿瘤化疗护理规范

一、目的

为规范护理行为，指导临床护士运用专业技术知识，对患者实施整体的专业照顾，加强护理管理、提高护理质量，进一步保障患者安全。

二、范围

适用范围：临床护理单元。

三、参考文献

吴惠平，付方雪.现代临床护理常规[M].北京：人民卫生出版社，2018.

四、规定

按妇科疾病一般护理规范护理。

（一）护理关键点

1.症状评估。

2.并发症评估、护理。

3.饮食护理。

4.药物治疗。

5.心理护理。

6.教育需求。

（二）护理评估

1.评估患者既往用药史，肿瘤疾病史、各系统疾病史及患者目前病情状况。

2.测量生命体征和体重，了解患者一般情况；评估患者有无化疗药物的毒性反应。

3.了解实验室检查结果如血常规、肝肾功能。

4.评估患者的心理状态及社会支持情况。

（三）护理措施

1.治疗前向患者做好化疗的指导和解释工作，以取得信任；做好心理护理。

2.鼓励患者进食高蛋白、丰富维生素、易消化食物；指导患者进食前后漱口；经常更衣保持皮肤干燥和清洁；注意休息，保持充足睡眠。

3.采用静脉给药治疗时应注意：

（1）药液配制要做到现配现用。剂量、浓度及使用方法要准确无误，以免影响药效。

（2）注意保护静脉，操作时应先用生理盐水进行穿刺，待成功后再注药液。

（3）药液滴注出现外渗时应立即停止注入，做局部封闭，用硫酸镁湿冷敷以减轻局部组织的损伤。

4.观察病情和药物的毒副反应，注意有无出血倾向、腹痛、腹泻、膀胱炎症状、肝肾功能损害、皮肤反应、神经系统的副作用等。

5.药物毒副反应的护理：

（1）并发口腔炎及口腔溃疡者，做好口腔护理。使用软毛牙刷，进食后漱口。

（2）用各种方法减少恶心、呕吐，如提供可口饮食、合理安排用药时间、分散注意力、给予止呕剂等。

（3）按医嘱测定白细胞计数，白细胞低者要进行保护性隔离，减少探视，应用抗生素，输新鲜血和白细胞或用升白细胞的药物。

（四）健康指导

1. 出院后加强营养，注意休息，预防感冒。

2. 按化疗的周期准时来院行下一周期化疗。定期复查血象、肝肾功能，如有异常应进行适当的处理。

药物流产护理规范

一、目的

为规范护理行为，指导临床护士运用专业技术知识，对患者实施整体的专业照顾，加强护理管理、提高护理质量，进一步保障患者安全。

二、范围

适用范围：妇科、产科护理单元。

三、参考文献

吴惠平，付方雪. 现代临床护理常规[M]. 北京：人民卫生出版社，2018.

四、规定

按产科疾病一般护理规范护理。

（一）护理关键点

1. 症状评估。

2. 并发症评估、护理。

3. 心理护理。

4. 药物治疗。

5. 教育需求。

（二）护理评估

1. 详细询问患者既往史，如患有急慢性肝肾疾病、严重心脏病、高血压及血液病等，应禁止药物流产。

2. 了解是否做好药物流产前准备，如妇科检查，血常规、血型、肝肾功能检查、尿HCG定量测定、血β—HCG、妇科B超检查等，评估患者是否具备药物流产条件。

3. 评估患者的恐惧反应及其程度。

（三）护理措施

1. 药物流产前，主动给孕妇咨询服务，详细介绍药物流产的优缺点及注意事项等，使孕妇有充分的思想准备，消除疑虑和恐惧，以最佳的心理状态完成药物流产的全过程，达到顺利终止妊娠的目的。

2. 指导孕妇遵医嘱服用药物，密切观察用药后不良反应。对胃肠道反应轻者可不予处理或对症处理。

3. 用药后，观察腹痛及阴道流血情况。腹痛开始后，排便入容器，以便能找到孕囊。

4. 孕囊排出后仔细评估孕囊大小及完整性并记录。

5. 孕囊排出后，密切观察阴道出血情况，遵医嘱肌内注射催产素10U，预防大出血。如大出血发生在孕囊排出后，多为孕囊排出不完整，应准备进行清宫术；如发生出血性休克者，立即按出血性休克常规进行抢救处理，待纠正休克后，行清宫术。

6.保持外阴清洁，预防感染，必要时遵医嘱使用抗生素。

（四）健康指导

1.嘱咐患者出院后一般休息2周，然后根据身体恢复情况逐步增加活动量。饮食宜高热量、高蛋白、富含维生素饮食。

2.指导患者保持外阴清洁，预防感染。用温开水清洗外阴2次/d，42d内禁止性生活。

3.指导患者按时服药，及时复查。如交待患者在服米非司酮的第8、15、43d赴医院复查；于第15d行采血作SGPT及β-HCG检查，如出血量多则随时就诊。

第十一章 新生儿及儿科疾病护理规范

第一节 新生儿疾病护理规范

新生儿疾病一般护理规范

一、目的

为规范护理行为，指导临床护士运用专业技术知识，对患者实施整体的专业照顾，加强护理管理、提高护理质量，进一步保障患者安全。

二、范围

适用范围：儿科护理单元。

三、参考文献

吴惠平，付方雪.现代临床护理常规[M].北京：人民卫生出版社，2018.

四、规定

按新生儿及儿科疾病一般护理规范护理。

（一）对患儿实施整体护理。根据临床症状和体征进行护理评估，提出护理问题，采取有效的护理措施，及时评价护理效果并做好护理记录。

（二）环境适宜。病室必须光线充足，空气流通，避免对流；保持室温在22℃～24℃，相对湿度在55%～65%。

（三）严格执行消毒隔离制度。按病种隔离，严禁探视；工作人员接触新生儿前后洗手。室内采用湿式清扫，每日空气消毒，每季度细菌培养1次。

（四）根据病情，按医嘱给予分级护理。

（五）按医嘱给予母乳喂养或人工喂养。奶具每次用后经消毒液浸泡、刷洗，高温消毒后备用。

（六）准确执行医嘱，及时留取标本送检，观察药物治疗效果及副作用。

（七）及时给患儿戴上写有姓名、性别等身份标志的腕带。

（八）每日测体温4次。早产儿、低体温及发热39℃以上者，根据病情随时测体温，以维持体温在正常范围。

（九）使用婴儿温箱时，注意消毒隔离。每日保持温箱的清洁，长期使用者每周消毒1次，终末清洁、消毒备用。温箱湿化水每班添加，每日更换1次。

（十）保持皮肤清洁干燥，勤换尿布湿，防止臀红发生。

（十一）每日给予床旁治疗浴2次，擦浴时观察皮肤有无皮疹、疖肿、糜烂等，发现异常及时报告医师处理。

（十二）每日给予新生儿脐部护理2次，注意保持局部干燥，每日用碘伏消毒，以防发生感染。

（十三）密切观察生命体征、面色、皮肤颜色、哭声、精神反应等，观察大小便及饮食情况，如有异常及时报告医师。及时准确的填写各项护理记录单。

（十四）所有住院患儿使用微量泵输液，以防止输液过快引起心衰。

（十五）每日测体重1次，并记录。

（十六）患儿出院时，仔细核对腕带信息，并向家长作好出院指导，如预防接种、保健检查、哺育及护理新生儿的有关知识。

早产儿护理规范

一、目的

为规范护理行为，指导临床护士运用专业技术知识，对患者实施整体的专业照顾，加强护理管理、提高护理质量，进一步保障患者安全。

二、范围

适用范围：儿科护理单元。

三、参考文献

吴惠平，付方雪.现代临床护理常规[M].北京：人民卫生出版社，2018.

四、规定

按新生儿疾病一般护理规范护理。

（一）护理关键点

1.呼吸困难。

2.低体温。

3.感染。

4.呼吸暂停。

5.喂养困难。

（二）护理评估

1.评估患儿的外表特征判断胎儿胎龄。

2.了解患儿基础体温、体重、大小便、饮食喂养情况。

（三）护理措施

1.按新生儿疾病一般护理常规护理。

2.室温应在24℃～26℃，相对湿度在55%～65%。晨间护理时，室温应提高到27℃～28℃，以防受凉。

3.根据早产儿的体重、出生胎龄、成熟度及病情，给予不同的保暖措施。体重＜2000g者，应置温箱中保暖，并注意选择适中温度；如需执行采血等必要操作，应尽量在新生儿辐射台保暖下进行。

4. 有缺氧症状者可给予氧气吸入。一般主张间歇低流量吸氧，吸入氧浓度及时间根据缺氧程度而定，尽量避免高浓度或长时间吸氧，以预防氧疗并发症。呼吸暂停者给予弹足底、拍背，以刺激呼吸，或行复苏囊面罩加压给氧，必要时机械正压通气。

5. 执行保护性隔离措施。注意患儿用品、仪器设备的消毒，防止发生交叉感染。

6. 实行母乳喂养，必要时采用配方奶根据早产儿耐受力而定，以不发生胃潴留及呕吐、腹胀为原则。吸吮或吞咽差者可予鼻饲或静脉营养。准确记录每日出入量、体重，以便及时调整喂养方案，加强营养。

7. 加强巡视，积极观察患儿的生命体征、精神反应、哭声、面色、皮肤颜色、肢体末梢温度、反射、进食、有无腹胀及大小便等情况，注意观察有无呼吸暂停发生。监测血糖。

8. 早产儿每日测体重并记录。

（四）健康指导

1. 指导科学育儿知识，鼓励母乳喂养，按需哺乳。

2. 指导家长检测体温的方法并注意保暖。

新生儿窒息与缺氧缺血性脑病护理规范

一、目的

为规范护理行为，指导临床护士运用专业技术知识，对患者实施整体的专业照顾，加强护理管理、提高护理质量，进一步保障患者安全。

二、范围

适用范围：儿科护理单元。

三、参考文献

吴惠平，付方雪. 现代临床护理常规[M]. 北京：人民卫生出版社，2018.

四、规定

按新生儿疾病一般护理规范护理。

（一）护理关键点

1. 呼吸困难。

2. 气体交换受损。

3. 感染。

4. 营养失调：低于机体需要量。

5. 并发症：动脉导管开放、肺动脉高压、肺出血。

（二）护理评估

1. 评估患儿的分娩史，了解Apgar评分及有无胎儿窘迫等病史。

2. 评估患儿意识状态，观察有无兴奋或嗜睡、昏迷。皮肤有无发绀。

3. 评估心率、呼吸、肌张力，观察有无前囟张力增高、惊厥、呼吸暂停，检查原始反射是否存在，有无瞳孔对光反射消失等。

（三）护理措施

1. 将患儿置于新生儿辐射台或温箱中，取侧卧位；及时清除口、鼻分泌物，防止乳汁及口鼻分泌物吸入引起窒息。

2. 窒息患儿应首先保持气道通畅，建立呼吸、吸氧，根据缺氧程度选择适当的给氧方式，必要时给予气管插管、人工呼吸器辅助通气。

3. 恢复循环，建立有效静脉通路，遵医嘱扩容、纠酸等处理。保证药物及时准确应用。

4. 观察并记录患儿的精神反应、面色、哭声、皮肤颜色、生命体征、血氧饱和度、肢体末梢温度、尿量；观察患儿有无惊厥及惊厥的次数、持续时间，是否伴有前囟张力和肌张力改变等情况。

5. 保持安静，遵医嘱给予镇静、脱水剂及改善脑代谢的药物，以减少神经系统的损害。

6. 遵医嘱进行喂养。病情严重者，一般出生后第1d禁食，第2d开始试喂温开水或5%糖水，第3d开始试喂稀奶，以后逐渐过渡到全奶。试喂过程中要特别注意观察患儿有无胃潴留、呕吐、腹胀等不耐受情况。

7. 观察药物的治疗效果和副作用。应用多巴胺维持循环时，防止药物外渗致皮肤坏死；应用脱水剂、利尿剂时，观察有无水电解质失衡等副作用。

8. 加强康复及随访。动态观察新生儿行为神经测定及CT检查结果，对可能有神经系统后遗症者，早期遵医嘱进行干预治疗，包括应用鼠神经节苷脂、纳洛酮等药物促进脑细胞恢复剂高压氧（每次1～1.5h，10d为一疗程）、婴儿抚触等治疗，以促进神经系统功能恢复。

（四）健康指导

1. 向家长解释本病的有关知识，以取得合作。

2. 对可能有后遗症的患儿，要给家长讲解康复治疗方法及其重要性，以尽可能减轻后遗症。

新生儿颅内出血护理规范

一、目的

为规范护理行为，指导临床护士运用专业技术知识，对患者实施整体的专业照顾，加强护理管理、提高护理质量，进一步保障患者安全。

二、范围

适用范围：儿科护理单元。

三、参考文献

吴惠平，付方雪.现代临床护理常规[M].北京：人民卫生出版社，2018.

四、规定

按新生儿疾病一般护理规范护理。

（一）护理关键点

1. 潜在并发症：颅内压升高。

2. 低效性呼吸型态。

3. 有窒息的危险。

4. 体温调节无效。

5. 营养失调。

（二）护理评估

1. 评估患儿的分娩史，了解患儿孕期及产时分娩的情况。

2. 评估患儿临床表现，检查前囟饱满程度；观察瞳孔及肌张力变化；注意有无呕吐、双目凝视、尖叫、呼吸节律改变及发绀等异常症状。

3. 了解实验室检查结果如血常规、CT、MRI检查结果。

4. 评估患儿精神状态、反应情况。

（三）护理措施

1. 将患儿置温箱或辐射床上，以便保温和及时观察惊厥发生时间、部位、程度。

2. 注意观察神志、生命体征、瞳孔、前囟张力和肌张力及血氧饱和度变化并记录，有异常情况及时与医师联系。

3. 保持安静，减少刺激。急性期禁止沐浴；尽量少搬动头部；避免头皮血管穿刺，最好选择四肢浅静脉，使用留置针；一切必要的治疗、护理操作要轻、稳、准，以防加重颅内出血。

4. 保持呼吸道通畅，及时清理呼吸道分泌物；根据缺氧程度选用适当的给氧方式和浓度。

5. 供给足够的能量和水分，根据病情选择鼻饲（急性期避免用力吮奶加重出血）或吮奶喂养，必要时可静脉补充水分和静脉营养治疗。保证热量供给。

6. 做好恢复期的康复治疗，如高压氧治疗，婴儿抚触治疗及护脑药物的应用等。

（四）健康指导

1. 详细向患者家长解释病情程度、治疗效果及预后。

2. 指导患儿家长做好患儿肢体功能训练及智力开发，鼓励坚持治疗及随访。

新生儿病理性黄疸护理规范

一、目的

为规范护理行为，指导临床护士运用专业技术知识，对患者实施整体的专业照顾，加强护理管理、提高护理质量，进一步保障患者安全。

二、范围

适用范围：儿科护理单元。

三、参考文献

吴惠平，付方雪. 现代临床护理常规[M]. 北京：人民卫生出版社，2018.

四、规定

按新生儿疾病一般护理规范护理。

（一）护理关键点

1. 皮肤黏膜。

2. 潜在并发症。

3. 教育需求。

（二）护理评估

1. 评估患儿的病史，了解是否有母婴血型不合等诱因。

2. 评估患儿的临床表现，检查皮肤及脐带有无感染，了解肝脏的大小及硬度。根据患儿皮肤黄染的部位、范围和血清胆红素浓度，评估患儿黄疸的程度；了解患儿的精神状况、食奶情况、肌张力、大便颜色等。

3. 了解实验室检查如肝功能、血常规等结果。

4. 评估患儿家长的心理及社会支持状况。

（三）护理措施

1. 护理人员应按需调整喂养方式，少量多餐，耐心喂养，保证热量摄入。

2. 严密观察病情

（1）观察体温、脉搏、呼吸及有无出血倾向。尤其在光疗时，加强监测，及时发现体温及呼吸异常并及时处理。

（2）观察患儿精神反应、哭声、吮吸力、肌张力、有无惊厥等，从而判断有无黄疸发生。

（3）观察大便颜色、性质、量。如胎粪排出延迟，应予灌肠处理，促进胆红素及大便的排除。

3. 遵医嘱给予肝酶诱导剂以加速未结合胆红素的转化排出，并减少其通过血-脑脊液屏障的机会，从而降低核黄疸的发生。

4. 做好患儿家长的心理护理，向家长讲解疾病知识及预后，减轻患儿家长的焦虑、担忧。

（四）健康指导

1. 向家长介绍黄疸的有关知识，使家长了解病情。指导家长对黄疸的观察，以便早期发现问题，早就诊。及时给与康复治疗及出院后的康复指导。

2. 若为红细胞G-6PD缺乏者，须忌食蚕豆及豆制品，衣物保管时切勿放樟脑丸，并注意药物选用，以免诱发溶血。

3. 若为母乳性黄疸，可继续母乳喂养，如全母乳喂养后仍出现黄疸，可改为隔次母乳喂养，严重者暂停母乳喂养，待黄疸消退后再恢复母乳喂养。

新生儿破伤风护理规范

一、目的

为规范护理行为，指导临床护士运用专业技术知识，对患者实施整体的专业照顾，加强护理管理、提高护理质量，进一步保障患者安全。

二、范围

适用范围：儿科护理单元。

三、参考文献

吴惠平，付方雪.现代临床护理常规[M].北京：人民卫生出版社，2018.

四、规定

按新生儿疾病一般护理规范护理。

（一）护理关键点

1. 窒息。

2. 脐部护理。

3. 感染。

4. 健康需求。

（二）护理评估

1. 评估患儿的分娩史，了解分娩过程中消毒是否完善。

2. 评估痉挛发生时的症状、体征，有无苦笑面容、牙关紧闭、角弓反张、窒息等，检查脐部情况。

3. 了解实验室及特殊检查结果。

4. 评估患儿家长的心理及社会支持状况。

（三）护理措施

1. 置患儿于安静、光线暗淡的单人房间，专人看护，避免声光及其他不必要的刺激，必要的治疗护理操作最好在使用止痉剂半小时后有条理的集中完成，尽量采用留置针静脉给药，以免重复注射穿刺引起或加重痉挛发作。

2. 注意监测体温、心率、呼吸、血氧饱和度；观察并记录惊厥发作次数、持续时间和间隔时间、有无窒息等。

3. 保持呼吸道通畅，备好急救药品和器械；及时清除鼻咽部分泌物；有缺氧、发绀者可给予氧气吸入，为避免氧气直接刺激黏膜建议选用面罩给氧。

4. 遵医嘱应用破伤风抗毒素，镇静剂等。

5. 脐部护理：①选用3%过氧化氢溶液清洗脐部后涂以2%碘伏，用无菌纱布覆盖。②应用破伤风抗毒素做脐周封闭，中和未进入血液的游离毒素。

6. 患儿早期吞咽功能障碍，应予静脉营养以保证热能供给，痉挛减轻后用鼻饲喂养。

7. 禁食或鼻饲喂养时注意做好口腔护理。病情好转可用奶嘴喂养，以训练患儿吸吮及吞咽功能。

8. 做好患儿家长的心理护理，减轻其焦虑、紧张情绪。

（四）健康指导

1. 向患儿家长讲授有关育儿知识，指导家长做好脐部护理。

2. 推广无菌接生法。

新生儿肺炎（或胎粪吸入性肺炎）护理规范

一、目的

为规范护理行为，指导临床护士运用专业技术知识，对患者实施整体的专业照顾，加强护理管理、提高护理质量，进一步保障患者安全。

二、范围

适用范围：儿科护理单元。

三、参考文献

吴惠平，付方雪.现代临床护理常规[M].北京：人民卫生出版社，2018.

四、规定

按新生儿疾病一般护理规范护理。

（一）护理关键点

1. 诱因。

2. 呼吸困难。

3. 供氧。

5. 教育需求。

（二）护理评估

1. 了解患儿的健康史，包括出生时有无窒息、出生时羊水等级及是否吸入羊水史等。

2. 了解患儿的进奶情况，吞咽时是否有呛咳现象。

3. 观察患儿呼吸是否闻及痰鸣音，有无呼吸困难、吸气三凹征等症状。

（三）护理措施

1. 按新生儿护理常规。严重窒息，胎粪吸入按重症护理常规。

2. 观察生命体征和呼吸困难、缺氧的程度。观察病儿的意识和对外界的反应。观察吃奶的情况及全身各脏器功能的变化。

3. 抬高头部，使气道通畅，重症患儿安置在辐射台上，便于观察。

4. 供给足够的热量及水分，能吸吮者抱起耐心喂养，重症患儿暂禁饮食者静脉高营养补充。

5. 治疗护理：

（1）胎粪吸入的患儿，根据病情入院时给予气管插管内吸引。

（2）供氧，维持正常的氧分压和血氧饱和度。给氧方法依病情而定。

（3）给予适宜的温度和湿度，避免低温和高热。

（4）做好呼吸道护理，必要时雾化吸入，协助排痰，使呼吸道通畅。

（5）严密观察并发症的发生，如心力衰竭、呼吸衰竭、气胸、DIC的发生。

（四）健康指导

1. 向家属宣教体温、呼吸平稳，精神状态好，肺部啰音消失可出院，但需门诊随访。

2. 高热时及时物理降温或药物降温，保持衣物、床位的清洁。

3. 保持室内空气新鲜，每天开窗通风1～2次，避免直吹和对流风。

4. 注意气候变化，及时增减衣服，避免着凉。

5. 户外多晒太阳，预防佝偻病。

6. 让家长了解呼吸道感染常用药物的名称、剂量、用法及常见不良反应，使疾病能在早期得到及时处理。

第二节 儿科疾病护理规范

儿科疾病一般护理规范

一、目的

为规范护理行为，指导临床护士运用专业技术知识，对患者实施整体的专业照顾，加强护理管理、提高护理质量，进一步保障患者安全。

二、范围

适用范围：儿科护理单元。

三、参考文献

吴惠平，付方雪.现代临床护理常规[M].北京：人民卫生出版社，2018.

四、规定

按儿科系统疾病一般护理规范护理。

（一）应用护理程序对患儿实施整体护理。重点评估患儿的主要临床症状和体征，以明确护理问题，采取切实可行的护理措施，做好患儿的心理护理及家属的卫生指导和出院指导，及时评价护理效果并做好护理记录。

（二）病室环境宜空气新鲜，光线充足；病室每日开窗通风2次，每次15～30min；室温以18℃～22℃为宜，相对湿度以55%～65%为宜；按感染和非感染病种分配床位，避免院内感染。

（三）做好入院指导，及时通知医师查看患者；留熟悉病情的家属，供医师询问病史。

（四）按医嘱给予相应饮食，注意饮食卫生，饭前便后洗手。

（五）新患者入院每日测体温、脉搏、呼吸3次，连续3d无异常者，改为每日测1次；＜3岁免测脉搏及呼吸；高温39℃以上者，4h测体温1次，并按照高温护理常规护理；体温不升者，应保暖。

（六）急性期卧床休息，注意更换体位；每周测体重1次并记录。

（七）入院测血压（＜7岁免测），以后每周测1次，并记录。

（八）准确执行医嘱，指导患儿正确服药，观察药物治疗效果及副作用。服用磺胺药者多喂水。

（九）注意患儿安全，随时固定好床栏，以免坠床。

（十）入院后3d内收集大小便标本做常规检查。

（十一）保持大便通畅，3d内无便者，告知医生给予处理。

（十二）新入院患儿做好卫生处置。保持患儿皮肤、口腔、被褥、衣服整洁，修剪指甲。唇鼻干裂者，涂以油剂，婴幼儿经常保持臀部清洁干燥，预防臀红。

（十三）备好抢救设备及药品，密切观察病情变化。如发现异常，及时报告医师处理。

小儿肺炎护理规范

一、目的

为规范护理行为，指导临床护士运用专业技术知识，对患者实施整体的专业照顾，加强护理管理、提高护理质量，进一步保障患者安全。

二、范围

适用范围：儿科护理单元。

三、参考文献

吴惠平，付方雪.现代临床护理常规[M].北京：人民卫生出版社，2018.

四、规定

按儿科及呼吸系统疾病一般护理规范护理。

（一）护理关键点

1.诱因。

2.感染性休克。

3.清理呼吸道无效。

4.教育需求。

（二）护理评估

1.评估患儿病史。

2.评估咳嗽性质及痰液的性状，观察有无败血症、感染性休克、急性呼吸窘迫症及神经症状，如皮肤、黏膜出血点、巩膜黄染、神志模糊、烦躁、呼吸困难、嗜睡、谵妄、昏迷等。

3.了解实验室检查如血常规、X线检查、细菌学检查等结果。

4.评估患儿及家属的心理状况。

（三）护理措施

1.急性期卧床休息，注意保暖，病室环境清洁、通风每日2次，15～20min/次。室温22℃～24℃，湿度50%。

2.给予高营养、清淡、易消化的流质或半流质饮食，恢复期进高蛋白、丰富维生素饮食。

3.观察生命体征及病情变化，定时测量体温、脉搏、呼吸、血压，观察面色、神志、皮肤、黏膜颜色、四肢温度、尿量等，观察咳嗽性质及痰液的性状，是否为痰中带血或呈铁锈色。

4.高热者头部放置冰袋，或给予30%～50%酒精擦浴，或冰盐水灌肠；及时更换汗湿的衣服，测体温、脉搏、检测呼吸每4h/次。

5.痰液黏稠者，按医嘱给予雾化吸入，雾化用具一人一消毒或一人一套专用。指导患儿雾化时保持安静，轻轻张口，用口均匀呼吸。每次持续雾化10～15min。雾化吸入后给予患儿洗脸、漱口及拍背，鼓励患儿多饮水，不要随地吐痰，痰液多的小儿患者禁用镇咳药。

6.保持口腔清洁，做好口腔护理，预防口腔炎。

7.药物治疗的护理：注意用药剂量、时间准确且无配伍禁忌，滴速适当。注意观察药物疗效及副作用。

8. 做好心理护理，与患者建立良好的医患关系，向患儿及家属解释疾病知识，减少患儿对疾病的恐惧、紧张。

（四）健康指导

1. 保持房间空气流通与温湿度适宜，避免吸烟。

2. 小儿衣着适中，穿着盖被是否适中以成人感觉到小儿手足温暖为宜。

3. 形成良好的生活习惯，避免受凉等诱发因素。母亲感冒后应戴口罩，其他感冒人员不宜接触小儿，避免抱小儿到人多的公共场所；定期预防接种，加强体育锻炼与耐寒锻炼。

小儿营养不良护理规范

一、目的

为规范护理行为，指导临床护士运用专业技术知识，对患者实施整体的专业照顾，加强护理管理、提高护理质量，进一步保障患者安全。

二、范围

适用范围：儿科护理单元。

三、参考文献

吴惠平，付方雪. 现代临床护理常规[M]. 北京：人民卫生出版社，2018.

四、规定

按儿科疾病一般护理规范护理。

（一）护理关键点

1. 感染。

2. 皮肤压力性损伤。

3. 循环负荷过重。

4. 教育需求。

（二）护理评估

1. 评估患儿病史。

2. 评估患儿面色、神志、皮下脂肪厚度，观察有无皮肤感染及全身感染征象，有无腹泻。

3. 了解实验室检查如肝肾功能、电解质检查等结果。

4. 评估患儿及家属的心理状况。

（三）护理措施

1. 重症患儿应卧床休息，恢复期适当活动。

2. 给高热量、高蛋白、丰富维生素、低脂肪、易消化饮食（水肿者暂给低盐或无盐饮食）。

3. 加强巡视，特别是营养不良的患儿，应随时注意面色、呼吸、脉搏、神志的变化，定时测量体温、脉搏、呼吸、血压。以免因营养不良而猝死。

4. 做好皮肤护理及口、眼护理，保持皮肤清洁、干燥，定时翻身，防止压疮及坠积性肺炎；双眼缺乏维生素A者，滴鱼肝油，以免角膜溃烂；每周测体重2次。

5.补液时注意速度，不宜过快，按4～8滴/min，以免加重心脏负担。准确记录饮食量，有水肿者记录出入量。

6.按医嘱正确使用药物，观察各种药物作用及副作用。

7.做好患儿及家属的心理疏导，减轻紧张、焦虑情绪。

（四）健康指导

1.饮食管理原则：由少到多、由稀到稠，循序渐进、逐渐增加饮食直到恢复正常。指导合理的喂养方法，添加各种辅食，培养小儿良好的饮食习惯。

2.注意保暖，避免受凉，做好保护隔离措施，防止交叉感染。

小儿腹泻护理规范

一、目的

为规范护理行为，指导临床护士运用专业技术知识，对患者实施整体的专业照顾，加强护理管理、提高护理质量，进一步保障患者安全。

二、范围

适用范围：儿科护理单元。

三、参考文献

吴惠平，付方雪.现代临床护理常规[M].北京：人民卫生出版社，2018.

四、规定

按儿科疾病一般护理规范护理。

（一）护理关键点

1.水电解质平衡。

2.肛周皮肤保护。

3.体温过高。

4.营养。

5.教育需求。

（二）护理评估

1.评估喂养方式及营养状况，了解人工喂养患儿用何种乳品。冲调方法、喂养次数及量，了解添加辅食及断奶的情况。

2.注意腹泻开始时间，观察大便次数、颜色、性状、量、气味等。评估有无发热、呕吐、腹胀、腹痛、里急后重等症状。

3.评估肛门周围皮肤有无发红、发炎和破损。

4.了解实验室检查结果如大便常规、血常规等。

（三）护理措施

1.床旁隔离，卧床休息。

2.观察病情变化，监测体温、脉搏、呼吸、血压、体重、尿量等，观察面色、神志、皮肤、黏膜、前囟、眼窝、皮肤弹性、周围循环等情况。

3.禁食不易消化的脂肪类食物。腹泻严重者禁食6～8h，腹泻好转后，逐渐恢复饮食。

4. 注意个人卫生，管理好粪便及呕吐物，以免交叉感染。

5. 加强口腔护理和皮肤护理。

6. 正确执行静脉输液，经常巡视，保证静脉输液顺利进行。

（四）健康指导

1. 加强育儿知识宣传，做到合理喂养。鼓励母乳喂养。添加辅食要循序渐进，避免夏季断奶。

2. 注意保持食物新鲜、清洁，食具严格消毒，避免肠道感染。教育儿童饭前便后洗手，勤剪指甲。避免长期滥用广谱抗生素。

3. 加强体格锻炼，适当户外活动。衣着合适，避免感冒，夏季多饮水。

化脓性脑膜炎护理规范

一、目的

为规范护理行为，指导临床护士运用专业技术知识，对患者实施整体的专业照顾，加强护理管理、提高护理质量，进一步保障患者安全。

二、范围

适用范围：临床护理单元。

三、参考文献

吴惠平，付方雪. 现代临床护理常规[M]. 北京：人民卫生出版社，2018.

四、规定

按儿科疾病一般护理规范护理。

（一）护理关键点

1. 头痛。

2. 发热。

3. 精神症状。

4. 言语交流障碍。

5. 坠床/跌倒。

6. 营养失调。

7. 教育需求。

（二）护理评估

1. 评估有无呼吸道、消化道或皮肤感染史。

2. 注意观察精神状态、囟门有无隆起或紧张，患儿有无头痛、呕吐、惊厥、脑膜刺激征等。

3. 了解实验室检查结果如血常规、脑脊液检查等。

4. 评估家长对疾病的了解程度及护理知识的掌握程度，评估家长及患儿有无焦虑或恐惧。

（三）护理措施

1. 绝对卧床休息，保持病室安静。腰穿后去枕平卧4～6h，昏迷患者取平卧头侧位或侧卧位，防止呕吐物流入气管内造成窒息。

2. 给予高热量、易消化的流质或半流质饮食，不能进食应鼻饲，注意食物的温度，注入速度宜缓慢，以防呕吐。

3. 保持呼吸道通畅，及时清除呼吸道分泌物。备好氧气、吸痰器、开口器、压舌板和急救药品。

4. 密切观察病情，测量体温、脉搏、呼吸、血压，观察面色、神志、瞳孔等，同时注意观察是否有脑水肿、脑疝的发生。如有异常，应及时报告医师并配合抢救。

5. 对昏迷及鼻饲的小儿，每日进行口腔护理2次。经常更换体位，预防肺炎及压疮的发生；协助医师做好腰椎穿刺或硬膜下穿刺术。硬膜外穿刺放液须按压局部。

6. 密切观察药物的疗效和副作用。静脉输液的患儿，应观察输液速度，保持输液通畅。

7. 做好心理护理，安抚患儿，消除其紧张、恐惧情绪。

（四）健康指导

1. 大力宣传卫生知识，预防化脓性脑膜炎。按时预防接种。

2. 根据患儿和家长的接受程度，介绍病情，讲解治疗护理方法，使其主动配合，取得患儿和家长的信任。

3. 恢复期协助肢体功能锻炼和语言能力锻炼，促进患儿康复。

小儿肾病综合征护理规范

一、目的

为规范护理行为，指导临床护士运用专业技术知识，对患者实施整体的专业照顾，加强护理管理、提高护理质量，进一步保障患者安全。

二、范围

适用范围：儿科护理单元。

三、参考文献

吴惠平，付方雪.现代临床护理常规[M].北京：人民卫生出版社，2018.

四、规定

按儿科及泌尿系统疾病一般护理规范护理。

（一）护理关键点

1. 蛋白尿。
2. 水肿。
3. 营养失调。
4. 药物副作用。
5. 教育需求。

（二）护理评估

1. 评估患儿病史，了解有无引起肾病综合征的诱因。
2. 评估水肿部位及蛋白尿、高血压的程度，了解尿量及体重变化。
3. 了解实验室检查结果，如尿常规、血常规、肝肾功能及免疫学检查。
4. 评估患儿及家属的心理、社会支持状况。

（三）护理措施

1. 水肿明显、大量蛋白尿或严重高血压者均应卧床休息。病情缓解后逐渐增加活动量，但不可过累。

2. 严格按医嘱执行无盐或低盐、低蛋白或高蛋白饮食，设法增进患儿食欲。

3. 观察病情，注意生命体征包括体温、心率、呼吸、特别是血压、尿量、水肿程度的变化。详细记录出入量和体重，根据病情每日测体重或每周测血压2次。

4. 加强皮肤护理，避免皮肤损伤，水肿严重部位如阴囊、臀部、足踝等处应加以保护，预防压疮；预防呼吸道感染，寻找慢性病灶；保持会阴部清洁。

5. 准确收集尿标本：常规尿标本应在清晨收集新鲜尿液；中段尿培养应争取于治疗前送检，并注意无菌操作；留24h尿，收集标本的容器必须清洁并加防腐剂，注意不要混入大便。

6. 由于此病需要服用激素和免疫抑制剂药物，如泼尼松、环磷酰胺等，这些药物可产生肥胖，脱发、座疮等一系列毒副作用。用药后应注意观察药物的治疗效果和毒副作用。

7. 做好心理护理，鼓励患儿及家长增强战胜疾病的信心。

8. 肾衰竭者行腹膜透析，按相关护理常规。

（四）健康指导

1. 关爱患儿，与家长交谈，指导家长认识疾病的性质。本病病程长，易复发，要求家长树立信心，坚持系统正规的治疗，积极防治并发症，并与家长保持联系，对患儿进行追踪。

2. 讲解激素治疗本病的重要性，坚持按时按量服药，一旦发生感染及早有效地治疗；预防接种要待症状缓解、停药6个月至1年后进行。

小儿心脏病护理规范

一、目的

为规范护理行为，指导临床护士运用专业技术知识，对患者实施整体的专业照顾，加强护理管理、提高护理质量，进一步保障患者安全。

二、范围

适用范围：儿科护理单元。

三、参考文献

吴惠平，付方雪.现代临床护理常规[M].北京：人民卫生出版社，2018.

四、规定

按儿科疾病一般护理规范护理。

（一）护理关键点

1. 活动无耐力。

2. 有感染的危险。

3. 营养失调。

4. 潜在并发症：脑血栓、心力衰竭、感染性心内膜炎。

5. 教育需求。

（二）护理评估

1. 评估患儿病史及母亲的妊娠史，了解有无导致发病的诱因。

2. 评估心功能及活动耐受情况，观察有无心力衰竭、心律失常。

3. 了解实验室及特殊检查结果如超声心动图、心电图、X线检查。

4. 评估患儿及家属的心理、社会支持状况。

（三）护理措施

1. 绝对卧床休息，注意保持患儿情绪稳定。

2. 呼吸困难者取半坐卧位，并给氧气吸入。

3. 给予营养丰富、易消化、清淡饮食。有水肿者适当限制摄水量，无盐或低盐饮食，少量多餐。

4. 观察生命体征及病情变化，监测呼吸、脉搏，每次1min以上；按医嘱准确记录24h出入量；视水肿轻重，隔日或每周测量体重1次（严重心力衰竭者除外）。

5. 输液患儿应严格控制输液速度及液体总量。

6. 注意皮肤清洁，防止压疮，预防感染。

7. 保持大便通畅，避免排便用力，加重心脏负担。

8. 服用洋地黄时，注意观察毒性反应（如恶心、呕吐、视力模糊等）。

9. 每次服药前应测脉搏，幼儿脉搏低于100次/min，儿童低于80次/min，立即报告医师停药。

（四）健康指导

1. 法洛四联症的患儿多取蹲踞位，在行走或玩耍时常会主动蹲下片刻。这是因为蹲踞后可使缺氧症状缓解。患儿如有这种现象，家长不可强行将患儿拉起。

2. 对平时心脏功能和活动能力都较好的患儿，应按时预防接种，但在接种后，应多观察全身和局部反应，以便及时处理。

3. 先天性心脏病的患儿体质弱，易感染疾病，由以呼吸道疾病为多见，且易并发心力衰竭，故应仔细护理。随着季节的变换，患儿应及时增减衣服；如家庭成员中有上呼吸道感染时，应采取隔离措施；平时应尽量少带患儿去公共场所，在传染病好发季节，尤应早采取预防措施；一旦患儿出现感染时，应积极控制感染。

4. 如发现患儿有气急烦躁、心率过快、呼吸困难等症状，可能发生心力衰竭，应及时送医院就诊。

疱疹性口炎护理规范

一、目的

为规范护理行为，指导临床护士运用专业技术知识，对患者实施整体的专业照顾，加强护理管理、提高护理质量，进一步保障患者安全。

二、范围

适用范围：儿科护理单元。

三、参考文献

吴惠平，付方雪.现代临床护理常规[M].北京：人民卫生出版社，2018.

四、规定

按儿科疾病一般护理规范护理。

（一）护理关键点

1.疼痛。

2.营养不良。

3.健康需求。

（二）护理评估

1.病情评估。

2.生命体征。

3.体温、口腔黏膜情况。

4.有无流涎、拒食、烦躁、颌下淋巴结肿大。

5.家长对疱疹性口炎的认知程度及心理承受能力。

6.病儿自理能力。

（三）护理措施

1.按小儿内科疾病一般护理要点。

2.口腔护理：多饮水，进食后漱口，保持口腔黏膜湿润和清洁；对流涎者，及时清除流出物，保持皮肤干燥、清洁。

3.正确涂药：涂药前应先将纱布或干棉球放在颊黏膜腮腺管口处或舌系带两侧，以隔断唾液；再用干棉球将病变部黏膜表面吸干净后方能涂药。涂药后嘱患儿闭口10min，然后取出纱布或棉球，不可立即漱口、饮水或进食。

4.饮食护理：以高能量、高蛋白、含丰富维生素的温凉流质或半流质饮食为宜。疼痛者，于进食前局部涂2%利多卡因，同时避免摄入刺激性食物。对不能进食者，应给予肠道外营养。

5.食具专用：食具应煮沸消毒。

6.监测体温：体温超过38.5℃时，予以物理降温，必要时给予药物降温。同时做好皮肤护理。

（四）健康指导

1.讲解口炎的相关知识，指导食具专用，做好清洁消毒工作。

2.纠正小儿吮指、不刷牙等不良习惯，培养其进食后漱口的卫生习惯。

3.宣传均衡营养对提高机体抵抗力的重要性，避免偏食、挑食，培养良好的饮食习惯。

小儿支气管炎护理规范

一、目的

为规范护理行为，指导临床护士运用专业技术知识，对患者实施整体的专业照顾，加强护理管理，提高护理质量，进一步保障患者安全。

二、范围

适用范围：儿科护理单元。

三、参考文献

吴惠平，付方雪.现代临床护理常规[M].北京：人民卫生出版社，2018.

四、规定

按儿科疾病一般护理规范护理。

（一）护理关键点

1.清理呼吸道无效。

2.潜在并发症：心衰、感染性休克。

3.健康需求。

（二）护理评估

1.评估患儿病情及精神状态。

2.评估患儿呼吸功能。

3.估患儿饮食睡眠情况。

4.评估患儿有无并发症：心衰。

（三）护理措施

1.执行儿内科一般护理常规护理。

2.帮助患儿取合适体位或抱起患儿，以减少肺部淤血。治疗、护理集中进行，便于患儿休息。

3.保持呼吸道通畅，呼吸道分泌物过多时应及时吸痰。每天人工拍背或机械振动排痰1～2次。

4.氧气疗法：气促、发绀者应给予鼻导管或面罩给氧，呼吸衰竭者，鼻导管或面罩吸氧仍不能纠正低氧血症，应考虑给予机械通气。

5.供给足够的营养及液体 给予易消化、营养丰富的流质、半流质饮食，少食多餐，避免过饱影响呼吸；哺喂时应有耐心，防止呛咳引起窒息；保证静脉输液通畅，用输液泵控制输液速度及输液量，防止心衰、肺水肿的发生。

6.观察病情变化：注意呼吸、喘憋及缺氧的情况。如出现梗阻性肺气阻，面色苍白及发绀加重者应警惕发生呼吸衰竭。

（四）健康指导

1.指导家长加强患儿营养，多做户外活动。

2.少到公共场所，避免上呼吸道感染。

3.教会家长一般呼吸道感染的处理方法，使患儿在疾病早期能得到控制。

小儿病毒性心肌炎护理规范

一、目的

为规范护理行为，指导临床护士运用专业技术知识，对患者实施整体的专业照顾，加护理管理，提高护理质量，进一步保障患者安全。

二、范围

适用范围：儿科护理单元。

三、参考文献

吴惠平，付方雪.现代临床护理常规[M].北京：人民卫生出版社，2018.

四、规定

按儿科疾病一般护理规范护理。

（一）护理关键点

1.心悸。

2.乏力。

3.便秘。

4.恐惧。

5.教育需求。

（二）护理评估

1.病情评估。

2.生命体征。

3.有无头晕、心悸、乏力、胸闷、胸前区不适等症状。

4.家长对病毒性心肌炎的认知程度及心理承受能力。

5.病儿自理能力。

（三）护理措施

1.按小儿内科疾病一般护理要点。

2.定时监测病儿心率、脉搏的变化，必要时实施心电监护（心功能不全者，按心功能不全护理要点）。

3.嘱病儿卧床休息至热退后3～4周，病情基本平稳后，逐渐增加活动量。

4.遵医嘱给予营养心肌药物，注意药物疗效及副作用的观察。

5.需较长时间静脉输液时，可选用静脉留置针，以保证药物疗程。

6.保持大小便通畅，防止便秘。

7.给予高热量、高蛋白、高维生素、清淡、易消化的饮食，少量多餐，多食新鲜蔬菜及水果。

（四）健康指导

1.讲解心肌炎的相关知识，遵医嘱服药治疗。

2.根据心功能情况，逐渐增加活动量，病初6个月内避免剧烈活动。

3.合理安排作息时间，保证充足睡眠。

4.增强机体抵抗力，预防上呼吸道感染。

小儿营养缺铁性贫血护理规范

一、目的

为规范护理行为，指导临床护士运用专业技术知识，对患者实施整体的专业照顾，加强护理管理、提高护理质量，进一步保障患者安全。

二、范围

适用范围：儿科护理单元。

三、参考文献

吴惠平，付方雪.现代临床护理常规[M].北京：人民卫生出版社，2018.

四、规定

按儿科疾病一般护理规范护理。

（一）护理关键点

1.头晕。

2.乏力。

3.心悸。

4.营养不良。

5.坠床/跌倒。

6.教育需求。

（二）护理评估

1.病情评估。

2.生命体征。

3.贫血的程度，有无头晕、耳鸣、乏力等表现。

4.了解血液检查结果。

5.家长对营养性缺铁性贫血的认知程度及心理承受能力。

6.病儿自理能力。

（三）护理措施

1.按小儿内科疾病一般护理要点。

2.监测病儿血压、心率的变化，观察有无头晕、耳鸣、活动后乏力等症状。

3.观察病儿的面色、口腔黏膜及甲床苍白程度。

4.重度贫血的病儿，若活动后出现心悸、气短，嘱其卧床休息。

5.观察病儿有无食欲减退、异食癖及记忆力减退、智力低下等症状。

6.口服铁剂，最好安排在两餐之间服药，从小剂量开始，以减少对胃肠道的刺激，可与稀盐酸和（或）维生素C同服以利吸收，忌与抑制铁吸收的食品同服。口服铁剂药液时，为预防牙齿黑，可用吸管服用。大便发黑属正常现象。

7.肌内注射铁剂，每次应更换注射部位，以免引起组织坏死。

8.对早产儿及低体重儿出生后2个月左右，可给予铁剂进行预防性治疗。

9.加强营养，纠正不良的饮食习惯，注意饮食搭配，保证铁剂的摄入和吸收。避免咖啡、牛奶等食物与含铁多的食品同时服用。

10.保持口腔清洁，鼓励病儿多饮水，预防和治疗口腔炎症。给予清淡、易消化，少食多餐，同时避免摄入产气食物。营养不良性水肿患者，摄入高蛋白、丰富维生素的食物。

（四）健康指导

1.讲解饮食平衡、不偏食的重要性，加强营养，合理安排饮食，提供含铁食品及有关营养方面的资料。

2.贫血纠正后，仍需坚持合理搭配膳食。

第十二章　五官科疾病护理规范

第一节　眼科护理规范

眼科疾病一般护理规范

一、目的

为规范护理行为，指导临床护士运用专业技术知识，对患者实施整体的专业照顾，加强护理管理、提高护理质量，进一步保障患者安全。

二、范围

适用范围：五官科护理单元。

三、参考文献

吴惠平，付方雪.现代临床护理常规[M].北京：人民卫生出版社，2018.

四、规定

按眼科疾病一般护理规范护理。

（一）对患者实施整体护理。

（二）保持病室清洁、整齐、安静、安全、舒适。

（三）根据病情遵医嘱给予分级护理及饮食护理。

（四）指导患者进行适当活动和保证充分的休息

（五）准确执行医嘱，观察药物疗效及副反应。

（六）做好基础护理，保持床位清洁整齐。长期卧床、消瘦、营养不良、昏迷等患者做好皮肤护理，防止压疮发生；协助视力障碍、生活不能自理者做好生活护理。

（七）入院后每天3次测体温、脉搏、呼吸、连续3d无异常者，可改每日1次。39C° 以上者按发热护理常规护理，每日记录大便次数1次。入院测体重、血压1次，以后每周定期测量。

（八）密切观察患者的病情变化，发现异常及时报告医师。

（九）做好消毒隔离，防止交叉感染。

（十）需手术者，做好术前准备。

（十一）保持病室急救物品和药品的完好。

（十二）认真及时准确写好各种护理记录。

（十三）做好健康指导。

内眼手术护理规范

一、目的

为规范护理行为，指导临床护士运用专业技术知识，对患者实施整体的专业照顾，加强护理管理、提高护理质量，进一步保障患者安全。

二、范围

适用范围：五官科护理单元。

三、参考文献

吴惠平，付方雪.现代临床护理常规[M].北京：人民卫生出版社，2018.

四、规定

按眼科一般护理常规和眼内手术护理规范护理。

（一）术前护理：

1.全麻者按全麻护理常规护理。

2.做好心理护理，向患者及家属说明手术的目的、可能出现的并发症及注意事项。

3.根据病情平卧位、半卧位或俯卧位。

4.术前3d手术眼滴抗菌素眼药水，每日3次。

5.指导患者练习眼球上、下、左、右转动（视网膜脱离患者除外）；教会患者舌尖顶住上颚或用手指按压人中穴位等方法避免咳嗽、打喷嚏。

6.术前1d洗头、沐浴、更衣。

7.术前1d剪眼睫毛、冲洗泪道，小儿及不合作者进手术室后在全麻下进行。

8.术日清晨冲洗术眼结膜囊，滴抗生素眼药水，用无菌眼垫遮盖术眼，遵医嘱给予术前用药。

（二）术后护理：

1.了解术中情况及用药情况，根据病情取不同的卧位，防止碰撞眼球。

2.每日测量体温、脉搏、呼吸3次，连续3d无异常者改为每日1次。

3.观察术眼敷料有无松动移位、伤口有无渗血，发现异常应及时通知医生并协助处理。

4.高龄、糖尿病、高血压、心脏病以及全身情况不好的患者，严密观察生命体征及全身情况，及时发现并发症并做相应的处理。

5.进清淡、易消化、营养均衡的饮食，忌烟酒。

6.保持大便通畅，避免用力排便。

7.协助患者做好生活护理。

外眼手术前后护理规范

一、目的

为规范护理行为，指导临床护士运用专业技术知识，对患者实施整体的专业照顾，加强护理管理、提高护理质量，进一步保障患者安全。

二、范围

适用范围：五官科护理单元。

三、参考文献

吴惠平，付方雪.现代临床护理常规[M].北京：人民卫生出版社，2018.

四、规定

按眼科一般护理常规和眼外手术护理规范护理。

（一）护理关键点

1.疼痛。

2.焦虑与恐惧。

3.潜在并发症。

4.知识缺乏。

5.滴眼药水护理。

6.教育需求。

（二）护理评估

评估全身情况及眼部一般情况，重点评估患者有无高血压，糖尿病，心脏病及呼吸系统疾病，有无感冒、咳嗽、发热、月经来潮及眼部炎症等症状。

（三）护理措施

1.术前护理：

（1）术前3d术眼开始滴抗生素眼药水，每日3次，以清洁结膜囊，避免术后感染。

（2）术前检查患眼局部有无异常表现。如无手术禁忌，常规冲洗结膜囊和泪道。

（3）心理护理，外眼手术在门诊手术室进行的较多，要向患者交待手术的时间、手术方式及注意事项，消除患者的紧张心理，密切配合手术。

2.术后护理：

（1）给普食或流质饮食。

（2）术后注意休息，观察敷料有无渗血及绷带有无脱落。

（3）术后遵医嘱常规全身使用抗生素，必要时给予止痛药和镇静药。

（四）健康宣教

1.嘱患者避免头部用力，避免碰触术眼，多休息。

2.用眼罩包眼，观察有无出血、渗血，绷带松紧、脱落情况及时与医生联系，并重新包扎。

3.饮食宜清淡、消化、多吃粗纤维及蔬菜水果，保持大便通畅，避免感冒咳嗽，戒烟戒酒、促进伤口愈合。

4.出院患者嘱其按时服药，换药和复查。

白内障摘除+人工晶体植入手术护理规范

一、目的

为规范护理行为，指导临床护士运用专业技术知识，对患者实施整体的专业照顾，加强护理管理、提高护理质量，进一步保障患者安全。

二、范围

适用范围：五官科护理单元。

三、参考文献

吴惠平，付方雪.现代临床护理常规[M].北京：人民卫生出版社，2018.

四、规定

按眼科一般护理常规和眼内手术护理规范护理。

（一）护理关键点

1.感知紊乱。

2.有受伤的危险。

3.潜在并发症。

4.知识缺乏。

5.教育需求。

（二）护理评估

1.评估患者健康状况及手术的耐受性，了解发病年龄、职业、用药史、外伤史及家族史。

2.评估患者各项检查结果，了解患者视觉功能及是否合并有眼压增高，视神经萎缩等。

3.评估患者心理状况及社会支持情况。

（三）护理措施

1.术前护理：

（1）按内眼手术前护理常规。

（2）年老体弱者观察患者的生命体征及全身情况，如有异常及时报告医师。糖尿病者控制血糖。

（3）配合医师准备合适的人工晶状体，术前1h遵医嘱给予术眼滴散瞳眼药水。

（4）给予心理护理，减轻患者的焦虑与恐惧，增强对手术的信心。

2.术后护理：

（1）按内眼手术后护理常规护理。

（2）取仰卧位休息，限制头颈部活动，避免低头及头部震颤，滴散瞳药后平卧4h。

（3）术眼遮盖眼垫，防止碰撞眼球，遵医嘱散瞳，滴抗生素和眼药水。

（4）了解患者麻醉方式及手术情况，密切观察病情变化，出现术眼疼痛剧烈等异常通知医师及时处理。

（5）协助做好患者生活护理及健康教育。

（四）健康指导

1.术后避免重体力劳动3～6个月，避免剧烈运动和低头作业时间过长，定期门诊复查。

2.掌握正确的滴眼药水方法，保持大便通畅。

眼球化学烧伤护理规范

一、目的

为规范护理行为，指导临床护士运用专业技术知识，对患者实施整体的专业照

顾，加强护理管理、提高护理质量，进一步保障患者安全。

二、范围

适用范围：五官科护理单元。

三、参考文献

吴惠平，付方雪.现代临床护理常规[M].北京：人民卫生出版社，2018.

四、规定

按眼科疾病一般护理规范护理。

（一）护理关键点

1.疼痛。

2.自理缺陷。

3.焦虑。

4.潜在并发症。

5.知识缺乏。

6.有感染的危险。

7.教育需求。

（二）护理评估

1.详细了解眼部受伤的时间，致伤药物名称、性质、浓度、量以及与组织接触时间的长短。

2.评估症状与体征，了解结膜、角膜烧伤的程度及全身情况，观察结膜囊有无残存的固体化学物质。

3.了解心理及社会因素。

（三）护理措施

1.急救处理争分夺秒彻底冲洗结膜囊，选择具体中和性质的冲洗结膜囊30min以上，以清除可能存留在结膜囊的固体化学物质。酸性化学伤，球结膜下注射1～2mL的5%磺胺嘧啶溶液；碱性化学伤者注射1～2mL维生素C；严重碱化学伤者行前房穿刺术。

2.遵医嘱应用抗生素，预防继发感染。

3.每日换药时用玻璃棒分离结膜囊，并涂大量抗生素眼膏，以防眼球粘连。

4.伤眼滴0.5%依地酸二钠及半胱氨酸以中和烧伤后产生的胶原酶，预防角膜穿孔。

5.晚期对并发症进行治疗，如烧伤矫正眼睑畸形，治疗继发性青光眼、并发性白内障、继发性角膜白斑等。

6.做好患者心理疏导，使患者更好地配合治疗。

（四）健康指导

1.指导患者及家属正确的滴药方法。

2.告知晚期并发症的预防及处理方法，嘱定期复查。

眼内异物手术护理规范

一、目的

为规范护理行为，指导临床护士运用专业技术知识，对患者实施整体的专业照

顾，加强护理管理、提高护理质量，进一步保障患者安全。

二、范围

适用范围：五官科护理单元。

三、参考文献

吴惠平，付方雪.现代临床护理常规[M].北京：人民卫生出版社，2018.

四、规定

按眼科一般护理常规和眼内手术护理规范护理。

（一）护理关键点

1.疼痛。

2.潜在并发症。

3.知识缺乏。

4.滴眼药水护理。

5.教育需求。

（二）护理评估

1.评估健康史及受伤的时间与方式，致伤物的性质及污染程度。

2.详细了解临床症状、体征、评估患者对手术的耐受性。

3.了解患者的心理状态、有无紧张、害怕等。

（三）护理措施

1.术前护理：

（1）按眼内手术术前护理常规护理。

（2）观察眼球创口大小和部位，了解眼压的变化，观察虹膜脱出和嵌顿，以及瞳孔变形或偏位，检查视力的变化，发现异常及时报告医生处理。

（3）眼球内有铁质、铜质等异物及眼组织严重损害者，尽早取出异物。

（4）遵医嘱给予抗生素等药物以预防感染。

（5）做好心理护理，减轻焦虑及紧张情绪。

2.术后护理：

（1）按眼内手术术前护理常规护理。

（2）观察病情，观察有无眼痛等不适。伤口疼痛剧烈者给予止疼药；头痛、术眼疼痛剧烈者评估有无感染可能，以便及时处理。

（3）遵医嘱全身及局部应用抗生素，预防交叉性眼炎的发生。

（四）健康指导

1.遵医嘱用药并告知用药注意事项。

2.定期门诊复查。

斜视手术护理规范

一、目的

为规范护理行为，指导临床护士运用专业技术知识，对患者实施整体的专业照顾，加强护理管理，提高护理质量，进一步保障患者安全。

二、范围

适用范围：五官科护理单元。

三、参考文献

吴惠平，付方雪.现代临床护理常规[M].北京：人民卫生出版社，2018.

四、规定

按眼科一般护理常规和眼内手术护理规范护理。

（一）护理关键点

1.自卑感。

2.感知改变。

3.知识缺乏。

4.滴眼药水护理。

5.教育需求。

（二）护理评估

1.评估患者弱视、屈光不正的程度及各项临床检查结果。

2.评估患者能力、配合程度及心理社会支持情况。

（三）护理措施

1.术前护理：

（1）按眼外手术术前护理常规护理。

（2）术前滴抗生素眼药水，清洁结膜囊。

（3）因牵拉眼肌术中常感觉到不适，指导患者自我控制及配合方法，以利手术顺利进行。

（4）全麻患者术前禁饮食；局麻患者术晨可进清淡软食，不要过饱，以免加重术中术后恶心呕吐症状。

（5）做好心理护理，向患者讲解手术方式、过程、术中配合及注意事项，消除患者的紧张、焦虑情绪。

2.术后护理：

（1）术后双眼包扎，闭目休息，尽量少转动眼球，以免加重术眼疼痛及影响伤口愈合。解除包扎后，注意眼卫生，不要过度用眼，保证充足睡眠。

（2）观察病情变化，疼痛剧烈者遵医嘱给予止痛药；恶心呕吐严重者行对症处理，遵医嘱给予止吐药。

（3）每天清洁术眼，遵医嘱使用抗生素、激素眼药水及眼膏。

（四）健康指导

1.遵医嘱用药并告知用药注意事项。

2.弱视者在医师指导下行弱视训练；屈光不正者视力稳定后及时配镜治疗。

3.定期门诊复查。

睑板腺囊肿护理规范

一、目的

为规范护理行为，指导临床护士运用专业技术知识，对患者实施整体的专业照顾，加强护理管理，提高护理质量，进一步保障患者安全。

二、范围

适用范围：五官科护理单元。

三、参考文献

吴惠平，付方雪.现代临床护理常规[M].北京：人民卫生出版社，2018.

四、规定

按眼科一般护理常规和眼内手术护理规范护理。

（一）护理关键点

1.自我形象紊乱。

2.疼痛。

3.知识缺乏。

4.滴眼药水护理。

5.教育需求。

（二）护理评估

1.是否有异物感或无痛性肿块。

2.眼睑皮下肿块的大小，是否有局部皮肤隆起、有触痛，是否与皮肤粘连，睑结膜面上是否可见到略成紫红色的局限性病灶。

（三）护理措施

1.心理护理：加强心理护理，详细讲解手术方法及手术过程，解除患者的恐惧和不安心理，有利于患者对手术的配合。

2.对于儿童患者应给予恰当的沟通，减轻其对手术的恐惧，积极配合治疗。

3.对于复发性或老年人的睑板腺囊肿应将切除物进行病理检查，以排除睑板腺癌。

4.全身及局部应用抗生素，可促进炎症消散。

5.经皮肤面切口的睑板腺囊肿术后第1d门诊复诊、换药，以后隔日换药，5d拆线。

（四）健康宣教

1.向患者讲解疾病的病因、临床表现、治疗原则、自我护理、预防及预后等知识，使患者在充分理解的基础上，积极配合治疗。

2.嘱患者按时点眼、服药，并告知患者药物的不良反应。若出现异常及时就诊。

3.较大的睑板腺囊肿，影响外观者，告知患者治愈后，一般不影响外观，消除其焦虑情绪。对于复发性或老年人的睑板腺囊肿，可疑肿瘤时，注意与患者沟通的技巧，避免医源性伤害。

睑腺炎护理规范

一、目的

为规范护理行为，指导临床护士运用专业技术知识，对患者实施整体的专业照

顾，加强护理管理、提高护理质量，进一步保障患者安全。

二、范围

适用范围：五官科护理单元。

三、参考文献

吴惠平，付方雪.现代临床护理常规[M].北京：人民卫生出版社，2018.

四、规定

按眼科一般护理常规和眼内手术护理规范护理。

（一）护理关键点

1.疼痛。

2.发热。

3.知识缺乏。

4.自我形象紊乱。

5.教育需求。

（二）护理评估

1.评估患处红、肿、热、痛等急性炎症的典型表现。

2.外睑腺炎的炎症反应主要位置（位于睫毛根部的睑缘处），局部皮肤变化，红肿范围（较弥散），是否出现脓点，是否有明显压痛的硬结，是否有自行破溃。

3.内睑腺炎的炎症反应位置（被局限于睑板腺内），肿胀情况（比较局限）；患者疼痛是否明显，病变处是否有硬结，触之压痛；睑结膜面局限性充血、肿胀。

4.儿童、老年人或抵抗力差的患者严重时是否伴有发热、寒战、头痛等全身症状。

（三）护理措施

1.加强心理护理，详细讲解手术方法及手术过程，解除患者的恐惧和不安心理，有利于患者对手术的配合。

2.当脓肿未形成时，不要挤压排脓，以免导致感染扩散，引起眼睑蜂窝组织炎、海绵窦脓毒血栓或败血症而危及生命。

3.脓肿形成后，不要等到自行破溃，切开排脓，可以减轻患者疼痛，并可缩短疗程。

4.全身及局部应用抗生素，可促进炎症消散。

（四）健康宣教

1.向患者讲解疾病的病因、临床表现、治疗原则、自我护理、预防及预后等知识，使患者在充分理解的基础上，积极配合治疗护理工作。

2.告知患者勿用手揉眼，洗浴用物专用，并经常用开水洗烫、晾晒。

3.注意休息，远离不洁环境或戴防护镜保护，女性化妆时要避开睑缘处。

4.睑腺炎有复发可能。除自身睑板腺分泌旺盛以外，还与卫生、饮食、情绪、休息有关，注意少吃辛辣、油腻食物，保持心情舒畅，避免熬夜。

5.告知患者睑腺炎脓肿切开前、后切忌挤压，以免引起感染扩散至海绵窦，引起颅内感染，危及生命。

6.告知患者手术部位再次出现红、肿、痛症状时，应及时就诊。

睑内翻、倒睫矫正术护理规范

一、目的

为规范护理行为，指导临床护士运用专业技术知识，对患者实施整体的专业照顾，加强护理管理、提高护理质量，进一步保障患者安全。

二、范围

适用范围：五官科护理单元。

三、参考文献

吴惠平，付方雪.现代临床护理常规[M].北京：人民卫生出版社，2018.

四、规定

按眼科一般护理常规和眼内手术护理规范护理。

（一）护理关键点

1.疼痛。

2.畏光。

3.视力障碍。

4.恐惧。

5.教育需求。

（二）护理评估

1.询问病人或家属有无角膜刺激征状，观察眼睑内翻程度，倒睫情况。

2.询问病人是否患有其他眼疾，有无用药。

3.了解患者有无外伤史。

4.倒睫患者有无角膜刺激征状，即眼痛、畏光、流泪及严重的异物感，结膜有无充血、角膜上皮有无脱落，严重者可致角膜炎、角膜溃疡、视力障碍等。

（三）护理措施

1.术前护理：

（1）按外眼手术术前一般护理常规护理。

（2）常规滴抗生素眼药水。

（3）术前洗眼、泪道冲洗，常规术前用药。

2.术后护理：

（1）按眼外手术术后一般护理常规护理。

（2）术眼睡前涂抗生素眼药膏。

（3）注意伤口渗血情况，保持敷料干燥、固定。

（4）进食清淡软食，避免过硬食物，保持大便通畅。

（四）健康宣教

1.养成良好的卫生习惯，注意用眼卫生，不用手揉眼。

2.教会患者点眼药水的方法，积极配合治疗。

3.定期复查，防止复发。

翼状胬肉切除+自体角膜缘干细胞移植术护理规范

一、目的

为规范护理行为，指导临床护士运用专业技术知识，对患者实施整体的专业照顾，加强护理管理、提高护理质量，进一步保障患者安全。

二、范围

适用范围：五官科护理单元。

三、参考文献

吴惠平，付方雪.现代临床护理常规[M].北京：人民卫生出版社，2018.

四、规定

按眼科一般护理常规和眼内手术护理规范护理。

（一）护理关键点

1.疼痛。

2.自我形象紊乱。

3.滴眼药水的方法。

4.畏光。

5.教育需求。

（二）护理评估

1.评估全身情况及眼部一般情况，评估患者有无高血压、糖尿病、心脏病及呼吸系统疾病，有无感冒、咳嗽、发热、月经来潮及眼部炎症等症状。

2.评估眼部胬肉位置及大小。

（三）护理措施

1.术前护理：

（1）按眼外手术术前护理规范护理。

（2）应用抗生素眼药水滴眼。

（3）遵医嘱术前准备。

2.术后护理：

（1）按眼外手术术后一般护理规范护理。

（2）注意眼部卫生，避免揉眼。

（3）观察术眼有无充血、疼痛，必要时给予止痛剂，遵医嘱按时、正确滴用眼药水。

（4）进食清淡、营养、易消化食物，避免辛辣刺激食物，保持大便通畅。

（5）嘱患者出院后按时返院拆线，定期门诊复查。

（四）健康宣教

1.指导患者掌握正确的滴眼药水的方法，用药时间及剂量。

2.保持眼部清洁，洗脸时勿用力搓洗术眼，尽量避免水进入眼内。

3.3个月内避免频繁转动眼球，术眼不适时不要揉搓术眼，避免剧烈运动，以免碰撞术眼。

4.外出戴防护眼罩避免强光，风沙刺激。

5.注意休息，每日保证6～7h睡眠，每次连续看电视、阅读时间不宜超过1h，以免眼睛疲劳引起充血。

6. 忌食辣椒、大葱等刺激性食物，并忌烟酒。

7. 不适随诊。

第二节 耳鼻咽喉科疾病护理规范

耳鼻咽喉科一般疾病护理规范

一、目的

为规范护理行为，指导临床护士运用专业技术知识，对患者实施整体的专业照顾，加强护理管理，提高护理质量，进一步保障患者安全。

二、范围

适用范围：五官科护理单元。

三、参考文献

吴惠平，付方雪.现代临床护理常规[M].北京：人民卫生出版社，2018.

四、规定

（一）对患者实施整体护理。

（二）保持病室清洁、整齐、安静、安全、舒适。

（三）遵医嘱给予分级护理及饮食护理，并做好饮食指导。

（四）保证适当的活动和充分的休息。

（五）准确执行医嘱，指导患者正确服药，观察药物疗效及副作用。

（六）密切观察患者的生命体征与临床表现，观察分泌物、排泄物、呕吐物的性质、气味、颜色及量，发现异常及时报告医师。

（七）严重鼻出血、耳源性颅内并发症、呼吸道异物、喉梗阻、严重耳鼻咽喉部外伤患者入院后，密切观察病情变化，备好急救药物及器械，协助医师抢救。

耳鼻咽喉科手术一般护理规范

一、目的

为规范护理行为，指导临床护士运用专业技术知识，对患者实施整体的专业照顾，加强护理管理，提高护理质量，进一步保障患者安全。

二、范围

适用范围：五官科护理单元。

三、参考文献

吴惠平，付方雪.现代临床护理常规[M].北京：人民卫生出版社，2018.

四、规定

按耳鼻咽喉科疾病一般护理规范护理。

（一）护理关键点

1. 疼痛。

2. 饮食与活动。

3. 语言交流障碍。

4. 恐惧。

5. 教育需求。

（二）护理评估

1. 评估患者的健康史，既往病史、过敏史、遗传史等，评估疾病的临床表现及其特征。

2. 评估身体状况及手术耐受状况。

3. 评估心理状况，是否存在焦虑、紧张、恐惧等心理反应。

（三）护理措施

1. 术前护理：

（1）与患者沟通交流，介绍手术注意事项。过度紧张者，遵医嘱给予镇静药。

（2）遵医嘱给予合理饮食，咽喉部手术及全身麻醉者，术前6～8h禁食禁饮。

（3）手术前晚测体温、脉搏、呼吸、有异常报告医师。

（4）做好术前准备：术前1d按手术理发、剃须、洗头、剪指（趾）甲、沐浴及更换清洁衣裤，术前半小时备皮、剪鼻毛，植皮者行供皮区皮肤准备；遵医嘱术前用药，做药物过敏试验、备血；女患者询问月经史。

（5）喉部手术者指导患者以手势代替语言或准备写字板、纸笔，以利交流。

（6）指导患者预防咳嗽和打喷嚏的方法。

（7）入手术室前排空大、小便；取下义齿、牙托及个人饰物，备好病历资料随患者一同带入手术室。

（8）根据麻醉及手术方式准备床位及用物如氧气、吸引器等。

2. 术后护理：

（1）根据手术及麻醉要求取不同体位；鼻部手术者取半坐卧位；耳部手术者取平卧位或侧卧位；全身麻醉者按全麻术后护理。

（2）了解手术情况，按时巡视患者，密切观察病情。出现呕吐、出血、呼吸困难等不适，报告医师并协助护理。

（3）做好伤口局部护理和口腔护理；指导并协助滴鼻剂滴鼻、喉片含服、含漱剂含漱等；气管切开者按气管切开术后护理常规，保持气管套管通畅。

（4）动态了解病情，准确执行医嘱。

（5）饮食与活动：鼻部手术者由进流质饮食逐渐过渡到半流质、普食，忌辛辣、过烫食物；扁桃体手术后24h内进冷流质饮食，后视情况改半流质和软食，以后过渡到普食，7～10d内不宜吃硬食和油炸食物，术后第2天鼓励患者多说话、多漱口、少量多次进冷流质食物，防止伤口粘连、瘢痕挛缩及咽异感后遗症等。

（四）健康指导

1. 合理进食，多食含有足够热量、蛋白质和丰富维生素的均衡饮食。

2.注意劳逸结合，适量活动。

3.遵医嘱按时、按量服药，定期门诊复查，不适随诊。

鼻部手术护理规范

一、目的

为规范护理行为，指导临床护士运用专业技术知识，对患者实施整体的专业照顾，加强护理管理，提高护理质量，进一步保障患者安全。

二、范围

适用范围：五官科护理单元。

三、参考文献

吴惠平，付方雪.现代临床护理常规[M].北京：人民卫生出版社，2018.

四、规定

（一）按耳鼻喉科疾病及其手术一般护理规范护理。

（二）给予高蛋白、高热量、丰富维生素、无刺激、易消化流质或半流质饮食，避免过烫、过硬食物、以免损伤黏膜。

（三）患者可下床活动，取半坐卧位。

（四）完善专科检查，如鼻窦CT。

（五）每日口腔护理2次，多次少量饮水，经口呼吸者用湿纱布盖于口部以防口干。

（六）观察伤口渗血情况，观察填塞物有无松动或脱落到鼻咽部，发现异常及时报告医师；告知患者勿自行扯出鼻腔填塞纱条。观察鼻腔分泌物的性质、量，了解局部有无出血。

（七）术后48～72h分次抽出鼻腔内纱条。纱条抽出后2h内减少活动量，勿用力擤鼻涕或做剧烈运动，以防出血。

（八）做好出院指导及健康教育：

1.加强锻炼，增强体质，预防上呼吸道感染。

2.指导正确擤鼻及鼻腔滴药，定期门诊复查。

3.注意有无中耳炎，遵医嘱给予抗生素，以防继发中耳感染等并发症。

咽部手术护理规范

一、目的

为规范护理行为，指导临床护士运用专业技术知识，对患者实施整体的专业照顾，加强护理管理、提高护理质量，进一步保障患者安全。

二、范围

适用范围：五官科护理单元。

三、参考文献

吴惠平，付方雪.现代临床护理常规[M].北京：人民卫生出版社，2018.

四、规定

（一）按耳鼻喉科疾病及其手术一般护理规范护理。

（二）给予高蛋白、高热量、丰富维生素、无刺激、易消化流质、半流质或软食。

（三）麻醉清醒后取半坐卧位。

（四）密切观察病情变化及伤口出血情况，嘱患者吐出口内分泌物，以防活动性出血。

（五）完善专科检查，如咽喉部CT、颈部X线片等。

（六）保持呼吸道通畅，鼓励患者咳嗽、吐出唾液及痰液；痰液黏稠不易咳出者遵医嘱雾化吸入。

突发性耳聋护理规范

一、目的

为规范护理行为，指导临床护士运用专业技术知识，对患者实施整体的专业照顾，加强护理管理、提高护理质量，进一步保障患者安全。

二、范围

适用范围：临床护理单元。

三、参考文献

吴惠平，付方雪.现代临床护理常规[M].北京：人民卫生出版社，2018.

四、规定

按耳鼻喉科疾病一般护理规范护理。

（一）护理关键点

1.感知改变。

2.舒适的改变。

3.焦虑。

4.语言交流障碍。

5.睡眠形态紊乱。

6.教育需求。

（二）护理评估

1.了解有无过度紧张、疲劳、情绪波动、悲伤等诱发因素。

2.评估耳鸣耳聋程度以及有无眩晕、恶心、呕吐、眼球震颤等。

3.评估耳部检查结果，如耳镜检查、纯音电测听等。

（三）护理措施

1.保持环境安静，嘱患者卧床休息7～10d。禁止戴耳塞听音乐，避免噪音过大加重听力损害。禁烟、酒。

2.给予心理安抚，减轻焦虑情绪。

3.遵医嘱药物治疗，及时观察药物的作用及副作用，禁用耳毒性药物。

4.及时评估患者听力和其他临床表现的改善情况，如眩晕、恶心、呕吐、眼球震颤等是否减轻或消失。

（四）健康指导

1.指导患者劳逸结合，避免过度疲劳和紧张，避免进入噪音过大场所。

2.禁用各种耳毒性药物。

鼻出血护理规范

一、目的

为规范护理行为，指导临床护士运用专业技术知识，对患者实施整体的专业照顾，加强护理管理、提高护理质量，进一步保障患者安全。

二、范围

适用范围：五官科护理单元。

三、参考文献

吴惠平，付方雪.现代临床护理常规[M].北京：人民卫生出版社，2018.

四、规定

按耳鼻喉科疾病及手术一般护理规范护理。

（一）护理关键点

1.舒适的改变。

2.恐惧。

3.教育需求（知识缺乏）。

4.潜在并发症（贫血、感染失血性休克）。

（二）护理评估

1.评估患者健康史，既往史、过敏史等，了解出血的原因、部位、出血量及治疗经过。

2.评估患者的生命体征、面色、神志、末梢温度及尿量变化，及时发现贫血或休克。

3.了解血常规、出凝血时间等检查结果。

4.评估患者的心里状况及社会支持情况。

（三）护理措施

1.安抚患者，帮助患者稳定情绪，缓解恐惧和害怕情绪。

2.协助患者取半坐卧位。起卧床、大小便及其他运动时动作宜缓慢，以防加重或再次出血。休克者取平卧位，注意保暖。

3.保持呼吸道通畅，及时清除口腔内血液或血块，嘱患者如有血液流入口腔及时吐出。

4.迅速配合医师给予药物和物理措施。准备止血所需器械、药品及敷料，协助医师止血。

5.评估患者的生命体征、面色、头晕、乏力、末梢温度等，评估出血量。一旦出现休克症状，立即报告医师，积极做好合血、输血等抢救。

6.保持鼻腔填塞有效止血。行鼻腔填塞者，观察其咽后壁有无血液流出及填塞物是否松动脱落，并嘱咐患者切勿自行拔出。

7.给予高蛋白、高热量、丰富维生素、少刺激、易消化的半流质饮食，避免进食过烫、过硬的食物。

8.鼻出血原因明确者，积极治疗原发病。鼻腔填塞后按鼻部手术护理常规护理。

（四）健康指导

1.指导患者避免受凉感冒，不吃辛辣等刺激性食物。培养良好卫生习惯，勿用手或硬物挖鼻腔，忌用力捏鼻，以免诱发鼻出血；鼻腔干燥时，遵医嘱局部用药，防止毛细血管破裂出血。

2.教会患者及家属局部止血方法，如冷敷、指压法。如出血自行压迫无效，立即赴医院就诊。

扁桃体手术护理规范

一、目的

为规范护理行为，指导临床护士运用专业技术知识，对患者实施整体的专业照顾，加强护理管理、提高护理质量，进一步保障患者安全。

二、范围

适用范围：五官科护理单元。

三、参考文献

吴惠平，付方雪.现代临床护理常规[M].北京：人民卫生出版社，2018.

四、规定

按耳鼻喉科手术及咽部手术护理规范护理。

（一）护理关键点

1.疼痛。

2.饮食护理。

3.预防创面感染。

4.舒适的改变。

5.教育需求。

（二）护理评估

1.评估实施手术的原因及有无手术禁忌证。

2.评估扁桃体病变的临床表现及特征。

3.评估患者的心理及社会支持状况。

（三）护理措施

1.术前护理：给予患者术前指导和心理支持。

2.术后护理：

（1）局部麻醉或全身麻醉清醒后取半坐卧位。手术当天不漱口，少说话。

（2）局部麻醉术后4h或全身麻醉清醒后恢复吞咽，无出血者，可进食冷流食。

（3）观察生命体征及病情变化，早期发现并预防出血、感染等并发症。术后有出血倾向者，颈部冰敷止血，并遵医嘱使用止血剂。

（4）评估疼痛程度，必要时给予镇痛剂。

（5）预防创面感染：术前3d起含漱剂漱口，术后第2d白膜长出后开始漱口；遵医嘱使用抗生素；术后出现白膜污秽、咽痛加剧、发热等感染征兆时，及时通知医师。

（四）健康指导

保持口腔卫生，防止口腔感染。少吃辛辣、油煎等刺激性食物。

急性会厌炎护理规范

一、目的

为规范护理行为，指导临床护士运用专业技术知识，对患者实施整体的专业照顾，加强护理管理，提高护理质量，进一步保障患者安全。

二、范围

适用范围：五官科护理单元。

三、参考文献

吴惠平，付方雪.现代临床护理常规[M].北京：人民卫生出版社，2018.

四、规定

按耳鼻喉科疾病护理规范护理。

（一）护理关键点

1.疼痛。

2.体温过高。

3.吞咽困难。

4.语言交流障碍。

5.有窒息的危险。

6.舒适度的改变。

7.教育需求。

（二）护理评估

1.评估病史，了解有无细菌感染、超敏反应、外伤、异物、吸入有害气体或邻近器官急性炎症等。

2.评估呼吸困难程度。

3.评估患者的对疾病的认识和心理状态。

（三）护理措施

1.协助患者取半坐卧位，忌平卧。

2.严密观察患者的呼吸频率、深度、节律及有无发绀等，呼吸困难者予吸氧。备气管切开包、吸引器、急救车于床旁，随时准备行气管切开术。

3.体温过高者，采用物理降温措施，同时增加水的摄入量；进食困难者静脉补液，加强支持疗法，保持水电解质及营养平衡。

4.遵医嘱抗感染、抗过敏等静脉给药、雾化吸入治疗，观察药物疗效与副作用。

5.给予高热量、营养丰富、易消化流质饮食，忌食辛、辣等刺激性食物，进食前后用含漱剂漱口，多饮水。

6.气管切开者按气管切开护理常规护理。

（四）健康指导

指导患者预防感冒，防止复发。一旦复发，应立即到医院治疗。

喉、气管异物取出术护理规范

一、目的

为规范护理行为，指导临床护士运用专业技术知识，对患者实施整体的专业照顾，加强护理管理、提高护理质量，进一步保障患者安全。

二、范围

适用范围：五官科护理单元。

三、参考文献

吴惠平，付方雪.现代临床护理常规[M].北京：人民卫生出版社，2018.

四、规定

按耳鼻喉科疾病及手术一般护理规范护理。

（一）护理关键点

1.气体交换障碍。

2.语言交流障碍。

3.潜在窒息。

4.疼痛。

5.感染的危险。

6.教育需求。

（二）护理评估

1.评估发病前有无明显的异物吸入史或异物接触史。

2.评估异物吸入后，是否当即发生剧烈呛咳、憋气，呼吸不畅等症状；观察患者有无支气管炎症表现，如发热、咳嗽、多痰等症状。

3.评估胸部X线检查结果，了解有无阻塞性肺气肿与阻塞性肺不张表现。

4.了解患者的心理及社会支持情况。

（三）护理措施

1.安抚患者，保持安静。避免患儿哭闹，以免因哭闹、咳嗽引起异物移位而嵌顿于声门发生窒息。

2.交待患者禁食、禁饮，随时做好手术取出异物的准备。

3.密切观察患者的生命体征及病情变化，做好急救准备，包括氧气、气管切开包、吸引器等急救物品。观察有无体温升高、咳嗽、多痰等感染的早期征象，发现异常及时处理。

4.对于拟手术者，完善术前准备，如禁食、遵医嘱给术前用药及术前指导。

5.术后护理：

（1）密切观察病情，术中异物取出情况。

（2）及时给予吸氧、抗生素和糖皮质激素治疗，预防窒息、感染和喉头水肿等并发症。

（3）行气管切开术者，按气管切开术护理常规护理。

（四）健康指导

1.指导患者和家属认识喉、气管内异物的危险性，纠正患儿口中含物（针、钉及扣等）做作业的不良习惯。

2. 指导家长管理好小孩的食物及玩具，避免给3～5岁以下婴幼儿吃花生、瓜子、豆类等带硬壳的食物；幼儿进食时不可哭闹、嬉笑，不要在进食时追逐、打骂或恐吓幼儿；教育小孩不要将玩具含于口中，发现后让其自觉吐出。发现有误吸现象，立即送医院急救。

鼻咽癌护理规范

一、目的

为规范护理行为，指导临床护士运用专业技术知识，对患者实施整体的专业照顾，加强护理管理、提高护理质量，进一步保障患者安全。

二、范围

适用范围：临床护理单元。

三、参考文献

吴惠平，付方雪.现代临床护理常规[M].北京：人民卫生出版社，2018.

四、规定

按耳鼻喉科疾病及手术一般护理规范护理。

（一）护理关键点

1. 疼痛。

2. 饮食护理。

3. 心理护理。

4. 鼻腔和口腔的护理。

5. 潜在并发症（耳鸣、感染等）。

6. 教育需求。

（二）护理评估

1. 生命体征及有无头痛、呕吐。

2. 皮肤黏膜（有无压疮、皮肤感染、放射野皮肤有无破溃等）。

3. 观察鼻腔分泌物的量、性质及有无出血情况。

4. 化疗期间观察有无药物外渗及静脉血管情况，化疗药物的副作用及血常规。

5. 放疗的反应及局部皮肤情况，患者的体重变化及营养状况。

6. 观察有无并发症（鼻出血、中耳炎、耳鸣、张嘴受限等）。

（三）护理措施

1. 做好心理护理，帮助患者树立信心，解除思想顾虑，为患者提供安静舒适的环境，保证患者得到足够的休息。

2. 加强营养护理，给予高蛋白、高维生素、低脂肪饮食，多吃水果、蔬菜、多喝水，提高放化疗耐受力。评估吞咽功能，确定能否进食，防止误吸、窒息。

3. 保持床位清洁、干燥、平整，保持皮肤清洁干燥，预防压疮。

4. 对白细胞低的患者做好隔离保护措施，每日紫外线消毒。

5. 化疗患者注意保护血管，预防化疗药物刺激产生静脉炎，避免药物外渗，严防毒副反应和并发症的发生。

6.病室保持适宜的温湿度，缓解因放疗引起的鼻腔干燥、鼻塞、鼻腔分泌物增多现象，保持口腔清洁，避免口腔感染，保持鼻咽清洁，每日用生理盐水冲洗鼻腔1～2次。

7.如患者有出血，给予半卧位，安静休息，安慰患者，解除紧张情绪。嘱患者勿捏鼻、挖鼻和用力捏鼻涕，少量出血时可鼻部置冰袋止血。

8.保持病房安静整洁，每日开窗通风，每周紫外线空气消毒。

（四）健康指导

1.心理指导：关心体贴患者，多与患者及家属沟通，满足患者的心理需求。

2.饮食指导：营养均衡，多食蔬菜水果，少吃或不吃咸鱼、咸菜等含有亚硝胺的食物，不宜饮酒和进食辛辣刺激食物。

3.药物指导：向患者讲解药物的作用及不良反应，告知患者注意事项。必要时每日用盐水冲洗鼻腔2次/d。

4.向化疗患者讲解化疗的不良反应及护理措施，消除其恐惧感，指导患者正确面对化疗。

第十三章　手术室护理规范

第一节　择期手术患者接入、送出手术室常规

患者入室护理规范

一、目的

为规范护理行为，指导临床护士运用专业技术知识，对患者实施整体的专业照顾，加强护理管理、提高护理质量，进一步保障患者安全。

二、范围

适用范围：手术室、介入中心护理单元。

三、参考文献

吴惠平，付方雪.现代临床护理常规[M].北京：人民卫生出版社，2018.

四、规定

（一）护理评估

1.评估患者是否按要求进行术前准备，包括禁食、禁饮、备皮、术前用药、抗生素皮试、备血、胃肠减压、导尿、灌肠等。

2.评估各种术前检查结果及其他情况，如有无过敏史。

3.评估患者全身皮肤情况。

（二）护理措施

1.检查手术推车确保安全，提前30～60min由专人携带手术通知单将推车至病区交接患者。

2.问候患者，核对病区、床号、姓名、性别、年龄、手术名称、手术部位。

3.了解患者是否按要求进行了术前准备，检查患者皮肤情况，询问是否需要大小便。

4.贵重物品和金属用物等交家属保管（如家属不在时交病区护士长保管）。

5.协助患者平躺在推车上，使用保护架防止坠床，注意遮盖保暖；病历、X照片、抗生素等用物一并带手术室。

6.接患者途中，工作人员站患者的头侧或推车的中部，随时观察患者面色、呼吸、表情等。

7.在手术室患者入口处更换推车，与该台巡回护士再次进行核对交接，并签字。

8.巡回护士将患者推至手术间后，与患者交流沟通，协助患者平卧，注意遮盖保暖；告知患者安全防范措施、手术等待时间。

术后患者出室护理规范

一、目的

为规范护理行为，指导临床护士运用专业技术知识，对患者实施整体的专业照顾，加强护理管理、提高护理质量，进一步保障患者安全。

二、范围

适用范围：手术室、介入中心护理单元。

三、参考文献

吴惠平，付方雪.现代临床护理常规[M].北京：人民卫生出版社，2018.

四、规定

（一）护理评估

1.评估患者的生命体征（血压、呼吸、脉搏）。

2.评估患者的面色、神志、表情。

3.评估患者的输液、输血情况以及各引流管道是否通畅。

（二）护理措施

1.术后将患者平移至手术推车上，头偏向一侧，使用保护架防止坠床，注意遮盖保暖，将病历、标本、X照片等随声用物放置在推车架下存放栏内。

2.由麻醉医师、护士护送患者至术后复苏室或病区；在出口处更换推车，途中遇上下坡时应保持患者头部朝上。

3.途中注意观察患者的呼吸、面色、神志、表情、脉搏变化和输液、输血、引流管道等情况。

4.与复苏室或病区的护士进行床旁交接班，交待患者一般情况、输液、输血和病历、标本、随身用物等并在手术记录单上双方签字。

5.患者安全送到后将手术推车退回手术室，按要求整理好并检查各个部位安全性能，放置在指定处备用。

第二节　手术室一般护理规范

急症手术术前准备护理规范

一、目的

为规范护理行为，指导临床护士运用专业技术知识，对患者实施整体的专业照顾，加强护理管理、提高护理质量，进一步保障患者安全。

二、范围

适用范围：全院临床护理单元。

三、参考文献

吴惠平，付方雪. 现代临床护理常规[M]. 北京：人民卫生出版社，2018.

四、规定

（一）护理评估

1. 评估患者的生命体征及病情。

2. 评估是否有手术通知单，急诊紧急手术是否有电话通知（有医师、护士）。

3. 评估患者术前准备情况，包括术前检查，术前用药、备血、抗生素皮试结果等。

（二）护理措施

1. 病区的急症手术必须先送通知单，由麻醉科和手术室协调安排手术，按择期手术程序接患者。

2. 来自急诊科的紧急手术必须先电话通知手术室，由专人护送患者至手术室患者进入口处，与该台巡回护士进行核对交接，包括术前检查、术前用药、备血、抗生素皮试结果和入院手续、随身用物等，贵重物品和金属用物等当面交家属保管，如果没有家属应由两名医务人员清点登记并签名。

3. 外伤患者必须做好初步处理，如包扎止血、脏物清理等。

手术体位摆放护理规范

一、目的

为规范护理行为，指导临床护士运用专业技术知识，对患者实施整体的专业照顾，加强护理管理、提高护理质量，进一步保障患者安全。

二、范围

适用范围：手术室、介入中心护理单元。

三、参考文献

吴惠平，付方雪. 现代临床护理常规[M]. 北京：人民卫生出版社，2018.

四、规定

手术体位是指患者手术中采取的卧位，由根据需要进行的手术部位及性质来决定。必须遵循以下原则：①最大限度地顺应呼吸及循环功能；②最大限度地保证患者的舒适与安全；③符合手术要求，得到最佳的手术部位暴露，便于手术操作和观察麻醉效果；④不压迫或过度牵拉神经，以防造成术后麻痹；⑤不过度牵拉肌肉，以防造成损伤或术后疼痛；⑥肢体不悬空放置，托垫放置稳妥，便于观察静脉输液的效果。

（一）护理评估

1. 患者的情况评估，包括姓名、年龄、身高、体重、疾病诊断、精神状况、皮肤的完整性、神经系统状况等。

2. 患者手术情况评估，包括手术类型、所需的手术体位及受压部位。

3. 患者麻醉情况评估，包括麻醉类型、体位摆放后是否影响患者气管通气（如全麻患者）。

（二）常用手术体位

1. 仰卧位：

（1）适应范围：常用于头、面、腹、胸、四肢等身体各部腹面手术。

（2）用物准备：托手板、约束带、头架、头圈或凹形枕、小软垫、小沙袋等。

（3）护理措施：

①患者仰卧于手术台上，麻醉架固定于头部，双臂用中单固定于身体两旁，掌心向下，如需行上肢静脉输液，可将一手臂外展于有软垫的搁手板；头部、足跟部垫软枕，双腿伸直不交叉，腘窝下垫长圆枕托垫，约束带固定于双膝关节。

②开颅手术：患者头部固定于头架上，床头抬高10°～15°。

③面部或颈部手术，患者头部垫上凹形枕或头圈，床头抬高10°～15°，颈部手术的患者肩下垫软枕或调整手术床，头后仰，颈下垫一圆枕，防止颈部悬空。头两侧置小沙袋或头圈固定头部。

④肩部手术，肩下放置小沙袋或软垫，手术床稍向健侧倾斜。

⑤胸部前外侧切口的手术，患者患侧背部垫长沙袋，抬高患侧30°～40°，患侧上肢悬吊于头部撑担架上。

⑥胸骨正中切口手术，患者胸背部垫软枕，抬高胸部。

⑦肝、胆、脾手术，必要时患侧肋缘下后方垫小沙袋，前列腺、子宫手术必要时臀部放置软垫，使手术部位显露良好。

⑧乳腺癌根治手术，患侧上肢外展，肩下垫小软枕，手术床稍向健侧倾斜。

（4）注意事项：手臂外展时，手臂与身体夹角勿大于90°，以免因手臂外展过度和时间过长而损伤支配上臂、前臂和手的神经丛，腘窝处用长圆枕托垫，以免膝关节长时间强直。

2. 俯卧位：

（1）适应范围：脊柱、背部、后颅、后颈和腿部手术。

（2）用物准备：俯卧架或可拆分的船形垫、约束带、软枕、软垫、马蹄形头托或头部软圈等。

（3）护理措施：患者俯卧，胸、腹部置于一特制的船型软枕上；头部置于头架或软性圆圈上，以利呼吸，两臂固定于身体两侧或自然弯曲于头旁；脚或踝部垫软枕，踝关节自然弯曲，约束带系于膝部下方。椎间盘手术患者俯卧于可自动调节手术床上。

（4）注意事项：头架上包软枕，以免损伤面部皮肤；胸腹部要悬空，以免呼吸运动受限，或压迫下腔静脉而引起低血压；女性患者注意保护乳腺部位，男性患者勿压迫阴茎和阴囊；防止足背过伸，引起足背神经拉伤；全身麻醉患者摆放体位时，注意头颈部，防止气道受压，颈椎脱位或颈部肌肉扭伤。

3. 侧卧位：

（1）适应范围：胸壁及胸外侧切口手术，肾、输尿管和肾上腺手术，人工髋关节置换术。

（2）用物准备：托手板、托手架、约束带、头架、长方形软枕、软枕、长沙袋、特制的侧卧位垫。

（3）护理措施：患者侧卧，患侧朝上，腋下垫长方形软枕，软枕上放置中单，或用特制的侧卧位垫；胸部两侧放置长沙袋或圆枕，用中单固定。①剖腰切口手术：患者侧卧于健侧，腰部与手术床腰桥对齐，健侧腿弯曲约90°，患侧腿伸直，两腿间置软枕。膝关节处与臀部用宽约束带固定，抬高腰桥，手术床头及尾端摇低，使腰部皮肤、肌肉绷紧，将患者头部垫高。②髋关节手术：取侧卧位，以骨盆挡板或长沙袋固定髋部，患侧下肢不固定。患侧上肢置于有软垫的托手架上，健侧上肢置于有软垫的托手板上，并分别固定。③胸壁及胸外侧切口手术：健侧腿伸直，患侧腿弯曲。健侧上肢置于软垫的托手板上，患侧上肢悬吊于撑担架上。

（4）注意事项：认真核对手术部位，患侧朝上；上肢不得受压和过度外展，腕部放置于功能位；术中注意观察肢体的血运情况。

4. 膀胱结石位：

（1）适应范围：用于直肠、肛门和会阴部手术。

（2）用物准备：备齐的托腿架一副或吊带一副、托手板、约束带、软垫、软枕、可升降的托手架。

（3）护理措施：患者仰卧于手术台上，将防潮垫或橡胶垫置手术台下端，臀部位置稍超出手术台下折口；安装托腿架或吊带，调节托腿架的高度适当并固定，双小腿置托腿架上，双腿宽度为生理跨度45°，腿下垫软枕，用约束带固定；一手外展＜90°置于软垫的托手板上输液用，另一手固定于身旁；将手术床端摇下或放下；臀部可垫软枕，将手术床摇至头低足高位约15°。

（4）注意事项：腘窝及小腿处垫软枕保护，勿使金属与患者腿部有直接接触；术中提醒术者勿压迫患者肢体；术毕平放下肢前注意观察血压，并补充足够的血容量，以免下肢平放后回心血量减少而导致血压下降。

5. 半坐卧位：

（1）适应范围：用于面部手术、经鼻或口底入路颅脑肿瘤手术等。

（2）用物准备：搁腿板、搁手板、约束带、弹性绷带、软垫、神经外科专用手术床及头架。

（3）护理措施：患者仰卧，膝部放于手术台下端的折口处；用有垫衬的搁脚板支持双脚；降低手术台下端部分，使膝部稍稍弯曲；升高手术台上半部约45°，整个手术台后仰，防止患者滑向手术台末端；双手固定身体两侧；全身麻醉患者，头部用手架固定，使头部前屈，颈枕部伸直，约束带固定患者胸部，双手固定于搁手架上使肘关节呈90°屈曲为宜或自然放于腿上，双下肢缠弹性绷带，腿下垫软枕。

（4）注意事项：年老体弱、手术时间长的患者不宜使用；调节手术台升降时，速度宜慢，且观察患者血压与心率的变化；调节头架位置时，避免气管受压及颈部的扭曲。

6. 颈过伸位：

（1）适应范围：用于颈部甲状腺手术。

（2）用物准备：头圈或凹形枕、约束带、头架、长沙袋或长软枕、长方形软枕、两个器械托盘。

（3）护理措施：患者仰卧，头上垫上凹形枕或头圈；手术台上部抬高10°～20°；大腿下垫一长方形软枕，膝关节用约束带固定，整个手术台后仰，防止患者下滑；双手固定身体两侧；肩部垫软枕；头架下落，头后仰，充分暴露手术部位。

（4）注意事项：头不要过度后仰，头圈固定头部；颈部垫圆枕，防止颈部悬空。

围手术期护理规范

一、目的

为规范护理行为，指导临床护士运用专业技术知识，对患者实施整体的专业照顾，加强护理管理，提高护理质量，进一步保障患者安全。

二、范围

适用范围：临床护理单元。

三、参考文献

吴惠平，付方雪.现代临床护理常规[M].北京：人民卫生出版社，2018.

四、规定

（一）护理评估

评估和观察要点：

1.评估患者的病情、配合情况、自理能力、心理状况。

2.评估患者生命体征、饮食、睡眠、排便、原发病治疗用药情况、既往病史等。

3.了解女性患者是否在月经期。

4.了解患者对疾病和手术的认知程度。

（二）护理措施

1.术前护理：

（1）操作要点：

①向患者及家属说明术前检查的目的及注意事项，协助完成各项辅助检查。

②帮助患者了解手术、麻醉相关知识、手术方式、麻醉方式等。

③向患者说明手术的重要性，术前、术中、术后可能出现的情况及配合方法。

④做好术前常规准备，如个人卫生、手术区域的皮肤准备、呼吸道准备、胃肠道准备、体位训练等。

⑤根据手术需要，配合医生对手术部位进行标记。

⑥做好身份识别制度，以利于病房护士与手术室护士进行核对。

（2）指导要点：

①呼吸功能训练：根据手术方式，指导患者进行呼吸训练，教会患者有效咳痰，告知患者戒烟的重要性和必要性。

②床上排泄：根据病情，指导患者练习在床上使用便器排便。

③体位训练：教会患者自行调整卧位和床上翻身的方法，以适应术后体位的变化，根据手术要求训练患者特殊体位，以适应术中和术后特殊体位的要求。

④饮食指导：根据患者病情，指导患者饮食。

⑤肢体功能训练：针对手术部位和方式，指导患者进行功能训练。

（3）注意事项：

①指导患者及时阅读手术须知。

②对教育效果进行评价，患者能否正确复述术前准备相关配合要点，能否正确进行功能训练，护士应注意观察患者情绪变化，评估患者有无焦虑状态，焦虑是否减轻或消除。

2. 术后护理：

（1）评估和观察要点：

①了解麻醉方式、手术方式及术中情况。

②观察意识状态、生命体征及病情变化，观察伤口敷料有无渗出、引流有无疼痛、发热、恶心呕吐、腹胀、呃逆以及尿潴留等常见的术后反应管的类型、位置、是否通畅，观察引流液的颜色、性质、量，皮肤受压情况等。观察有无异常，并遵医嘱给予处理。

（2）操作要点：

①根据患者手术和麻醉方式，采取适当的卧位。

②观察有无舌后坠、痰液堵塞气道等情况。

③连接各种治疗性管路，妥善固定，保持通畅；引流管的护理。

④根据需要给予床档保护和保护性约束。

⑤观察并记录病情变化。

⑥遵医嘱给药控制疼痛，增进舒适。

⑦协助床上翻身、叩背。

⑧根据病情选择适当的饮食。

⑨根据患者的恢复情况进行术后康复指导，实施出院计划。

（3）指导要点：

①根据病情指导患者适量活动，合理膳食。

②告知患者严格按医嘱服用药物，如有疑问及时与医师取得联系。

③指导患者及家属保护伤口、造瘘口及各引流管的方法。

④根据患者病情及手术方式，指导患者进行功能训练。

（4）注意事项：

①从生理、心理、社会等方面为患者提供整体护理服务。

②可运用患者经验分享、专题讲座等多种教育手段讲解术后配合的相关知识，并对教育效果进行评价。

送手术患者回病区护理规范

一、目的

为规范护理行为，指导临床护士运用专业技术知识，对患者实施整体的专业照顾，加强护理管理、提高护理质量，进一步保障患者安全。

二、范围

适用范围：临床护理单元。

三、参考文献

吴惠平，付方雪.现代临床护理常规[M].北京：人民卫生出版社，2018.

四、规定

患者手术后视病情决定送回病房或ICU。

（一）护理评估

1.评估患者麻醉类型，如全身麻醉、椎管内阻滞麻醉或局部麻醉。婴幼儿和老年人多为全身麻醉，术后苏醒慢，手术危险性大，生命体征变化快。

2.评估手术大小、时间长短、术中输血、输液量与失血失液量是否平衡，手术过程中患者情况是否平稳。

3.评估生命体征，患者的情绪与意识情况。

4.手术后的各种引流管是否通畅。

（二）护理措施

1.全身麻醉患者手术后回复苏室苏醒，其他患者手术后生命体征平稳，意识清醒，方可送回病房。

2.麻醉医师、护士一起护送患者回病房，护送途中患者头偏向一侧。麻醉医师保持呼吸道通畅，护士保持输液通畅。注意患者安全，患者推车上、下坡时，患者头在上。

3.回复苏室或病房与护士当面交接患者生命体征、皮肤情况、标本、病历、X片及患者衣服等随带的物品。交清术中情况，目前所输液体，各种引流管及术后注意事项，接班护士在手术护理记录单上签名。